卫生部“十一五”规划教材
全国高等医药教材建设研究会规划教材

全国高等学校教材
供美容医学类专业用

第2版

美容药物学

主　编　王　建
副主编　何　勤　吴正平
编　者　（按姓氏笔画排序）
王　红（重庆医科大学）
王　建（成都中医药大学）
王真子（大连医科大学）
白建平（山西大同大学医学院）
吕雄文（安徽医科大学）
华碧春（福建中医学院）
刘贤武（成都中医药大学）
杨丽莎（桂林医学院）
吴正平（宜春学院医学院）
何　勤（四川大学华西药学院）
周旭美（遵义医学院）
熊天琴（广州中医药大学）
编写秘书　王世宇（成都中医药大学）

人民卫生出版社

图书在版编目（CIP）数据

美容药物学/王建主编. —2 版. —北京：人民卫生出版社，2010. 12

ISBN 978-7-117-13606-8

Ⅰ. ①美…　Ⅱ. ①王…　Ⅲ. ①美容-药物学-医学院校-教材　Ⅳ. ①R986

中国版本图书馆 CIP 数据核字（2010）第 203671 号

美容药物学

第 2 版

主　　编：王　建
出版发行：人民卫生出版社（中继线 010-59780011）
地　　址：北京市朝阳区潘家园南里 19 号
邮　　编：100021
E - mail：pmph @ pmph. com
购书热线：010-59787592　010-59787584　010-65264830
印　　刷：北京盛通数码印刷有限公司
经　　销：新华书店
开　　本：787 × 1092　1/16　**印张**：17
字　　数：435 千字
版　　次：2002 年 7 月第 1 版　2025 年 1 月第 2 版第 21 次印刷
标准书号：ISBN 978-7-117-13606-8
定　　价：28. 00 元
打击盗版举报电话：010-59787491　E-mail：WQ @ pmph.com
质量问题联系电话：010-59787234　E-mail：zhiliang @ pmph. com

全国高等学校教材美容医学专业

第二轮规划教材修订说明

全国高等医药院校医学美容专业卫生部规划教材是我国第一套供美容医学专业本科使用的教材，第一轮教材使用至今已整整8年，为我国美容医学人才的培养发挥了巨大作用。8年来，美容医学事业在中国得到了长足的发展，新理念、新器材、新技术层出不穷，尤其是中国传统医学美容思想、方法与西方美容医学的相互渗透与融合，正逐渐产生出带有东方文化气质的新的美容医学，这给第二轮教材的修订工作提供了巨大的动力和挑战。中华医学会医学美学与美容学分会参与了第一轮教材的编写和出版工作，并一直关心本套教材的使用情况。第二轮教材修订工作依然得到了他们的大力支持，并汇集了全国一大批教学、科研和医疗第一线的医学专家共同参与，在总结第一轮教材编写的不足的前提下，进行了大规模的修订，使本套教材内容分类更加科学系统，知识结构更加合理，临床实践更加实用。经过第二轮的修订过后，本套教材将力求更加成熟、完美和新颖。

本次修订工作由2009年3月开始启动，其修订和编写特点如下：

1. 在全国广泛、深入的调研情况下，总结了第一轮教材编写的经验与不足，对第二轮教材评审委员会进行了改选，使评审委员会充分保持学术权威性的基础上，更加考虑评审委员会的教学指导水平。

2. 经全国高等学校美容医学专业第二届教材评审委员会审议决定，本套教材将上一轮教材书名中的名词“医学美容”更改为“美容医学”。

3. 对上一轮教材编写中美容医学与其他学科（整形外科、皮肤科、中医科、口腔科）交叉、含混不清的部分重新做了界定与说明，对难以界定的内容，编写时也采取有取有舍的态度。

4. 本套教材进一步明确了美容医学课程体系与具体骨干课程。

5. 教材编写依然坚持“三基、五性、三特定”的编写原则。

6. 内容上在坚持学科体系完整性的情况下，更加突出教材内容的实用性，力求文字精炼，压缩篇幅，以适合目前的美容医学专业的教学模式。

7. 在尽可能不增加学生负担的情况下，提高印刷装帧质量，根据学科需要，部分教材改为彩色印刷，以提升教材的质量和可读性。

第 2 轮教材共 12 种，分为三个部分美容医学理论基础课程、美容医学临床基础课程、美容医学临床课程，新增一种《美容营养学》。本套教材均为卫生部“十一五”规划教材。

全国高等学校美容医学专业

第二届教材评审委员会

第2轮教材目录

医学美学（第2版）　主编　韩英红
美容医学造型艺术（第2版）　主编　于　江
美容临床心理学（第2版）　主编　何　伦
美容化妆品学（第2版）　主编　李　利
美容药物学（第2版）　主编　王　建
医疗美容技术（第2版）　主编　张信江　边二堂
美容局部解剖学（第2版）　主编　王向义
美容营养学　主编　林俊华
美容中医学（第2版）　主编　刘　宁
美容皮肤科学（第2版）　主编　何　黎
美容外科学（第2版）　主编　刘林嶓
美容牙科学（第2版）　主编　王海林

第二届教材评审委员会

第2轮教材目录

医学美学（第2版） 主编 彭庆星

美容医学基础技术（第2版） 主编 于　江

美容医学心理学（第2版） 主编 何　伦

美容化妆品学（第2版） 主编 [illegible]

美容药物学（第2版） 主编 [illegible]

医疗美容技术（第2版） 主编 张信江 边二堂

美容局部解剖学（第2版） 主编 王向义

美容营养学 主编 林俊华

美容中医学（第2版） 主编 刘　宁

美容皮肤科学（第2版） 主编 何　黎

美容外科学（第2版） 主编 刘林嶓

美容牙科学（第2版） 主编 王海林

第 2 版前言

《美容药物学》编写修订工作是在卫生部教材办公室和全国高等医药教材建设研究会领导与组织下，根据医学美容专业培养目标，以“三基”、“五性”、“三特定”为教材编写指导方针，在参考《美容药物学》第 1 版的基础上，由成都中医药大学、四川大学华西药学院、宜春学院医学院、大连医科大学、重庆医科大学、山西大同大学医学院、安徽医科大学、福建中医学院、遵义医学院、桂林医学院各位专家学者集体研究、编写的供全国高等学校美容医学专业及相关领域使用的教材。

《美容药物学》是以美容为切入点，以安全有效合理用药为目的，运用美容与药学相关知识，用以研究美容药物的理化性质、药理作用机制以及不良反应等相关知识的一门综合性学科，是药学作用原理在美容领域中的运用，也是一门新兴的、综合性的学科。

本教材在保持以往教材的主体内容、框架基础上，为了反映中华民族在美容史上作出的贡献，本次专设一篇对美容中药相关知识进行了介绍。教材共分上、中、下三篇，包含十五章。上篇为美容药物学的基础知识，主要包括绪论、美容药物的透皮吸收及其影响因素、美容药物的常用剂型；中篇为美容化学药与生物制剂，重点介绍与美容相关的化学药物与生物制品，共十章，是本教材的主体，其内容丰富。为继承、发扬中药的美容作用，本次教材专设下篇进行介绍，除简介中药基本理论外，还介绍了常用美容中药十一类，100 余种药。

在此需要说明，中篇与下篇的美容药物分类是相对的，有的药物具有多种美容效应，作为分类，则多以该药在某方面所发挥的主要美容作用为依据，进行归类。

本次教材的编写，得到了成都中医药大学、四川大学、宜春学院等兄弟院校的大力支持，谨此致以诚挚的谢意！编写此类教材，经验尚属不足，错漏之处在所难免，敬望各位读者予以批评指正，不胜感激！

王　建

2010 年 6 月

目　录

上篇　美容药物学的基础知识

第一章　绪论 …… 3
第一节　美容药物学概念与研究内容 …… 3
一、美容药物学的基本概念 …… 3
二、美容药物学的作用与价值 …… 3
第二节　美容药物学的发展历史 …… 4
一、中国古代美容药物学的运用与发展 …… 4
二、现代美容药物学的发展 …… 5

第二章　美容药物的透皮吸收及其影响因素 …… 7
第一节　皮肤及其附属器的结构 …… 7
一、表皮 …… 7
二、真皮 …… 8
三、皮下组织 …… 9
四、皮肤的附属器 …… 9
五、皮肤的血管淋巴管神经 …… 9
第二节　皮肤的生物学特性 …… 10
一、皮肤的 pH …… 10
二、皮肤的水分与保湿 …… 10
三、皮肤的色素 …… 10
四、皮肤的衰老 …… 11
第三节　皮肤的吸收原理与过程 …… 11
一、药物透皮吸收的意义 …… 11
二、透皮吸收途径与过程 …… 12
三、影响外用美容药物透皮吸收的因素 …… 15

第四节　促进美容药物的透皮吸收的方法 …… 19
一、透皮吸收促进剂 …… 19
二、直流电离子导入 …… 23
三、超声波导入 …… 26

第三章　美容药物的常用剂型 …… 28
第一节　溶液剂 …… 28
一、概述 …… 28
二、增加溶解度与增加溶解速度的方法 …… 28
三、溶液剂的制备 …… 29
四、美容化妆品中常见的溶液剂化妆水 …… 30
第二节　乳液及膏霜 …… 31
一、概述 …… 31
二、乳化体形成理论 …… 32
三、乳化剂 …… 33
四、乳剂的不稳定性 …… 35
五、乳液的制备 …… 36
六、膏霜类美容化妆品配方示例 …… 38
七、乳液类美容化妆品配方示例 …… 39
第三节　面膜剂 …… 40
一、概述 …… 40
二、面膜的分类与组成 …… 40
第四节　凝胶剂 …… 43
一、概述 …… 43
二、凝胶剂的基质 …… 43
三、凝胶剂的制备 …… 44
四、凝胶剂配方示例 …… 44

中篇　美容化学药与生物制剂

第四章　基础美容化学药与生物制剂 …… 49

第一节　维 A 酸类 …… 49

一、概述 …… 49

二、常用维 A 酸类药物 …… 52

维 A 酸(52)异维 A 酸(54)阿维 A 酯(55)芳香甲乙酯(56)阿达帕林(56)乙炔维 A 酸乙酯(57)

第二节　α-羟酸类 …… 59

一、概述 …… 59

二、常用药物 …… 60

甘醇酸(60)柠檬酸(61)乳酸(61)苹果酸(61)杏仁酸(62)

第三节　微量元素和维生素类 …… 62

一、微量元素 …… 62

锌(62)铁(63)铜(63)硒(64)碘(64)锶(64)锰(64)其他微量元素(65)

二、维生素类 …… 65

维生素 A(65)维生素 D(65)维生素 E(66)维生素 K(67)维生素 B_1(67)维生素 B_2(68)维生素 B_6(68)烟酰胺(69)维生素 C(69)

第四节　生物制剂 …… 70

一、细胞因子 …… 70

干扰素(71)表皮生长因子(71)碱性成纤维细胞生长因子(72)转化生长因子-β(72)白细胞介素-1(73)白细胞介素-6(73)转移因子(74)

二、核酸类 …… 74

瘦素(74)

三、酶类 …… 74

超氧化物歧化酶(74)辅酶 Q_{10}(74)

四、其他 …… 75

骨胶原(75)胎盘提取液(75)透明质酸(75)

第五章 防晒剂 …… 77
第一节 概述 …… 77
一、日光的组成 …… 77
二、日光的生物学作用 …… 77
第二节 防晒剂的评价 …… 78
一、防晒指数 …… 78
二、UVA 防护指数 …… 79
三、光毒防护指数 …… 80
四、免疫防护指数 …… 80
五、吸收光谱 …… 80
第三节 防晒剂的药理作用和临床应用 …… 81
一、预防和治疗皮肤光老化 …… 81
二、防治某些与日晒相关的疾病 …… 82
三、预防日晒引起的免疫抑制 …… 82
四、预防日晒引起的皮肤癌 …… 83
第四节 常用防晒剂 …… 84
一、外用防晒剂 …… 84
对氨基苯甲酸及其酯类(84)邻氨基苯甲酸酯类(85)水杨酸酯类(85)肉桂酸酯类(85)二苯甲酮类(85)二羟丙酮(85)三嗪类(85)苯丙三唑类(85)樟脑衍生物类(85)甲烷类(86)全反式维A酸(86)茶多酚类(87)抗坏血酸2-O-α-糖苷(88)维生素E(88)维生素C(89)辅酶 Q_{10}(89)
二、内服防晒剂 …… 89
二十碳五烯酸和二十二碳六烯酸(89)β-胡萝卜素(90)

第六章 皮肤增白药和着色药 …… 91
第一节 概述 …… 91

一、黑素代谢 …… 91
二、皮肤的颜色 …… 92
三、皮肤色素沉着异常的分类 …… 93
第二节　皮肤增白药 …… 94
一、酪氨酸酶抑制型皮肤增白药 …… 94
氢醌(94)氢醌单戊酸酯(95)β-熊果苷(95)α-熊果苷(95)N-乙酰-4-S-半胱氨酸酚(95)壬二酸(96)曲酸及其酯化物(97)葡萄糖胺类(98)五癸烯酸(98)不饱和脂肪酸(98)氨甲环酸(98)氨甲苯酸(98)光甘草定(99)胎盘提取物(99)
二、非酪氨酸酶抑制型皮肤增白药 …… 99
维生素C(99)α-羟酸类(99)维A酸类(100)水杨酸(100)内皮素受体阻断剂(100)过氧化氢(100)山梨酸钾(101)
第三节　皮肤着色药 …… 101
一、增加黑素形成药 …… 101
补骨脂素及其衍生物(101)L-苯丙氨酸(103)凯林(103)米诺地尔(103)α-促黑素(103)
二、免疫调节剂 …… 104
肾上腺皮质激素类(104)环孢素(104)异丙肌苷(104)左旋咪唑(105)
三、纠正细胞内钙紊乱药 …… 105
钙泊三醇(105)
四、减轻氧化应激药 …… 106
假过氧化氢酶和氯化钙(106)
五、其他 …… 106
黑素前体物(106)氢醌单苯醚(106)

第七章　延缓皮肤老化药 …… 109
第一节　概述 …… 109
一、皮肤老化的表现 …… 109
二、皮肤老化的机制 …… 109
第二节　治疗药物 …… 110

一、促进表皮细胞生长药 …………………………………………………………… 110
表皮生长因子(111)碱性成纤维细胞生长因子(112)水解蛋白(113)胶原蛋白(114)木瓜蛋白酶(114)
二、保湿剂 ……………………………………………………………………………… 115
脂类(115)脂肪酸类(116)脂肪酸(116)油类(117)月见草油(117)水貂油(118)玉米胚芽油(118)杏仁油(118)鲨鱼肝油(118)神经酰胺(118)透明质酸(119)黏多糖(120)芦荟提取液(121)甘油(122)丙二醇(122)山梨醇(122)聚乙二醇(122)几丁质和几丁聚糖(122)吡咯烷酮羧酸钠(122)乳酸钠(122)鲨烯(122)
三、改善微循环的药物 ………………………………………………………………… 123
银杏叶提取物(124)红花油(124)蚯蚓提取物(125)白桑树精华(125)
四、化学剥脱术用药 …………………………………………………………………… 125
α-羟酸类(126)三氯醋酸(126)苯酚(127)间苯二酚(127)

第八章 治疗痤疮药 ……………………………………………………………… 129
第一节 痤疮的形成 ……………………………………………………………… 129
第二节 治疗痤疮药物 ……………………………………………………………… 130
一、抗雄激素药 ………………………………………………………………………… 130
螺内酯(130)西咪替丁(131)丹参酮(131)雌性激素(131)
二、抑制毛囊皮脂腺导管角化异常药 ………………………………………………… 132
三、抗皮脂溢出药 ……………………………………………………………………… 132
硫酸锌(133)葡萄糖酸锌(133)甘草锌(133)巯氧吡啶锌(134)硫化硒(134)
四、抗微生物药 ………………………………………………………………………… 134
米诺环素(134)红霉素(135)阿奇霉素(135)克林霉素(135)过氧苯甲酰(136)

第九章 减肥药…………………………………………………………………… 138
第一节 概述……………………………………………………………………… 138
一、肥胖及其病因 ……………………………………………………………………… 138
二、肥胖的治疗 ………………………………………………………………………… 139

第二节　肥胖的治疗药物 ………… 140
一、食欲抑制药 ………… 140
安非拉酮(141)瘦素(141)纳洛酮(141)
二、抑制消化吸收药 ………… 141
奥利司他(142)阿卡波糖(142)
三、增加能量消耗药 ………… 142
咖啡因(142)麻黄碱(142)
第三节　减肥药的合理应用 ………… 143
一、明确治疗目的 ………… 143
二、严格掌握药品的适应证和禁忌证 ………… 143
三、防止药物的不良反应 ………… 143

第十章　消除瘢痕药 ………… 145
第一节　概述 ………… 145
一、瘢痕的形成与分类 ………… 145
二、瘢痕增生的生物学基础 ………… 147
第二节　消除瘢痕药 ………… 147
一、促进瘢痕胶原降解，抑制胶原合成药 ………… 148
肾上腺皮质激素类药物(148)积雪苷(148)干扰素(149)胶原酶(150)透明质酸酶(150)
二、抑制成纤维细胞增生药 ………… 151
维A酸(151)秋水仙碱(151)转化生长因子-β(151)抗组胺药(151)
三、改变瘢痕质地药 ………… 152
硅酮(152)
四、填充瘢痕凹陷药 ………… 152
注射用胶原(152)分子交联抑制剂(153)
五、其他消除瘢痕药 ………… 153
维生素类(153)细胞因子(153)

第十一章　生发药和延缓白发形成药 …… 155
第一节　生发药 …… 155
一、脱发的类型及发病机制 …… 155
二、生发药 …… 156
非那雄胺(156)雌性激素类(157)螺内酯(157)西咪替丁(158)米诺地尔(158)二氮嗪(159)维A酸(159)肾上腺皮质激素(160)环孢素(161)他克莫司(161)地蒽酚(161)接触致敏剂(162)毛果芸香碱(162)卡普氯铵(162)卵磷脂(163)千金藤素(163)芦荟宁(163)安息香胶(163)辣椒油树脂(163)L-胱氨酸(163)赤霉素(164)
第二节　延缓白发形成药 …… 164
一、产生白发的原因 …… 164
二、延缓白发形成药 …… 165
维生素 B_5(165)维生素H(165)叶酸(165)

第十二章　抗过敏药和抗炎药 …… 167
第一节　抗过敏药 …… 167
一、抗组胺药 …… 167
氯雷他定(167)地氯雷他定(168)特非那定(168)西替利嗪(168)阿司咪唑(169)氯苯那敏(169)苯海拉明(169)多塞平(169)二苯咪唑(170)西咪替丁(170)雷尼替丁(170)酮替芬(171)
二、抗5-羟色胺药 …… 171
赛庚啶(171)苯噻啶(172)
三、过敏介质阻释药 …… 172
色甘酸钠(172)曲尼司特(172)
四、其他抗过敏药 …… 173
肝素(173)
第二节　抗炎药 …… 173
一、非甾体类抗炎药 …… 173
乙氧苯柳胺(173)抗炎松(174)皮考布洛芬(174)丁苯羟酸(174)吲哚美辛(174)氟灭酸丁

酯(175)

二、甾体类抗炎药 …………………………………………………… 175

糖皮质激素(175)

第十三章　止汗剂与祛臭剂 …………………………………… 178

第一节　概述 …………………………………………………… 178

第二节　止汗药 ………………………………………………… 178

氯化铝(179)硫酸钾铝(179)乌洛托品(179)甲醛(180)氧化镁(180)鞣仿(180)肉毒毒素A(180)酒石酸(181)戊二醛(181)东莨菪碱(181)

第三节　抗菌药 ………………………………………………… 182

新霉素(182)苯扎溴铵(182)高锰酸钾(182)

第四节　芳香剂 ………………………………………………… 183

薰衣草油(183)玫瑰油(183)茉莉油(183)

下篇　美容中药

第十四章　美容中药基本理论 ………………………………… 187

第一节　中药的性能 …………………………………………… 187

一、四性 ………………………………………………………… 187

二、五味 ………………………………………………………… 188

三、归经 ………………………………………………………… 189

四、升降浮沉 …………………………………………………… 189

五、毒性 ………………………………………………………… 190

第二节　中药的配伍 …………………………………………… 190

一、七情配伍关系 ……………………………………………… 190

二、配伍禁忌 …………………………………………………… 191

第三节　中药美容基本治疗法则 ……………………………… 191

一、祛风息风法 ………………………………………………… 192

二、清热法 …………………………………………………………………… 193
三、祛湿法 …………………………………………………………………… 193
四、化痰软坚法 ………………………………………………………………… 193
五、活血化瘀法 ………………………………………………………………… 193
六、疏肝解郁法 ………………………………………………………………… 194
七、补气血生津法 ……………………………………………………………… 194
八、滋阴补肾法 ………………………………………………………………… 194

第十五章　常用美容中药 ……………………………………………………… 196
第一节　美白药 ………………………………………………………………… 196
白及(196)茯苓(196)沙棘(197)白附子(197)僵蚕(197)白蔹(198)珍珠(198)桃花(198)
第二节　祛斑药 ………………………………………………………………… 199
白芷(199)当归(199)甘草(200)丹参(200)银杏叶(200)川芎(201)牡丹皮(201)赤芍(201)红花(202)玫瑰花(202)三七(202)泽兰(202)
第三节　润肤祛皱药 …………………………………………………………… 203
人参(203)芦荟(204)桃仁(204)苦杏仁(204)绿豆(205)冬葵果(205)蜂蜜(205)灵芝(205)阿胶(206)百合(206)玉竹(206)麦冬(206)天冬(207)冬瓜仁(207)益母草(207)黄精(208)
第四节　祛风止痒药 …………………………………………………………… 208
防风(208)细辛(208)桑叶(209)菊花(209)辛夷(210)香薷(210)柴胡(210)蔓荆子(210)地龙(211)葛根(211)
第五节　祛痤消疣药 …………………………………………………………… 211
一、祛痤疮药 ………………………………………………………………… 212
黄芩(212)黄连(212)黄柏(212)栀子(213)金银花(213)连翘(213)蒲公英(214)青黛(214)枇杷叶(214)桔梗(214)
二、消疣药 …………………………………………………………………… 215
薏苡仁(215)马齿苋(215)艾叶(215)地骨皮(216)紫草(216)蒺藜(216)
第六节　收湿敛疮生肌药 ……………………………………………………… 217

石膏(217)炉甘石(217)硼砂(217)

第七节　乌发生发药 …… 218

何首乌(218)骨碎补(218)生姜(219)胡桃仁(219)侧柏叶(220)桑椹(220)黑芝麻(220)牛膝(220)木瓜(221)豨莶草(221)花椒(222)

第八节　香口益齿药 …… 222

薄荷(222)佩兰(222)木香(223)知母(223)天花粉(224)

第九节　香体除臭爽身药 …… 224

麝香(224)藿香(225)石菖蒲(225)冰片(225)安息香(226)檀香(226)沉香(226)滑石(227)

第十节　延缓衰老药 …… 227

黄芪(227)枸杞子(228)熟地黄(228)白术(229)女贞子(229)大枣(229)冬虫夏草(230)山药(230)墨旱莲(231)桑寄生(231)菟丝子(231)

第十一节　减肥瘦身药 …… 232

大黄(232)山楂(232)泽泻(233)桑白皮(233)

参考文献 …… 234

索引 …… 237

石斛(217)炉甘石(217)硼砂(217)

第七节　乌发生发药 ……………………………………………………… 218

何首乌(218)骨碎补(218)土茯苓(219)[illegible](219)侧柏叶(220)桑椹(220)黑芝麻(220)牛膝(220)木瓜(221)[illegible](221)花椒(222)

第八节　香口益齿药 ……………………………………………………… 222

细辛(222)佩兰(222)木香(223)[illegible](223)天花粉(224)

第九节　香体除臭美身药 …………………………………………………… 224

藿香(224)紫苏(225)石菖蒲(225)冰片(225)安息香(226)檀香(226)沉香(226)滑石(227)

第十节　延缓衰老药 ……………………………………………………… 227

黄芪(227)枸杞子(228)熟地黄(228)白术(229)女贞子(229)大枣(229)冬虫夏草(230)山药(230)柏子仁(230)桑寄生(231)菟丝子(231)

第十一节　减肥瘦身药 …………………………………………………… 232

大黄(232)山楂(232)泽泻(233)桑白皮(233)

参考文献 ……………………………………………………………………… 234

索引 …………………………………………………………………………… 237

上　　篇

美容药物学的基础知识

篇 [illegible]

第一章 绪 论

学习导航

1. **熟悉** 美容药物学的基本概念、作用与价值。
2. **了解** 美容药物学的发展历史。

第一节 美容药物学概念与研究内容

一 美容药物学的基本概念

美容药物是指以美容为目的，用于美容治疗、保健和维护人体健美而使用的药用物质及其制剂（含中药和化学药及生物制剂）。因其能够与机体相互作用，具有体内过程，所以不同于一般的化妆品。简而言之，美容药物即指能达到美容目的而使用的药用物质。

一般药物是指以改变或查明机体生理功能和病理状态为目的，用于治疗、预防和诊断疾病的物质。两者具有相同性质，只是使用目的不同。

美容中药是指以中医药理论为指导，临床用药实践为基础，用于美容领域的物质。其以天然药为主，主要包括植物药，还包括部分动物药、矿物药以及加工品。

美容化学药是指以药理实验研究为基础，具有美容治疗、美容保健和维护健美的物质。

美容药物学是以美容为切入点，以安全有效合理用药为目的，运用美容与药学相关知识，用以研究美容药物的理化性质、药理作用机制以及不良反应等相关知识的一门综合性学科，是药学作用原理在美容领域中的运用。

二 美容药物学的作用与价值

美容药物学是运用美容与中药和化学药相结合的方式，以研究维护、修复和再塑人的健康之美，以增进人的生命活力美感和提高生命质量为目的的新兴学科。其主要内容：研究美容药物对机体的相互作用、临床应用、不良反应及其防治、制剂和用法用量等。研究核心是美容药物的药理作用，即美容药物对机体的作用及其作用机制（药物效应动力学）与机体对药物的作用（药物代谢动力学）。

其主要承载的任务：掌握美容药物学相关知识，为指导临床正确应用美容药物奠定基础；阐明药物对机体产生的美容作用原理，为研发新型美容药物及其制剂提供依据。

美容药物学是介于药学基础课程与美容医学临床课程之间的桥梁课程，其广泛涉及药理学、药剂学、药物治疗学、中医药学及与美容疾病相关的多学科知识，又是一门综合性的学科。作为一门新兴学科，于20世纪80年代由中国学者提出，并在近几十年的时间里得到了长足的发展。随着人们对美的追求和渴望越来越强烈，美容业不断发展，进而对美容药物的需求也在与日俱增。因此，美容药物学作为美容专业的基础课程，传授用于美容领域的基础知识具有重要的作用和价值。

第二节　美容药物学的发展历史

无论在任何年代，任何国度，追求健康和美丽是人类生活永恒的主题。每个国家有其自身的美容方式和相应历史。中国的美容历史源远流长，美容药物的运用内容丰富。

一　中国古代美容药物学的运用与发展

在我国，虽然采用手术美容的方式不多，但在美容药物应用方面，先辈们积累了极其丰富和宝贵的经验，可以说是最早使用天然药物美容的国家之一，距今已有二千多年的历史。而且，有的药物迄今依然作为美容的常用药而广为使用。

（一）先秦时期首载美容药方

中药美容历史悠久，早在战国时期《山海经》中就有关于治疗痤疮、疣、狐臭等美容药物的记载。如“荀草，服之美人色”等，共载有126种药物。马王堆出土的《五十二病方》中，有6首防治瘢痕的处方。另外，还有治疗“巢”、“面皰赤”、“白处”等损容性皮肤病的方剂7首，并有美容用法和剂型的记载。如治疗狐臭的膏脂剂、薰剂、粉剂等剂型，对后世产生了巨大影响。此外，同时出土的《养生方》和《杂疗方》也有美容作用的养生方剂记载，是现存最早记载中医美容方剂的医籍。

（二）秦汉时期美容药物功效丰富

秦汉时期，我国第一部药学专著《神农本草经》载药365种，其中160种具有保健和美容作用。常用“长肌肤”、“润泽”、“好颜色”、“延年”等表述美容防治功效。如白瓜子“主令人悦泽，好颜色”，白僵蚕“灭黑皯，令人面色好”，白芷“长肌肤，润泽，可作面脂”等。三国两晋南北朝时期的《名医别录》、《吴普本草》等也有不少治疗损容性皮肤病的药物，又有保健美容药物，其功效已涉及美色、润泽、祛黑皯，预防白发、坚发齿、长须发，治疗头秃、白秃，祛臭气等，并增加了“可作浴药，面脂”等方面内容，如已将白芷、木兰、瓜子等用于面脂、面膏中。

（三）晋唐时期美容方药的发展

晋代《肘后备急方》是第一部集中收载中医美容方剂的医书，除载有许多损容性皮肤病的治疗方剂外，还有不少保健美容方剂和化妆品。隋唐时期美容方药的著作更为丰富，有甄权的《古今录验方》，孙思邈的《备急千金要方》与《千金翼方》，王焘的《外台秘要》，均载有丰富的中医美容方剂。晋代的美容方剂大多以治疗方为主，多数方剂组方简单，药味少。孙思邈在《备急千金要方》与《千金翼方》收载美容保健方剂330余首，设有“面药”与“妇人面药”专篇，为现存最早的美容方专篇。

《外台秘要》专用一卷分门别类收录美容方剂，约430余首，是收载美容方剂数量和种类最多的医书。

隋唐时期不仅大量记载了具有治疗多种损容性皮肤病的方剂，并重视保健美容方剂，尤其与化妆修饰相关的美容方剂也得到了较大发展。该时期内服美容方剂已具备了丸、散、膏、汤、酒等基本剂型；外用方剂亦增加了洗剂、粉剂、酒剂、醋剂、蜜剂、澡豆剂以及用于面、唇、手的脂膏等保健修饰类剂型，极大地丰富了中医美容方剂的剂型。《食疗本草》是我国第一部食疗本草，其中还记载了不少美容保健食品，丰富了中医美容食膳内容。

（四）宋元明清时期“美容”专有名词诞生

宋代，因与国外的贸易往来不断加深，外国的丁香、乳香、沉香、檀香、麝香等香药大量输入我国，进一步丰富了我国的美容方药。《太平圣惠方》共收载美容方剂980余首，其中含美容方、须发专方、驻颜以及治疗损容性皮肤疾病方剂。

金元时期，几大医家创制的防风通圣散、补中益气汤、黄连解毒汤迄今依然是临床治疗损容性皮肤疾病的药方。

《普济方》总结收载了明代以前大量美容方剂，其中载有一首“美容膏”，即是率先提出“美容”专有名词的医学专著。明代李时珍撰著的《本草纲目》收载美容药物多达270余种，功效涉及增白、驻颜、防老抗皱、生须眉、疗脱发、乌发美髯、祛粉刺（痤疮）、祛瘢痕疣目、香衣除臭、洁齿生牙、治酒渣鼻等各个方面。

清朝的中医保健美容主要在宫廷中得以发展。宫廷对中医美容术、美容方药的运用非常讲究。在保留至今的清代宫廷医案中，有很多是慈禧和光绪的保健美容医方，从内服的延年益寿驻颜方，到外用的美肤美发方，俯拾皆是，为医学美容素材的选用提供了宝贵的资料。

二 现代美容药物学的发展

（一）美容药物的运用变革

近代，由于化妆品生产规模化，美容业兴起，药物美容作用及机制以及美容药物新制剂的研发也得到长足的发展。不少速效、长效的内服、外用美容药物纷纷诞生。如绿茶中的茶多酚，可减少紫外线照射对细胞DNA的损伤，而有防晒作用。尤其是维A酸类药物，1962年德国皮肤学家Stuttgen开始将其外用于各种角化不良及角化过度性皮肤病，并取得成功。迄今已合成了2500多种维A酸类衍生物，第二代、第三代衍生物已应用于临床。近年又开发了不良反应少的新型窄谱维A酸衍生物，如异维A酸、阿维A酯、芳香甲乙酯、他扎罗汀、阿达帕林等。该类药物具有多种生物活性，如免疫调节、促血管生成、真皮基质合成、拮抗皮质类固醇、抑制皮脂腺、抑制黑色素、抗炎以及促进上皮分化与修复等，用于多种损容性皮肤疾病而引入皮肤美容领域，被誉为皮肤科临床治疗学的巨大变革。近年来，α-羟酸类、细胞生长因子、胶原蛋白、维生素A等，因对皮肤具有良好的护理作用，是现今流行的抗皱美容药物。

近年来，无论是对美容药物作用机制的研究，还是对美容新制剂的研发，都取得了丰硕成果。无论是在内服，还是外用的美容药物制剂的研究，均取得了一些成就。如我国研制的注射用胶原蛋白，扩大了美容的用药途径。尤其对传统记载的具有美容功效中药的研发方面，也取得了较好成绩。比如珍珠霜、蜜源花粉类护肤品，远销国外，深受欢迎。

（二）美容药物学的诞生

基于此，培养医学美容专门人才，编制适用性美容药学相关教材显得尤为迫切。

美容药物学作为一门新兴学科，由中国学者于20世纪80年代提出，并在几十年的时间里得到了长足的发展。20世纪90年代中期，部分高校设置了医学美容专业。随着美容业的发展，社会需求不断增加，专门人才的培养成了本学界关注的重点。加之高等教育的发展和推进，在高校开设美容专业，将美容药物学作为一门独立课程纳入专业教学设置，并有了正规教育所需求的《美容药物学》教材。迄今，主要有于淞主编的《皮肤医学美容学》，杨彤主编的《美容药物学》，侯在恩、涂彩霞主编的《药物美容学》以及李俊主编的《美容药物学》等教材和专著，在培养专门人才方面发挥了重要作用。

随着人们对美的追求和渴望越来越强烈，对美容药物的需求也在与日俱增。因此，美容药物学作为美容专业的基础课程，向学生传授用于美容领域药物的相关基础知识，具有重要的作用和价值。

（王　建）

第二章 美容药物的透皮吸收及其影响因素

学习导航

1. 掌握 透皮吸收的途径和过程，影响药物透皮吸收的因素，常用透皮促进剂的分类。

2. 熟悉 皮肤及其附属器的结构和皮肤的生物学特性，直流电离子导入和超声波导入的应用。

3. 了解 直流电离子导入和超声波导入的作用机制、影响因素。

第一节 皮肤及其附属器的结构

皮肤覆盖于人体表面，与环境相互作用并适应环境，功能复杂，是重要的边界器官，是人体外围有效的化学屏障和物理屏障。皮肤由外到内可分为表皮和真皮，并借助皮下组织与深部相连。成人皮肤重量占体重的5%，若包括皮下组织可达到体重的16%，面积约1.8～2.0m^2。此外，皮肤内还有皮脂腺、汗腺、指(趾)甲等来源于胚胎发生时由表皮衍生的附属结构，称为皮肤附属器。

一 表皮

表皮位于皮肤最表层，厚度约为0.05～0.20mm，是角化的复层鳞状上皮，在形态学上可分为角质层和活性表皮层。活性表皮又由透明层、颗粒层、棘层和基底层组成，厚度约为0.075～0.15mm，手掌和足底可达0.6mm。绝大多数的表皮细胞为角质形成细胞，其深层细胞可不断增殖分化并向皮肤表面推移，产生角蛋白丝并最后脱落。少量非角质形成细胞散在分布于角质形成细胞之间，位置相对固定。

1. 表皮的形态学分层

(1)角质层：角质层由角质细胞和细胞间脂质组成。角质细胞是由活性表皮中的颗粒层细胞转变而来，细胞已死亡，无细胞核或其他细胞结构，排列紧密，由15～20层扁平细胞构成。最外面2～3层细胞厚约为0.5μm，宽30～40μm，自下而上相互堆叠，疏松易剥落。

角质层主要发挥防御功能，即防止外来有害物质的入侵和减少体内水分的蒸散，可限制经皮肤的失水量2～5g/(h·cm^2)。角质细胞边缘互相重叠，这种叠瓦状的组织使细胞间隙弯弯曲曲，同时也使皮肤具备一定的通透性。角质层与其他各层性质差异较大，是外用美容药物透皮吸收的主要屏障。

角质细胞包埋于内部彼此连接的脂质基质中，包含大量的神经酰胺（52%）、脂肪酸（22%）和未酯化的固醇类（20%）等，但不含磷脂。具体脂质组成随种族、疾病、激素状况、年龄、饮食、外界环境、身体部位和角质细胞的不同而有所变化，这些变化会影响到皮肤的屏障功能、水分含量以及最终皮肤状况。角质细胞类似砖墙中的砖块，脂质则似水泥灰浆填充于砖块之间，使砖块紧密相连，这就是角质层的"砖墙"结构。角质细胞彼此交错堆叠成垂直柱状，而细胞间脂质则形成高度有序排列的脂质双分子层，细胞间隙中通常填充着4～20层这样有序的层结构。两层角质细胞间脂质片层厚度为50nm。这种特殊结构决定了角质层是外用药物透皮吸收的主要屏障，而其中的脂质起着非常重要的作用（图2-1）。

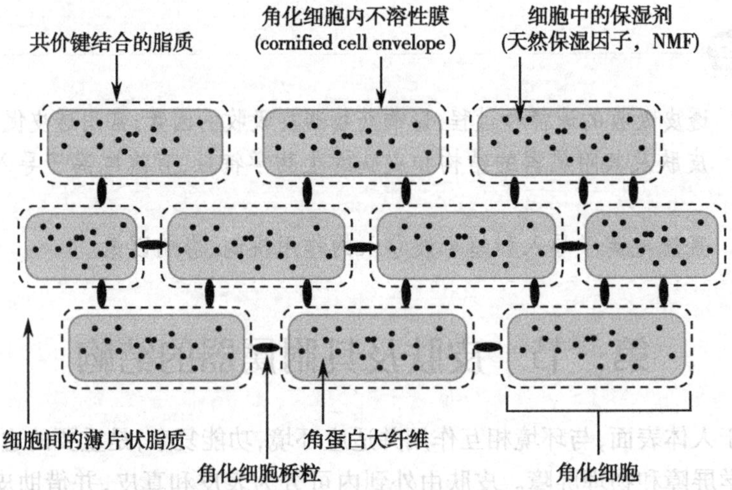

图2-1 角质层"砖石和泥灰"结构示意图

（2）透明层：仅见于掌、跖处无毛厚皮。细胞退化，呈均质透明状。

（3）颗粒层：细胞核趋于退化，胞质中存在成块的嗜碱性透明角质颗粒，因此称为颗粒层。越接近角质层，细胞中的颗粒越大。颗粒层也是防止外来物质透过表皮的重要屏障。

（4）棘层：细胞表面有棘状突起，相邻棘细胞突起以桥粒相连，形成一骨架体系。具有一定吸收紫外线（UVA）的作用。

（5）基底层：位于表皮最深层，由单层矮柱状基底细胞组成。基底细胞不断增殖分化，并向表层推移，分化为浅层细胞。角质形成细胞的增殖分化是一个持续的过程，即角化过程。在角化过程中，角质形成细胞不仅产生一系列形态学的变化，也发生生物学变化。正常表皮的更新周期为28～30天。

2. 表皮的细胞学分类 表皮由两种细胞组成，分别是角质形成细胞和非角质形成细胞。角质形成细胞完成角化过程，而外用美容药物的透皮吸收直接与角化过程有关。非角质形成细胞数目很少，如黑素细胞，大多位于基底细胞之间，少数分布在真皮，是皮肤中黑素生成的场所，其数目和功能直接与皮肤色素分布相关。

二 真皮

表皮和真皮以基底膜为分界，是厚度为5μm的网状波纹界面带。基底膜为多孔结构，真皮中的液体和细胞成分容易通过基底膜进入表皮，维持其营养。表皮和真皮的接触面不是平坦的，而是呈指状突起，互相交错镶嵌，有利于表皮和真皮稳定结合，增加接触面积。表皮伸入真皮的部分为表皮突，真皮伸入表皮的部分为真皮乳头。

真皮厚度约为1～2mm，一般以颈部、背部和肩部等处较厚，而身体腹侧较薄。手掌和足趾面最厚，可达3mm以上。男性真皮厚于女性。真皮主要由致密结缔组织组成，含有胶原纤维、弹性纤维和网状纤维，纤维间填充着无定形基质。真皮可分为浅层的乳头层和深部的网状层。乳头层结构疏松，胶原纤维和弹性纤维细密，含有丰富的毛细血管和神经末梢。网状层组织结构致密，是真皮的主体部分。胶原纤维粗大致密，外绕弹性纤维，使皮肤具有较大的韧性和弹性。真皮内含有大量水分和电解质，参与机体内的多种物质代谢和免疫活动。真皮中还有丰富的血管，药物透入后很快会被吸收进入血液循环。

三 皮下组织

皮下组织由疏松结缔组织和脂肪小叶组成，亦称皮下脂肪层。皮下组织的厚度可因体表部位、性别、年龄、内分泌、营养和健康状态等因素而有明显差异。在透皮吸收过程中，皮下脂肪组织可作为脂溶性药物的储库。

四 皮肤的附属器

皮肤附属器包括毛发（毛囊）、皮脂腺、汗腺和甲。

人体表面除手掌和足底外都有毛发分布。毛发露出皮面的角化部分为毛干，深入皮肤内的非角化部分为毛根。毛根外有毛囊包裹，毛囊末端膨大成毛球。毛球底面凹陷，容纳毛乳头，毛乳头对毛发的生长起着诱导和维持作用。

皮脂腺和毛囊并存，通过导管开口于毛囊上部，其作用是合成并分泌皮脂，润滑皮肤，参与形成皮肤表面的pH。除掌、跖及足背，全身各处的皮肤都有皮脂腺的分布。皮脂腺可吸收部分脂溶性物质。

汗腺包括小汗腺和大汗腺两种。小汗腺遍布全身各处皮肤，通过导管开口于皮肤表面的汗孔。小汗腺通过排出汗液散发热量，对调节体温起重要作用。某些药物也可通过小汗腺的分泌排泄一部分。大汗腺主要分布在腋窝、乳晕、外阴等处，开口于毛囊上段，其汗液分泌与体温调节无关。

甲由甲板及其周围组织构成。甲体是指（趾）末节背面的外露部分，伸入近端皮肤中的部分为甲根，甲根之下的上皮细胞即甲母质，为复层扁平上皮，其基底细胞分裂活跃，是甲体的生长区。只要甲母质保留，甲就可正常生长和再生。

五 皮肤的血管淋巴管神经

皮肤中有丰富的血管、淋巴管和神经分布。皮肤血管对皮肤颜色、温度调节、皮肤代谢和透皮转运等起着重要的作用。表皮内无血管，而真皮和皮下组织中有大量血管网丛，其分支供给皮肤各层次营养。表皮、真皮和毛囊有游离的或有被囊的感觉神经末梢，可感知外界各种刺激。来自交感神经的节后纤维可支配立毛肌、血管和汗腺的肌上皮等。

第二节 皮肤的生物学特性

一 皮肤的 pH

正常皮肤表面 pH 约为 5.5 ~7.0，呈弱酸性。可受某些体内外因素的影响而有所变化，如大汗腺分布较多的部位 pH 约为 6.5 ±0.5，而小汗腺较多的部位 pH 约为 5.5 ±0.5。通常头部、前额和腹股沟处偏碱性，上肢及手背处偏酸性。皮肤表面覆盖有表面脂，表面脂的量决定于皮脂腺脂质和表皮脂质，而皮脂腺分泌的皮脂有中和酸碱的能力，对酸性和碱性物质有缓冲作用。

二 皮肤的水分与保湿

正常皮肤的水分含量应在 10% ~20%，水油分泌平衡。皮脂膜、角质细胞和细胞间脂质“砖石和泥灰”的有序结构、天然保湿因子使角质层保持一定的含水量，是维持角质层正常生理功能和皮肤光泽弹性外观的必需条件。

皮肤表面覆盖有一层透明薄膜，称为皮脂膜或水脂膜。皮脂膜主要由皮脂腺分泌的皮脂和角质细胞崩解产生的脂质，与汗腺分泌的汗液和透过表皮蒸发的水分等乳化而成，呈弱酸性。其主要成分有神经酰胺、角鲨烯、亚油酸、亚麻酸及其他脂质等，可锁住水分，阻止真皮营养物质、保湿因子和水分的散失。

表皮各层尤其是角质层的细胞间脂质与角质细胞形成牢固的“砖石和泥灰”结构是水和营养物质最重要的屏障。若角质层受损，水分丧失比不显性出汗时增加 10 倍以上。透明层和颗粒层中的酸性磷酸酶、疏水性磷脂和溶酶体等亦可构成防水屏障，阻止角质层下的水分向角质层渗透。

天然保湿因子（natural moisturizing factor，NMF）是存在于皮脂膜和角质层细胞间隙的水溶性低分子量物质的总称，具有很强的吸湿性和保湿性，包括氨基酸、乳酸盐、尿素等。NMF 是参与减少皮肤透皮水分流失的重要生物分子，因其水溶性极强，很容易随着水分移出细胞外。皮肤屏障结构的破坏可使 NMF 流失，造成皮肤的保湿能力下降。

三 皮肤的色素

皮肤内的色素有褐色的黑素、红色的氧化血红蛋白、蓝色的还原血红蛋白和黄色的胡萝卜素。人体肤色可分为固有肤色和继发性肤色两种，前者为遗传性的基本肤色，而后者代表紫外线或药物等因素导致的后天肤色改变。

正常肤色主要由黑色、黄色和红色 3 种色调构成。黑色由皮肤中黑素的含量决定，是皮肤颜色的决定因素。黄色由组织中胡萝卜素的含量和角质层及颗粒层的厚度决定。红色由皮肤血红蛋白含量和真皮血流分布决定。此外，皮肤解剖学的差异主要是表皮的厚度差异，这也可影响到皮肤颜色。光线在不同厚度的皮肤中散射后，表皮颜色可出现变化。如水分含量充足的光滑角质层有规则的反射，可形成明亮的光泽；而干燥脱屑的角质层以非镜面反射的形式反射光线，使皮肤晦暗。

四 皮肤的衰老

衰老是指随着时间的推移所有个体都将发生的功能性和器质性衰退的渐进过程。皮肤暴露于体表，在衰老过程中表现得最为明显，作为整个机体衰老的一部分而具有特殊的意义。皮肤老化包括内在因素（主要是遗传因素）引起自然老化和环境因素或生活方式的累积损害造成的外源性老化，后者主要由紫外线辐射引起而称为光老化。通过合理的光防护措施，可以阻断长波紫外线（UVA）和中波紫外线（UVB）对皮肤的作用，预防皮肤的光老化性损伤。

随着年龄的增长，皮肤保湿能力下降，水分含量逐渐减少，皮肤干燥脱屑。表皮细胞增殖能力减弱，真皮胶原合成减少。自然老化主要表现为细小皱纹，皮肤干燥和松弛；而光老化的临床表现主要有粗深皱纹，皮肤弹性丧失，呈皮革样外观，伴有色素沉着。

第三节 皮肤的吸收原理与过程

一 药物透皮吸收的意义

外用美容药物的透皮吸收是指美容药物制剂涂于皮肤后，其有效药物成分经释放、透入皮肤并到达皮肤组织深部发挥药物作用的全过程。外用美容药物制剂中的有效成分通过透皮吸收才能发挥其护肤作用，如维生素 C 衍生物透皮吸收后可抑制皮肤中黑色素的生成，同时使深色的氧化型色素还原到浅色甚至无色，从而增白皮肤。

外用美容药物的透皮吸收与一般药理学的吸收概念略有不同，这里的吸收只希望药物的有效成分透入皮肤，到达皮肤组织深部和病灶局部发挥作用，而尽量减少甚至避免其进入体循环，从而提高疗效，降低毒副作用。

在美容药物的临床应用中，皮肤局部给药因其特殊的针对性、操作的简便和较好的疗效日益受到重视。皮肤病的病变大多局限于皮肤部位，全身给药后药物经过吸收、转运、分布和代谢，最终到达皮肤病变部位的药物浓度极低，难以达到理想的治疗浓度。而要取得治疗效果，势必要提高给药剂量，则可能引起全身性的不良反应。因此，针对皮肤局部问题，采用皮肤局部给药的方法，通过透皮吸收，使药物直接作用于病变部位，可有效提高药物的治疗指数，同时减少甚至避免药物的全身性毒副作用。不同皮肤疾病涉及皮肤不同层次和部位，需要药物停留在相应部位发挥治疗作用，如防晒剂的活性成分只需要停留在皮肤表面；而治疗痤疮则需要药物靶向毛囊皮脂腺；银屑病（牛皮癣）的治疗应使药物进入表皮更深层次，甚至真皮才能发挥疗效。

皮肤病变往往位于皮肤组织深部，如黄褐斑的色素沉淀可存在于表皮细胞中，甚至深达真皮层，只有能够顺利进入皮肤组织深部，到达病灶局部的药物，才能充分发挥其疗效。特别是某些皮肤感染的病原微生物寄生于宿主细胞内，外用美容药物不仅要进入皮肤组织深部，而且必须透入细胞内才能够杀灭或抑制致病微生物，达到治疗的目的。因此，对于绝大多数与美容相关的皮肤病的治疗，局部应用具备良好的透皮吸收性能的外用美容药物，是临床上非常理想的选择。但是，很多治疗皮肤疾病的药物在全身给药时疗效显著，一旦采取皮肤局部给药，往往由于透皮吸收性能的限制而不能发挥疗效。提高外用美容药物的透皮吸收性能历来都是美容药物学研究的重点和难点,也是新药开发和化妆品研发的重要方向。因此,透皮吸收的研究具有重要的指导意义。

二 透皮吸收途径与过程

(一) 透皮吸收途径

皮肤为一种亲脂性微孔膜,除小分子物质能够通过角质层外,各种微小囊泡,甚至亲水性可变形的微小物体,也能穿过皮肤屏障。药物透皮吸收主要有两种途径,一是直接经表皮透入到真皮或皮下组织,这是外用药物透皮吸收的主要途径。二是经皮肤附属器(毛囊、皮脂腺和汗腺)透入到真皮或皮下组织。皮肤附属器的可用表面积极其有限,只占总表面积的0.1%左右,因此,大多数药物还是通过表皮穿透皮肤。

1. 经表皮直接透入 表皮途径是药物透皮吸收的主要途径。完整的表皮具有类脂膜特性,允许脂溶性药物以非解离形态透入皮肤,解离型药物因脂溶性低而难以透入。皮肤最外层角质层的细胞内部由相互交联的角蛋白丝构成,细胞间隙则充满排列成多双分子层的脂质。细胞间脂质在体温下结构具备有序性,是透皮吸收的重要屏障。因此,药物透过表皮吸收的主要阻力来自角质层。药物穿透角质层的通路可分为透过细胞通路和细胞间通路。脂溶性药物可以渗入角质细胞的半透明膜透入吸收,而弯曲的细胞间通路是药物穿透皮肤的主要途径。角质细胞间通道占皮肤面积的3%,其通透阻力较高。细胞间隙的不规则通道好像孔道,和水从皮肤蒸发的途径一致。在角质细胞之间,类脂分子的亲水部分结合水分子形成水性区,而其烃链部分形成疏水区。极性分子可经角质细胞间的水性区通过,而非极性分子则从疏水区透过(图2-2)。

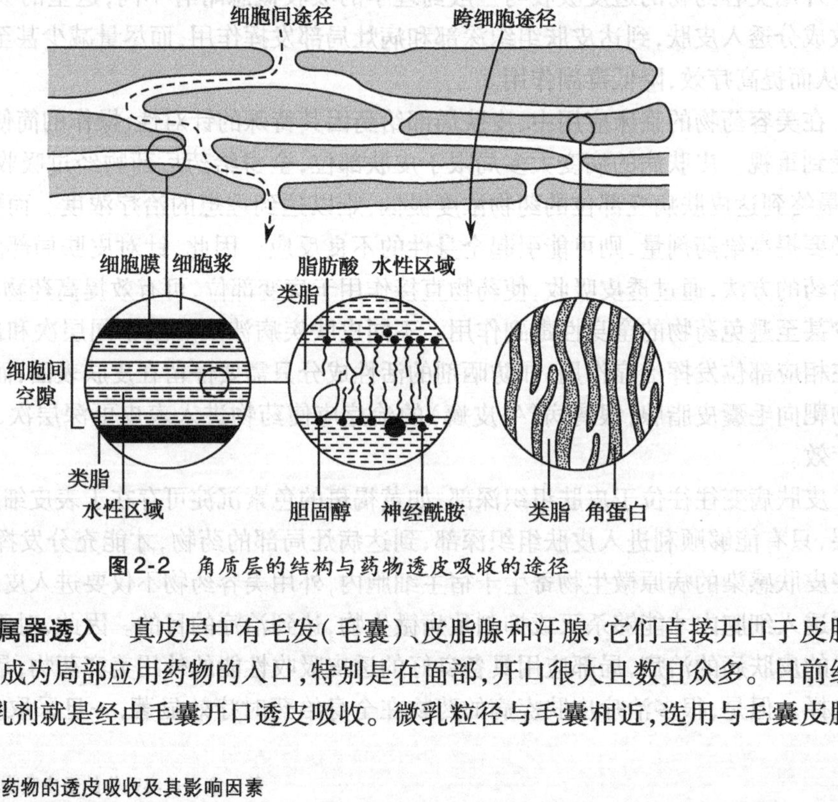

图2-2 角质层的结构与药物透皮吸收的途径

2. 经皮肤附属器透入 真皮层中有毛发(毛囊)、皮脂腺和汗腺,它们直接开口于皮肤表面,这些开口可以成为局部应用药物的入口,特别是在面部,开口很大且数目众多。目前经皮给药的新剂型微乳剂就是经由毛囊开口透皮吸收。微乳粒径与毛囊相近,选用与毛囊皮脂相容的油脂作为连续相制备的 W/O 型微乳，可使一些水溶性大分子在微乳介导下穿透毛囊进入皮肤深部。皮肤附属器（皮脂腺和汗腺），分散在皮肤内，它们的大小及分布部位各不相同，对药物的穿透能力也不尽相同。皮脂腺仅占人体皮肤面积的 0.1%～0.5%，却是药物透皮吸收的一种有效的捷径，药物通过皮肤附属器的穿透速率要比表皮途径快。皮脂腺深度可直达真皮层并被一层通透性较强的膜所包被。脂溶性药物可由毛孔渗入毛囊和皮脂腺，然后透过毛囊的外毛根鞘或皮脂腺的腺细胞进入真皮和皮下组织。头皮、额和面部的皮脂腺分布密度可达 400～900 个/cm^2，身体其他部位大概有 100 个/cm^2。虽然数目有限，但皮脂腺的旁路通透，对总体物质的透皮吸收有着重要的意义。

此外，外泌汗腺（小汗腺）经导管开口于皮肤表面，水溶性药物可经此渗入真皮，但吸收量极少。顶泌汗腺（大汗腺）开口于毛囊，药物经顶泌汗腺透入皮内者微乎其微。

在透皮吸收刚开始时，药物首先通过皮肤附属器途径透入，当药物通过表皮吸收到达血液循环后，经皮吸收达稳态，此时附属器途径的作用可被忽略。对于表皮途径透过率低的药物，如一些离子型药物和水溶性大分子难以通过富含类脂的角质层，只能依赖附属器途径透皮吸收。此外，在离子导入的过程中，皮肤附属器是离子型药物透过皮肤的主要通道（图 2-3）。

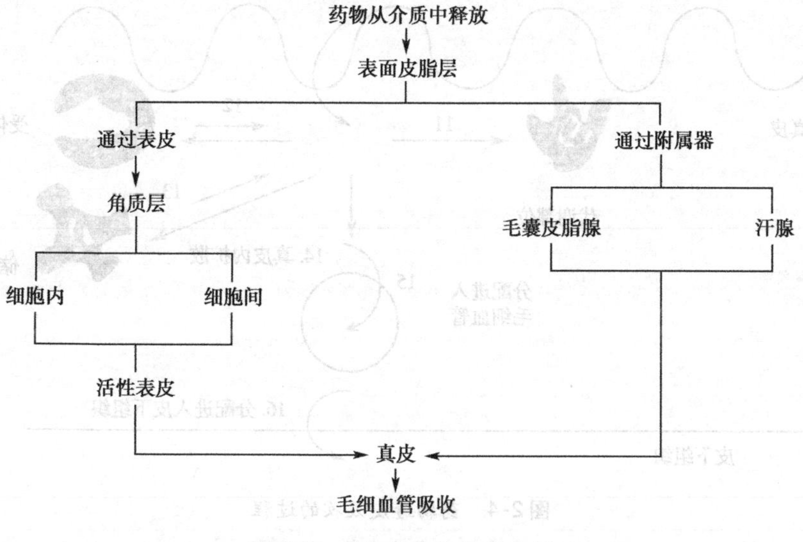

图 2-3　药物透皮吸收的途径

（二）透皮吸收过程

皮肤是一种复杂的膜结构。最外层的表皮是由上皮细胞堆积成的无血管层，表皮的角质层是皮肤的主要屏障，是外来药物透入皮肤的主要阻力来源。角质层下方的活性表皮在生理学上更接近于其他的活性细胞组织。真皮是皮肤的主体部分，为皮肤提供结构强度，还为神经、血管网络及支撑表皮的附属物提供了环境。真皮的血液供应对经皮给药的全身吸收极为重要。药物透皮吸收从动力学角度可分为以下几个具体过程（图 2-4）。

1. 由基质向角质层的分配　在透入皮肤之间，药物首先必须从给药系统的基质中释放出来，分配到角质层的表面。此过程依赖于药物从透皮吸收系统中释放的速率和难易程度。受采用的基质及生产工艺技术等不同因素的影响，药物在给药系统中所处的状态不同，因而从基质中释放的速率也有所不同。药物越容易从基质中释放出来，就越有利于其透皮吸收。

2. 通过角质层的转运　角质层的结构非常致密，当药物分配进入角质层后，在角质层中

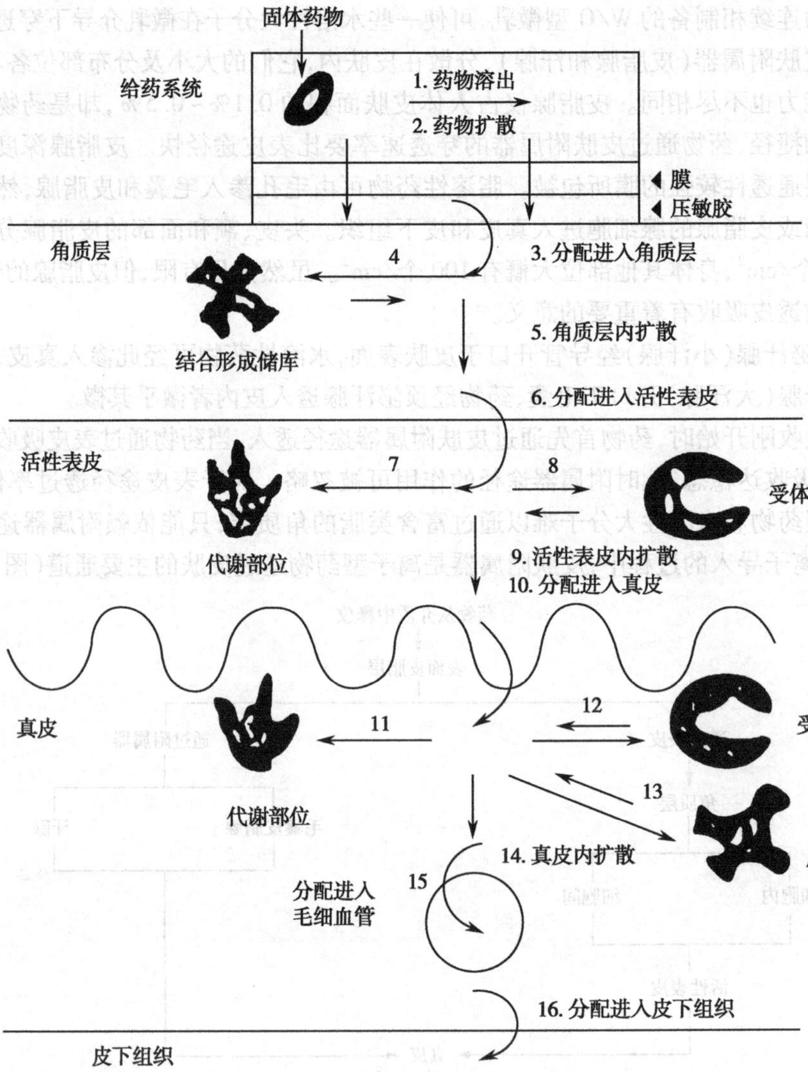

图2-4 药物透皮吸收的过程

扩散速度缓慢，扩散系数约为 $10^{-13} \sim 10^{-9} cm^2/s$。在扩散过程中一部分药物可能与角质层的成分结合形成储库，而剩余游离的药物则继续扩散，最终到达角质层与活性表皮的界面。

3. 从角质层向活性表皮的分配 角质层由已经死亡的角质细胞和细胞间脂质组成，具有类脂膜的特性，因此有利于脂溶性强的药物穿透。而活性表皮是一个相对水性的环境，利于水溶性强的药物渗透。因此，脂溶性大的药物要通过角质层和活性表皮的界面，完成在这两个环境中的转换是非常困难的，其分配过程进度缓慢，是整个透皮吸收过程的限速步骤。对于某些脂溶性过强的药物，甚至可能无法通过而滞留在这个界面上。

4. 通过活性表皮/真皮的转运 活性表皮对穿透药物来说，是一个相对水性的环境。药物在这种水性的蛋白凝胶中受到的阻力相对较小，更容易扩散，扩散系数约为 $10^{-7} cm^2/s$。而真皮与活性表皮类似，含有大量水分，因此它们之间的分配系数近于1。药物在活性表皮和真皮中的扩散特点相似。

5. 体循环分布和消除 药物穿透角质层和活性表皮后，进入真皮组织。皮肤的血液供应很充足，流量约为$0.05ml/(min \cdot cm^3)$，可达到皮肤表面0.2mm厚度处。真皮乳头层分布有丰富的毛细血管，药物很快被血液循环吸收，进而随着体循环在全身分布，最终从机体内消除。

三 影响外用美容药物透皮吸收的因素

通常，外用美容药物的透皮吸收可受到很多因素的影响，下面主要从3个方面进行探讨。

（一）药物的化学结构与理化性质

1. 药物的化学结构 药物的化学结构是影响药物透皮吸收的关键因素，它直接决定了药物的理化性质。如下面几种甾体类药物的渗透常数从大到小排列依次为黄体酮＞羟基黄体酮＞去氧皮质酮＞去氧可的松，而它们化学结构中的羟基数依次增加，因此，这几种药物的透皮吸收性能正是由其化学结构决定，即随着结构中羟基数的增加而透皮吸收降低。尽管药物的透皮吸收有其独特的优点，但对于大多数药物的化学结构而言，皮肤的固有屏障作用很大程度上阻碍了透皮吸收系统的应用。前体药物的研究就是改善药物透皮吸收的有效手段，即对一些药物结构进行化学修饰，制成具有生物可逆性的前体药物，从而改变药物的化学结构和理化性质以使药物更好地透皮吸收。

知识链接

前体药物

前体药物(prodrug)即将某些药物结构进行化学修饰，生成适宜的具有生物可逆性的衍生物。此衍生物无药物活性但具有优良的透皮吸收性能，透皮吸收后又可经生物转化(酶反应或机体内其他反应)生成原来的活性药物。非特异性酯酶在皮肤中分布广泛，因此可制成酯类、酰胺类的前体药物。前体药物在油和水中都有较大的溶解度。亲水性药物可制成脂溶性强的前体药物以增加其在角质层中的溶解度，脂溶性强的药物可引入亲水性基团以利于其完成从角质层向活性表皮的分配过程。前体药物在水中稳定性较强，在活性组织中可以可控方式代谢为原来的活性药物，皮肤内生物转化率等于透皮速率。前体药物可用于改善非甾体类抗炎药物、抗病毒药物、肽类药物的透皮吸收。有些前体药物稳定性不佳，或可能在体内转运受阻，为提高其稳定性和转运能力，可再制成衍生物，称为双重前体药物。

2. 药物的分子量和油/水分配系数 药物的扩散系数与其分子量的平方根或立方根成反比，因此，药物分子越大，则越难在皮肤内渗透。相对分子质量在3000以上者不会透皮吸收。

药物的油/水分配系数是指药物在油相和水相中的分配比例，反映了药物分子的亲脂特性。皮肤是一种非均相结构，由亲脂的角质层和亲水的活性表皮与真皮组成。脂溶性大的药物容易通过角质层，药物穿过角质层后还需分配进入活性表皮。而活性表皮是个水性组织，脂溶性过强又会抑制药物从角质层进入水性活性表皮。因此，只有油/水分配系数适中的药物才会具备较好的透皮渗透系数。既含有疏水基团又含有亲水基团的药物分子，往往具有较强的渗透作用。若药物在油、水中都难以溶解，则很难透皮吸收。

药物的油/水分配系数和透皮吸收之间的相关性非常复杂，一般认为，药物的透皮性能和其亲脂性，呈抛物线形的相关性。即以渗透系数(K_p)表示药物的透皮吸收能力，以油/水分配系数(P)代表药物的脂溶性大小，那么 K_p 和 P 之间显示抛物线形变化(图 2-5)。

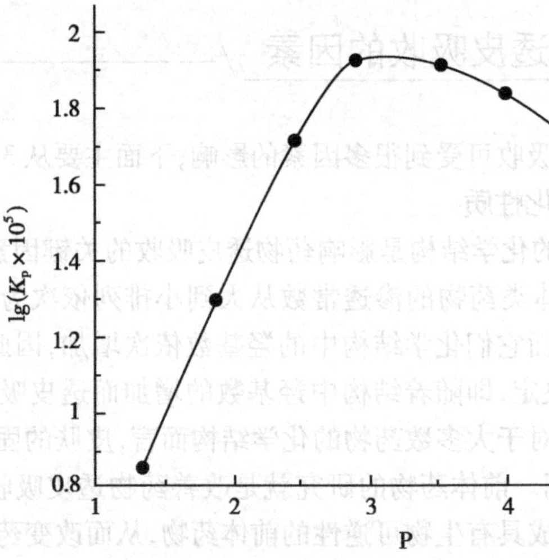

图 2-5　对氨基苯甲酸酯的渗透系数与分配系数的关系

3. 药物的解离状态　通常非解离型药物分子容易透皮吸收，而解离型分子则难以吸收。药物的解离状态取决于药物自身的 pK_a 和介质的 pH。因此，可通过调节介质的 pH，提高非解离状态分子的比例，则有利于药物的透皮吸收。降低介质的 pH 有利于弱酸性药物的解离，而不利于弱碱性药物的解离，因此，pH 的降低不利于弱酸性药物的透皮吸收，而有利于弱碱性药物的透皮吸收。

(二) 美容药物的给药系统

1. 剂型的影响　从透皮吸收的过程我们可以得知，药物首先要从给药系统中释放出来，才能分配到皮肤表面，进而穿透皮肤。不同的剂型在很大程度上能够影响到药物的释放性。药物越容易从给药系统中释放，就越有利于其透皮吸收。一般凝胶剂、乳剂型软膏中的药物释放较快。

近年来发展起来的药剂学促透技术主要包括把药物制成微粒类给药系统，改变药物的物理性质，从而促进其透皮吸收。目前研究较多的新剂型有脂质体、传递体、非离子型表面活性剂囊泡、微乳等。

皮肤外用的脂质体制剂是当前最有发展前景的给药系统。脂质体是以磷脂和胆固醇为主要材料，将药物包封于类脂双分子层而形成的微型囊泡。有单层和多层之分，粒径约为 50 ~ 5000nm。脂质体把水溶性和脂溶性药物分别包裹在其水层和脂层，能直接进入角质层的深部，甚至真皮层。尤其是与皮脂相似的类脂形成的脂质体与角质层脂质有高度相似性，可增加药物在皮肤局部的积累，从而使药物持续释放。脂质体还具有药物全身吸收的限速膜屏障作用，可减少药物的全身吸收，从而尽量减小甚至避免药物的毒副作用。如以脂质体作为可的松类药物的载体，可在皮肤内形成储库而明显减少内部器官的药量，在皮肤中的药物累积量是其对照制剂的 4.56 倍，而在丘脑区的药量只有一般制剂的 1/3，从而大大降低了全身性的不良反应。因此，脂质体对皮肤的选择作用，在皮肤局部的较高药物浓度和较长作用时间，以及较少的全身吸收等独特优越性，使其相关制剂的研究成为改进皮肤用药的新趋向。

另外一种新剂型微乳也可以明显改善药物的透皮吸收。微乳是粒径为 10 ~ 1000nm 的乳滴分散在另一种液体中形成的透明或半透明胶体分散系统，由水相、油相和表面活性剂、助表面活性剂按适当比例自发形成的低黏度、各向同性、热力学稳定的溶液体系。可分为油/水型（O/W 型）、水/油型（W/O 型）和双连续型。微乳透皮系统优于一般乳剂、洗剂，性质稳定。比较 1% 浓度的盐酸四环素在微乳剂、凝胶和霜剂中通过皮肤的渗透性，结果表明在微乳剂中的透皮速率最大。微乳可增加药物的溶解度而提高通透浓度梯度，增加角质层脂质双分子层的流动性，破坏角质层中的水性通道，并可以完整结构经由毛囊透入皮肤。

2. 基质的影响 药物在基质中的溶解状态对其透皮吸收有很大影响，只有溶解状态的药物才能进入皮肤。药物的透皮速率与制剂和皮肤中的药物浓度梯度（或活性）有关。药物在基质中的过饱和状态可增大药物的化学势，从而大大提高透皮速率。如雌二醇的过饱和溶液，其透皮速率可提高 13 倍，角质层的摄取提高 18 倍。透皮给药的新剂型微乳也可增加药物的溶解度，从而提高微乳与皮肤间的药物浓度梯度，使药物的透皮吸收明显增加。微乳中含药量越多，透皮吸收浓度梯度越大，透皮效果越好。

3. 透皮促进剂的影响 透皮促进剂是一种可暂时调节皮肤通透性的物质，它能可逆地改变角质层的屏障功能，而又不会损伤其他活性细胞。各种透皮促进剂的作用机制不一，有的直接作用于皮肤，有的则作用于制剂。如某些透皮促进剂可作用于角质细胞的间隙，或使细胞变性、改变构型（如膨胀或水化）；还可能改变类脂的屏障阻力；或可改变角质层对药物的溶解性以改善药物在角质层与制剂之间的分配系数等。

常用的透皮促进剂有月桂氮䓬酮及其类似物、SEPA（缓释透皮剂）、萜（烯）类、亚砜类、脂肪酸及其酯、醇类、表面活性剂等。具有增强皮肤通透效果的化合物有几百种，根据需要可单独使用，也可复合使用。而透皮吸收促进剂单独使用时有时效果不太理想，因此经常联合使用，即由一种亲水性和一种亲油性促透剂组成两组分体系，如丙二醇/月桂氮䓬酮、油酸/月桂氮䓬酮的两组分体系。很多植物挥发油也具有良好的透皮促进作用，如桉叶油、依兰油等。还有传统中药成分对某些药物也具有促透作用，如薄荷醇、花椒油、川芎提取物、小豆蔻提取物、冰片等。

（三）皮肤的条件

1. 皮肤的水合作用 皮肤外层角蛋白或其降解产物具有与水结合的能力，即水合作用。而皮肤含水量较正常多的现象称为水化。水合和水化作用使角质层的含水量从正常值10% ~ 40% 增加到 50% ~70%，其厚度可增加到 48μm，渗透性可增加约 5 ~10 倍。含水量增加可使组织软化、皱褶消失；角质细胞膨胀，使原本紧密的结构形成多孔性；细胞间隙的水量增加，扩大了水分子的扩散通路，细胞间隙变大。同时还可以提升皮肤表面温度和皮肤的有效表面积，使外来药物的吸收大大增加。

如在用药部位采取封包法或直接用凡士林、脂肪和油等涂布即可有效减少水分蒸发，且覆盖作用可增加角质层内源性水化作用，使皮肤的通透性增加。如皮肤表面涂用激素类药物后，在用药区域覆盖塑料薄膜可使其透皮吸收增加 100 倍。在受试者前臂 100cm^2 皮肤上分别应用三种不同的水杨酸酯，用塑料薄膜覆盖以使皮肤水化，通过测定药物的经尿排泄速率，计算经皮吸收速率。对照组用药部位无塑料薄膜覆盖。结果显示，覆盖塑料薄膜使水中溶解度较大的水杨酸乙二醇酯吸收速率增加 8 倍，水杨酸甲酯增加 2 倍，而溶解度低的水杨酸乙酯只增加 1 倍。W/O 型乳剂基质能防止皮肤水分的蒸发而使皮肤水化，O/W 型乳剂基质能提供水分给皮肤有利于水化。皮肤的水合和水化作用能有效增加皮肤对非极性脂溶性分子的通透性，而对极性药物的通透性影响不大。

环境的相对湿度也可影响角质层含水量。在相对湿度较低的环境下，皮肤干燥、无弹性；

环境湿度高时皮肤湿润柔软。已知新生儿通过皮肤产生的水分蒸发速率与环境相对湿度有关。当相对湿度由60%降至20%时,水分蒸发速度降低约1.4倍。因此,相对湿度较低时,药物的透皮速率也会降低。

2. 皮肤状态 角质层的屏障作用在疾病或损伤的情况下会大大削弱,使其通透性增强。但即使角质层受损也不会形成外来物质100%的透皮吸收,因为除角质层以外,表皮的其他细胞层对大多数化合物都有一定的屏障作用。化学试剂、射线都会损伤皮肤,破坏角质层的结构,如非极性溶剂氯仿与极性溶剂甲醇的混合物能脱去角质层中的脂质部分,在薄膜中形成人工通道,增加局部通透性。而皮肤疾病往往也伴随角质层缺陷,透皮吸收会相应增加。如睾酮在银屑病斑中的通透性较正常部位强,损伤部位药物浓度通常比相邻皮肤区域高;皮肤有明显炎症时,尤其是急性渗出、糜烂性皮损等,均可使药物吸收加快;湿疹皮肤对药物的渗透性可达到正常皮肤的8~10倍。皮肤疾病还会引起皮肤内酶活性的改变,如银屑病病变皮肤中芳香烃羟化酶的活性明显低于正常皮肤,寻常性痤疮皮肤中睾丸素的分解比正常人高2~20倍。

但在角质层受损情况下造成的药物透皮吸收增加,往往可能引起疼痛、过敏及中毒等副作用,在临床用药的过程中要多加注意。此外,某些皮肤疾病还会造成角质层结构更加致密,从而影响到药物的吸收,如硬皮病、老年角化病等,直接影响到外用药物的治疗效果。

3. 皮肤部位 人体不同部位的皮肤存在结构差异,因此通透性也有所不同。如氢化可的松经阴囊部位透皮吸收效果最好,然后依次是颌、前额、头皮、背部、前臂内侧、掌及足弓的跖表面。从外用美容药物透皮吸收的途径可以得知,透皮吸收与用药部位皮肤角质层的厚度、皮肤附属器分布密度及表皮细胞的数目等都有关系。腹部的角质层厚度为8.9μm,而大腿皮肤的角质层厚度为10.9μm,因而很多外用药物经腹部皮肤的吸收要优于大腿皮肤。耳后的皮肤角质层中扁平层比较薄,且分布较为疏散,单位面积的皮脂腺和汗腺数目较多,真皮乳突伸入表皮的凹陷较深,毛细血管更接近于皮肤表面,因而表面温度较高,药物的透皮吸收则随之增加。掌跖部因角质层和透明层较厚,又缺乏皮脂腺,所以透皮吸收能力较差。通常,身体不同部位皮肤的渗透性按下列顺序依次减小:阴囊、耳后、腋窝区、头皮、手臂、腿部、胸部。而不同个体之间也存在差异,即使是相同部位的皮肤,其吸收能力和吸收速度也大相径庭。

4. 皮肤温度 人体皮肤温度受皮肤内血流和外界气温的影响,一般低于37℃。温度升高可使皮肤内的血管扩张,血流增加,有利于药物的吸收和转移。此外,如上所述,大部分药物的透皮吸收主要是通过表皮的脂质部分,而脂质部分的流动性可随温度升高而加强,因而脂溶性药物的通透系数可增加100~1000倍。同时,药物在皮肤中的活度系数下降而溶解度增加,也是增加透过的重要原因。皮肤温度每上升10℃,其通透能力可提高1.4~3.0倍。因此,在应用外用药物的时候,若在皮肤表面加上一个合适的温度场,可有效改善皮肤的通透性而增加药物的吸收。

5. 皮肤的储库作用 药物在透皮吸收的过程中可能会在皮肤中产生蓄积,形成储库。储库的形成由溶解于角质层的游离药物和结合于角质层的结合药物引起,其中结合药物起主要作用。亲脂性和亲水性的药物在透皮吸收过程中都可能与皮肤角蛋白发生结合或吸附,或由于很小的扩散系数而蓄积在角质层中,而后以极缓慢的速率扩散出来。

某些理化因素能影响储库效应,如增加角质层上方的温度和湿度可增强皮肤的储库作用。某些介质可提高药物透皮吸收的生物利用度,也会增加药物的储库效应,如二甲基亚砜(DMSO)可促进某些激素的透皮吸收和它们的储库效应。

第四节　促进美容药物的透皮吸收的方法

由于皮肤角质层的屏障作用，大多数药物不易透入皮肤，人们采用了多种方法以促进药物透皮吸收，目前采用的促进药物透皮吸收方法可分为药剂学法、物理学法和化学法。药剂学法主要采用透皮促进剂来促进药物透皮吸收，是最为方便而有效的方法；物理学法主要包括超声波导入法和直流电离子导入法等；而化学法则以合成前体药为主。

一　透皮吸收促进剂

透皮促进剂(transdermal enhancers)是指能够促进药物制剂中的主药更快或更多地透入皮肤内或透过皮肤进入循环系统，从而发挥局部或全身治疗作用的物质。

(一) 透皮促进剂的特点

外用美容制剂中透皮促进剂的添加可增强美容药物的透皮吸收，从而增强其美容效果及治疗作用。理想的透皮促进剂应具备以下主要特点：①优良的生物相容性，对皮肤无毒、无刺激、无致敏性、无药理活性；②稳定的理化性质，无色、无味、化学反应惰性，在制剂中不降解，不与药物或其他成分产生物理化学作用；③起效迅速，持续时间长，适用于多种药物；④透皮促进剂撤除后，角质层屏障功能的恢复迅速而完全；⑤透皮促进剂只会单向降低皮肤的屏障功能，内源性物质不会通过皮肤扩散而损失；⑥价格低廉，易于获得；⑦在皮肤表面易于铺展且皮肤感受性良好。

然而，完美的透皮促进剂实际并不存在。透皮促进剂本身作为人体的化学异物不可避免地存在药理学及制剂学等方面的不足，在实际应用中应有针对性地选择，避免滥用而增加毒副作用。

(二) 透皮促进剂的作用机制

透皮促进剂作用机制复杂，普遍公认的是脂质-蛋白分配理论，即所谓的 LPP 理论(lipid-protein partition theory)，透皮促进剂的作用与以下机制有关。

1. 破坏高度有序排列的角质层细胞间脂质结构　大多数透皮促进剂可增加角质层脂质骨架的无序性以及角质细胞间脂质的流动性，从而增加皮肤的非均匀性，促进药物的渗透。

2. 与角蛋白的相互作用　某些透皮促进剂可与角蛋白作用以改变其构象，松弛其结合力以致形成微细孔道，从而提高极性分子对细胞内通道的渗透性。

3. 提高药物在基质与皮肤间的分配　某些促进剂可增强药物在角质层的溶解性和分配性，从而促进药物的透皮吸收。

在实际应用中，为加强促透效果，通常联合使用两种不同的透皮促进剂以产生协同作用，如最常用的氮酮与丙二醇的二元复合促进剂。

(三) 常用的透皮促进剂

目前常用的透皮促进剂包括：月桂氮䓬酮类、二甲基亚砜类、萜烯类、表面活性剂以及脂肪酸类、脂类等其他有关类型的化合物。中草药中的天然透皮促进成分是当今透皮促进剂的研究热点。

月桂氮䓬酮类

月桂氮䓬酮

月桂氮䓬酮(laurocapram)即氮酮(azone),是一种新型高效且安全的透皮促进剂。分子中含有长烃链和一个极性很强的内酰胺基,均为促透作用所必需的功能基团。本品为无臭、无味、无色或微黄澄明的油状液,不溶于水,能与多数有机溶剂混溶,性质稳定,但遇强酸易分解。

【药理作用与应用】

1. 透皮促进作用 本品可降低细胞间脂质排列的有序性,使脂质双分子层流动性增强;并能与细胞间脂质相互作用,形成孔道,降低药物的扩散阻力;同时增加角质层的含水量,使角质细胞膨胀,间隙扩大,药物在角质层和基质间的分配系数增大。其促渗作用具有以下特点:

(1)对多种药物具有强大促透作用:可明显促进皮质激素、红霉素、林可霉素、灰黄霉素、吲哚美辛、黄体酮、雌二醇、氢醌等药物的透皮吸收。对黄体酮、雌二醇、吲哚美辛和氢化可的松的增渗倍数分别达5.96、20.17、14.49和61.30。

(2)具有浓度依赖性:本品的最佳促透浓度为0.1%~5%。促透作用不一定随浓度提高而增加,如对氟尿嘧啶(5-FU)的最佳浓度为4.1%,超过5%时促透作用反而下降。

(3)起效缓慢:药物透过皮肤的时滞(从用于皮肤至发挥促渗作用所需时间)约2~10小时不等,但作用可持续多日,可能与其在角质层中的蓄积有关。

(4)与其他促渗剂合用常增强效果:如丙二醇可促进本品在角质层的转运和分配,与丙二醇合用可产生更强的促透效果,使药物渗透量增加,时滞缩短。

(5)其他:可促进口腔和直肠黏膜对药物的吸收。

月桂氮䓬酮已经广泛用于多种外用剂型的配制,如霜剂、软膏和栓剂等,可增强制剂疗效2~8倍,因此可适当减少主药用量,从而减轻不良反应。

2. 消炎、止痛和止痒作用 可用于某些急、慢性皮肤病的治疗,改善其症状。

【不良反应与注意】 本品毒性极低,外用极少产生不良反应。不宜与强酸或凡士林配伍,强酸可使氮酮分解,而凡士林与氮酮有较强的亲和性,可削弱氮酮的促透作用。

二甲基亚砜类

二甲基亚砜

二甲基亚砜类是最早最广泛应用的透皮促进剂之一,因其极性较大,又称极性类透皮促进剂。主要包括二甲基亚砜(dimethyl sulfoxide, DMSO)、二甲基甲酰胺(dimethyl formamide, DMF)、二甲基乙酰胺(dimethyl acetamide, DMA)和癸基甲基亚砜(decyl methyl sulfoxide, DCMS)等。

二甲基亚砜为无色透明的液体,奇臭,味微苦,吸湿性强,可吸收相当于自身重量70%的水分。具有脂溶性和水溶性,除不能与石蜡和松节油混合外,能与水、乙醇、丙酮及多种有机溶剂任意混合,故有万能溶媒之称。

【药理作用与应用】

1. 促进药物透皮吸收 本品通过与皮肤角质层脂质的相互作用和对药物的增溶性发挥

促透效果，具有高度的穿透性与运载能力，常作为药物穿透皮肤屏障的转运载体，促进某些药物的透皮吸收；并能使药物在皮肤内形成储库，缓慢进入血液循环，使药物在皮肤局部更好地发挥作用。

本品多作为溶剂与有关药物配制成外用制剂，可促进激素类、维生素类、肝素和水杨酸等药物的吸收。有浓度依赖性，5%以下浓度无透皮作用，5%以上则随浓度增加而透皮作用增强。其常用30%~50%的水溶液。

2. 抗炎、止痛、止痒、促进伤口愈合 可用于急、慢性皮肤病，如烧伤、冻疮等。

【不良反应与注意】 本品有恶臭和皮肤刺激性。高浓度DMSO溶液可致皮肤实质性损害，皮肤结构改变。高于70%浓度的DMSO溶液可产生局部刺激，引起红肿、脱屑、烧灼感和瘙痒等，偶可致瘢痕或刺激性皮炎。大面积使用可引起溶血。美国食品与药品管理局（FDA）已经不允许在药品中添加DMSO，但其仍广泛应用于透皮促进剂作用机制的研究及作为新透皮促进剂研究的对照品。

癸基甲基亚砜

癸基甲基亚砜（DCMS）为二甲基亚砜衍生物，是新近开发的亚砜类促透剂，已获美国FDA批准。

【药理作用与应用】 癸基甲基亚砜的作用机制和效果与DMSO有明显不同。DCMS可与角质蛋白发生某种程度的相互作用，从而增加脂质的流动性。DCMS对极性药物的促进作用大于非极性药物，如用15%浓度的DCMS丙酮溶液作溶剂可使甘露醇通过人离体皮肤的渗透速率提高260倍，而氢化可的松只能提高8.6倍。

DCMS的常用浓度为1%~4%，低浓度即有良好的透皮促进作用。

【不良反应与注意】 DCMS毒性较低，但对皮肤有轻度的刺激性和较弱的臭味。

萜 烯 类

天然药物中的透皮促进成分正日益引起人们的重视，很多祛风开窍中药含有挥发油成分，而萜烯类化合物广泛存在于挥发油中，是很好的透皮促进剂，具有起效快、效果好和副作用小等特点。研究较多的有薄荷醇、柠檬烯、冰片等单萜化合物以及桉叶油、薄荷油、冬青油、藏茴香油、丁香油和松节油等精油，可促进药物的扩散，产生较好的促透作用。萜烯类化合物多为天然物质，毒性一般小于合成的透皮促进剂，使用相对安全，对亲水性和亲脂性药物均有较好的促透效果，在临床上更易接受，已越来越受到重视。

薄 荷 醇

薄荷醇（menthol）为含氧单萜化合物，由薄荷油冷却凝集而得。本品为无色结晶，香如薄荷，能溶于醇、醚、氯仿、冰醋酸、石蜡油、脂肪油及挥发油，微溶于水。

【药理作用与应用】

1. 透皮促进作用 本品具有较好的促渗作用，对多种亲水性和亲脂性药物的透皮吸收均有显著作用。其作用机制与破坏角质层细胞的空隙和可逆性破坏细胞间脂质结构有关。

2. 清凉、止痛 本品为萜烯类促透剂中应用最广泛者，以其高安全性被FDA称为GRAS药物（generally regarded as safe）。亦可用作防腐剂，或化妆品中的香料。

【不良反应与注意】 不良反应轻微，外用对皮肤有轻度的刺激。

冰　片

冰片(borneol)为小分子脂溶性单萜类物质,可从多种挥发油中提取,亦可用普通樟脑经初生态氢还原而得。我国古代不少外用贴膏中加有冰片用以增强药物的透皮吸收。本品为白色半透明块状固体,香如樟脑,味道辛灼。可溶于醇及醚,极微溶于水。

【药理作用与应用】

1. **透皮促进作用**　有较强的促透作用。冰片本身穿透能力很强,不仅可促进透皮吸收,还可促进药物透过其他体内屏障。通常3%的冰片溶液促透效果较好。

2. **抑菌、抗炎、抗生育,提高耐缺氧能力**　常用浓度为3%。

【不良反应与注意】　本品对皮肤有轻微刺激性。

表面活性剂

表面活性剂按化学结构分为阴离子型、阳离子型和非离子型,其促透作用依次为阴离子型 > 阳离子型 > 非离子型。阴离子型表面活性剂可使皮肤脱水并改变角质层的屏障功能;非离子型表面活性剂能乳化皮肤表面皮脂而改善药物在皮肤与基质中的分配,有利于药物的透入。离子型表面活性剂对皮肤刺激性较强,可与角蛋白作用,损伤皮肤。非离子型表面活性剂毒性较弱,但其促透作用也较弱。

表面活性剂的促透作用与其浓度密切相关,低浓度时往往使药物的吸收速率和程度增加,但高浓度时则相反,使药物通过生物膜的速率降低。

常用的阴离子表面活性剂有十二烷基硫酸钠、十四烷基硫酸钠,阳离子表面活性剂为十六烷基三甲胺,非离子型表面活性剂有吐温、司盘等。

十四烷基硫酸钠

十四烷基硫酸钠(sodium tetradecyl sulphate)属阴离子表面活性剂,为白色无臭的蜡状固体,可溶于水、乙醇和乙醚。5%的水溶液澄明无色,pH为6.5~9.0。

【药理作用与应用】

1. **透皮促进作用**　主要用作透皮促进剂。

2. **抗菌作用**　可用于乳膏剂、搽剂、贴布剂等外用制剂的配制。

3. **改善皮肤的血液供应,促进毛发生长**　用于配制生发搽剂,治疗脱发。

【不良反应与注意】　本品安全无毒,对皮肤黏膜无刺激。偶可致过敏反应,有过敏史者慎用。

脂肪酸及其酯类

此类促透剂中应用较多的有油酸、亚油酸和月桂酸及其酯类。

油　酸

油酸(oleic acid)即十八烯酸,为无色油状液体,露置空气中色渐变深。易溶于醇、醚、氯仿、苯、挥发油及脂肪油等,微溶于水。

【药理作用与应用】　油酸与细胞间脂质结构类似,可有效影响角质层脂质结构的有序排列,增加脂质流动性,从而促进药物的渗透。油酸的促透作用持久,可选择性促进经脂质途径渗透的药物的透皮吸收。油酸常与丙二醇、乙醇同用产生协同作用,丙二醇、乙醇作为溶剂可增加油酸在角质层的分配,从而增加其对角质层的作用时间和强度。油酸对阳离子药物具有独特的促透效果,可促进水杨酸、咖啡因、氢化可的松、甘露醇等药物的透皮吸收。油酸的常用浓度<10%。

【不良反应与注意】 不良反应轻微,对皮肤几无刺激。但浓度过高(>20%)可产生皮肤损伤,引起红斑和水肿。

月桂酸

月桂酸(lauric acid)亦称十二烷酸,由月桂油、椰子油水解而得。为白色针状结晶或白色粉末,溶于乙醇、氯仿和丙酮,易溶于乙醚、苯和矿物油,几不溶于水。

【药理作用与应用】 本品有良好的透皮促进作用,也可用作药物基质。在日化工业中可用于制备霜剂、香波等化妆品和洗涤剂,也用作食品添加剂。

【不良反应与注意】 本品安全无毒,对皮肤和黏膜几无刺激性。

醇类

常用醇类透皮促进剂有乙醇、异丙醇、丙二醇、丙三醇和聚乙二醇等。

低浓度乙醇可显著增加极性端区域的类脂的流动性,而高浓度乙醇主要是选择性地抽提角质层中的极性类脂,降低皮肤极性,提高其渗透性能。丙二醇能使角质层中角蛋白溶剂化,占据角蛋白的氢链结合部位,减少药物与组织结合而促透。丙三醇又称甘油,其促透作用弱于丙二醇。丙三醇对药物有增溶作用,可提高药物的浓度梯度,从而具有一定的促渗作用。

其他类

1. 烷类 鲨烷(cosbiol, spinacane)是由鲨烯氢化而得到的饱和烃类化合物。为透明油状液体,几乎无味。可溶于油类、乙醚、石油醚、氯仿,微溶于无水乙醇、甲醇、丙酮和冰乙酸,不溶于水。

本品有透皮促进作用,也有润滑作用。可用作透皮促进剂、溶剂和软膏基质。本品与皮脂相容性极佳,无毒无刺激。

2. 角质保湿剂 尿素为常用的角质保湿剂,可增加角质层的水合作用,柔软皮肤。30%~40%的尿素是强烈的角质溶解剂,同时有抗菌和止痒作用。尿素能增加角质层类脂的流动性而发挥促透作用,用作透皮促进剂的尿素一般浓度较低(通常为10%)。

3. 脂类 可可脂为白色或淡黄色的固体脂,有可可香味,热至25℃可变软。易溶于乙醚、石油醚和氯仿,可溶于沸无水乙醇,微溶于乙酸。可可脂有良好的透皮促进作用,可用做软膏和霜剂的基质。常用浓度为6%。

二 直流电离子导入

直流电药物离子导入是指在电离子导入仪器施加的电场作用下,能有效增加离子型药物的透皮吸收的一种经皮给药的物理促透方法。阳离子药物在阳极处透过皮肤,而阴离子药物则在阴极处透过皮肤,中性分子药物也可通过电渗作用透过。离子导入系统有3个基本组成部分,即电源、药物储库系统和回流储库系统。当两个电极接触皮肤表面,电源的电子流到达药物储库系统,使离子型的药物形成离子流后通过皮肤,并在皮肤下面转向回流系统,最终回到皮肤进入回流系统,再转变为电子流(图2-6)。

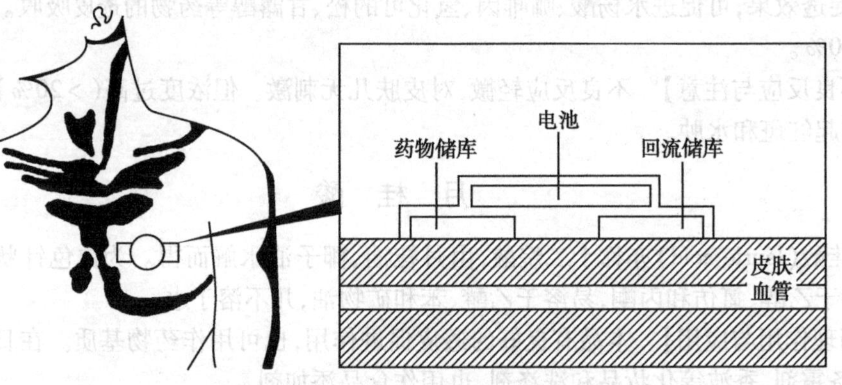

图2-6 直流电药物离子导入系统示意图

直流电药物离子导入法在实际应用中具备很多优点。应用这种方法导入药物,药物离子主要分布在皮肤各层,可以使皮肤内保持较高的药物浓度,尤其适合皮肤和黏膜病变的治疗。用直流电导入的药物,在体内保留时间较长,其作用时间也较长;而且可以通过调节电流大小控制药物的转运速率和释药速率,从而维持恒定的给药速率;直流电离子导入使用过程中无疼痛,不损伤皮肤,极少产生全身性的不良反应。使用方便,安全有效。

电离子导入是一个双向的过程,既可使离子进入皮肤,也能使其移出体外。因此,临床上还可利用离子导入从体内获得化学信息,进行诊断和临床检验。

(一)作用机制

1. 电场力作用 在电场存在下,皮肤角质层的导电性最差,其阻抗也最大,因此皮肤的电学性质主要由角质层决定。给皮肤施加电场时,皮肤的电压降主要存在于角质层两侧,这个电压降就是药物通过皮肤转运的主要动力。在电场的作用下,离子型药物可通过导电性通道转运进入皮肤。

2. 电渗作用 即溶剂对流作用。在荷电的多孔膜上施加一定电压,膜两侧的液体产生定向移动的现象叫做电渗作用。在生理pH下,皮肤相当于带负电荷的多孔膜,施加一定电压后,皮肤两侧的液体产生定向流动,产生电渗流,带动水合的药物离子移动。

3. 孔道形成作用 电流诱导可引起皮肤结构改变,形成可逆性孔道,促进药物分子穿透皮肤。在电场作用下,角蛋白α-螺旋结构的多肽链平行排列,其邻近偶极间互相排斥而形成孔道,有利于水分子和离子通过。

4. 旁路途径 指皮肤的附属器途径,汗腺、皮脂腺和毛囊开口可允许一般药物离子通过,且有利于电流通过,可使药物透入皮肤。

5. 电斥作用 在电场中,由于同性相斥,带电的药物离子会反方向移动进入体内,即为电斥作用。因此,阳离子药物只能从阳极导入,而阴离子药物只能从阴极导入,电斥作用成为离子化药物透皮转运的原动力。

(二)影响因素

1. 电学因素 在电场作用下,离子导入的稳态流量与电流强度成正比。因此,可通过改变电流强度来控制药物的透皮量,但应用电流时必须考虑皮肤的耐受性和药物的电化学稳定性等因素。根据皮肤的电学特性,选用脉冲电流,可避免皮肤产生极化电流,降低离子导入的效率。脉冲电流的波形和频率也会影响药物离子的导入效果。一般来说，通电时间越长，离子导入效果越好。但通电的持续时间也有一定限度，一般不超过30分钟，否则可能使导入药量减少。

2. 药物因素 药物的分子量、解离性质、疏水性和药物浓度等因素都会影响到离子导入的效果。药物的分子量大小通常与离子导入速率成反比，分子量越大，越不易通过孔道。离子导入的对象主要是离子型药物，而药物的解离状态在很大程度上影响到离子导入的效率。导电性好的离子型药物导入效率也高，如电流密度为$0.5mA/cm^2$时，水杨酸的透皮速率是被动转运时的3.1倍，而水杨酸钠是5.3倍。相同浓度的一价离子比多价离子在电场中迁移快，因此离子导入效率更高。此外，药物的亲脂性增加可抑制药物以离子状态存在而影响药物导入。在离子导入的过程中，大部分药物的稳态流量会随药物浓度的增加而增加，两者呈线性关系。但是，对于毒性或刺激性较大的药物，如果药物浓度过高，导入的药量过大，可引起相应的不良反应。临床常用药物浓度为1%~10%。

3. 生理因素 皮肤尤其是角质层的状况直接影响到药物的离子导入。某些离子导入后可在皮肤中形成储库，导入停止后，药物可持续发挥作用。另外，皮肤中的酶也会影响药物的稳定性和透皮吸收。

4. 透皮促进剂 透皮促进剂与离子导入联合应用可产生协同作用，尤其是对于大分子的多肽类药物，使用低密度电流和较短的作用时间即可达到理想的治疗效果。透皮促进剂的种类、浓度、配比均会影响协同作用的效果。

（三）应用

直流电离子导入法不仅可以促进小分子药物的透皮吸收，而且也为大分子药物的透皮吸收，尤其是肽类和蛋白类药物，提供了可能和希望。本法主要是将药物导入真皮、皮下组织、肌腱及软骨组织等，发挥局部治疗作用；亦可导入血液循环，发挥全身治疗作用。

1. 瘢痕 由于透皮吸收的限制，瘢痕治疗药物通常采用瘢痕内注射给药以提高病灶局部的药物浓度，但注射给药往往伴有强烈疼痛和较重的不良反应，患者不易接受。通过离子导入，可大大提高瘢痕治疗药物的透皮吸收，改善治疗效果。如曲尼司特采用离子导入法治疗增生性瘢痕和瘢痕疙瘩，疗效优于口服；0.025%的维A酸凝胶导入可治疗痤疮萎缩性瘢痕；女性患者还可局部导入0.3%的雌三醇改善痤疮瘢痕；50~100IU透明质酸酶离子导入可改善局部瘢痕组织，还可以治疗软组织和关节损伤后的血肿、水肿和营养不良性溃疡等；负电极导入氯离子可以治疗瘢痕、表浅部位的慢性炎症等。

2. 脂溢性皮炎 局部导入硫酸锌可治疗脂溢性皮炎、寻常性痤疮和脂溢性脱发等，增强其疗效。直流电离子导入给药可显著提高皮损区药物浓度，效果明显优于口服给药和局部单纯涂抹。结合直流电本身的治疗作用，如改善局部血液循环，促进皮损区新陈代谢，阳极可使细胞失水，作用区组织干燥等，药物和直流电产生协同作用，可使疗效明显增强，疗程缩短。

3. 手足多汗症 抗胆碱药与三氯化铝联合离子导入可有效治疗手足多汗症，如可依次导入0.01%的吡咯糖和2%的三氯化铝，每天1次。为减轻不良反应，可将直流电改为直流电与交流电交互使用导入药物，或者用脉冲式直流电代替传统的直流电。

4. 局部麻醉 皮下注射局麻药往往引起明显疼痛，若局部外用配合离子导入，亦可产生良好的局麻效果。如4%的利多卡因，或4%利多卡因与1:50000肾上腺素离子导入，局麻效果可分别持续14分钟和56分钟。该法适用于表皮或真皮上部范围内手术的局部麻醉，安全性高。

5. 其他 离子导入可用于治疗多种皮肤疾病。如顺铂治疗基底及鳞状细胞癌,甲氨蝶呤用于治疗银屑病,氟尿嘧啶(5-FU)治疗鲍温病,呋喃并色酮用于白癜风的光化疗,单磷酸阿糖腺苷(Ara-AMP)治疗皮肤单纯疱疹病毒引起的疾病,脉冲式直流电进行自来水离子导入还可治疗手部湿疹等。

(四) 不良反应和注意

直流电离子导入法安全有效,但操作不当也会引起相应的不良反应。

1. 皮肤灼伤 若作用在局部角质层有缺失或操作失误时,都可能引起皮肤灼伤。

2. 一过性红斑 治疗部位常可出现一过性红斑,消失后不留痕迹。

3. 感觉不适 导入过程中可出现轻度刺痛感或牵拉感,尤其是治疗开始启动电流或电流加大过快时,1~2 分钟即可消失。极少数患者感觉到金属味。

以上不良反应的出现与个体敏感性高、电流过大、治疗时间长和水被电解成 H^+ 等因素有关。因此,治疗时应逐渐加大电流,皮肤破损处可用凡士林涂抹,以阻止电流从该处通过。事先将阳极用碳酸氢钠($NaHCO_3$)溶液浸泡,并在治疗过程中每 10 分钟重复浸泡,可防止或减轻因水电解引起的不良反应。有心律失常或电子装置植入史的患者禁用。

三 超声波导入

超声波药物导入是用超声波能量促进药物透皮吸收的方法,是一种经皮肤和黏膜给药的物理促透方法。超声波导入可在高频范围促渗,其促渗效果主要是被动扩散和皮肤脂粒物理紊乱相耦合的结果;亦可在低频范围通过空化作用促渗。近年来以研究低频范围内的超声促渗为主。

(一) 导入机制

1. 热效应 超声波能引起辐射部位组织温度升高,血管扩张,血流加快,从而带走更多的热量。组织温度升高可提高分子的扩散性能而促进药物转运;超声波能量可传递到较深部组织,产生高热现象,增加药物的溶解度和加快血流,均有利于药物的透皮吸收。

超声波在机体内热的形成,主要是组织吸收声能的结果。人体组织对声能的吸收量不同,因而产热也不同。一般超声波的致热作用在骨组织和结缔组织最为明显,脂肪和血液最小。如在超声波 $5W/cm^2$,作用 1.5 分钟后,肌肉温度上升 1.1℃,而骨质为 5.9℃。超声波的致热作用既可普遍吸收,亦可选择性加热,主要是在不同介质的交界面上产热较多,尤其是在骨膜上可产生局部高热。

2. 空化作用 空化作用是超声波透皮给药的主要作用机制。空化作用是指超声波在介质中传播时,引起介质和细胞内气体分子、气泡的振动,气泡受到破坏而形成空隙或空囊。空泡内可产生瞬间的高温高压,并伴有强大冲击波或射线流等,足以使角质层脂质双分子层无序化,空化泡的振动能使大量的水进入无序化的脂质区域形成水性通道,药物通过这些通道的扩散要比正常脂质通道快得多,从而显著改变药物的通透性。空化作用的产生与超声波强度有关。在一定范围内,超声波强度越大,空化作用越明显。

3. 声致微流作用 多孔介质暴露在超声波场中时,所产生的液体流动,即为声致微流。空化作用也能产生声致微流。声致微流可引起药物对流转运透过皮肤,尤其是通过毛囊和汗腺的转运。声致微流产生的切变应力在某些条件下可以破坏细胞内的成分,损伤细胞膜,解聚细胞簇;还能破坏皮肤屏障,从而增加药物的透皮吸收。

4. 机械作用 机械作用是超声波基本的原发作用。超声波在介质中传播形成的交变声压可使组织细胞产生容积和运动的变化，改变细胞功能，引起多种生物反应，还可改善血液和淋巴循环，增强细胞膜的弥散过程，从而改善新陈代谢，提高组织再生能力。

此外，超声波在改善皮肤通透性的同时，还可促进药物从基质中的释放，主要是通过影响基质的性能来加速药物的释放。

(二) 影响因素

1. 超声波性质 由低频超声波引起的促透效应取决于频率、强度、占/空比与照射时间等超声参数。低频超声波(<100kHz)的促透效果更好，最适宜频率大约在60kHz。超声波强度与超声波能的吸收有关，强度越大，吸收越多，对皮肤的影响就越大。但随着强度的提高，皮肤温度升高显著，可能引起皮肤损伤。因此，超声强度的选择应该以产生最大促透效果，而不过分升高皮肤温度，不产生皮肤损伤为准。也取决于患者的耐受性和应用面积，通常变化范围为 $0 \sim 3W/cm^2$。

2. 药物性质 超声波的空化作用可在角质层脂质区域产生水性孔道，对亲水性药物更有效，可提高6.88倍至43倍的穿透系数，相当于该药在无超声波作用时穿过活性表皮的穿透系数。

3. 皮肤部位 皮肤的结构特点和功能状态都会影响超声波导入效果。导入前可对局部皮肤进行预处理，使局部皮肤含水量增加，或短时间直流电治疗、微波照射等，均可增强导入效果。

(三) 应用

超声波导入可有效促进多种外用药物的透皮吸收，药物浓度不受解离度的限制，药物活性一般也不会被超声作用或电解产物破坏。临床应用时将需透皮吸收的药物按其特性分别加入相应的耦合剂中，搅拌均匀即可导入，如脂溶性药物可加入油脂中成为冷霜或油膏；水溶性药物可溶于水中；中药可制成煎剂或浸液等。

1. 瘢痕的治疗 很多瘢痕治疗药物如丹参霜等可用超声波导入促进透皮吸收，改善治疗效果。脉冲与连续波交替使用，连续15分钟，超声头与皮肤直接接触，均匀移动。治疗强度以 $0.5 \sim 1.25W/cm^2$ 为宜。每天1次，10天为一个疗程，间隔7～10天后进行第2疗程，依此进行3～5个疗程。

2. 黄褐斑的治疗 祛斑药物可用超声波导入增强疗效。通常可选输出频率为3.2MHz，输出波形为连续波，将安全绝缘面直接接触黄褐斑皮损，进行面部移动法操作15分钟。每周1次，4次为一疗程。

临床上可应用超声波导入的药物还有：皮肤增色药(补骨脂素)、细胞因子(干扰素)、酶类(番木瓜酶)、维生素类(维生素C)、激素类(氢化可的松)、局部刺激药(斑蝥素)、拟胆碱药(乙酰胆碱)、解热镇痛抗炎药(布洛芬)、局麻药(利多卡因)、抗菌药(抗生素类)及某些中药(红花、丹参)等。

(四) 不良反应和注意

超声波产生的热有79%～82%被血液循环带走，18%～21%由邻近组织的热传导散布。当超声波作用于缺少血液循环的组织时，如眼角膜、晶体、玻璃体、睾丸等部位应特别注意产热过强，以免发生局部损伤。

(王真子)

第三章　美容药物的常用剂型

学习导航

1. **掌握**　美容药物常用剂型的定义、分类、特点和常用的表面活性剂。
2. **熟悉**　美容药物常用剂型的主要制备方法。
3. **了解**　美容药物常用剂型制备的有关设备。

第一节　溶　液　剂

一　概述

溶液剂系指药物以分子、离子状态分散在溶剂中形成的均相液体制剂。溶液剂为澄明液体，药物在其中的分散度大，常用溶剂有水、甘油、乙醇、油、丙二醇等。

二　增加溶解度与增加溶解速度的方法

（一）溶解与溶解度的定义

溶解是指当溶质（药物）和溶剂分子间的引力大于溶质本身分子间的引力时，溶质分子就脱离固体表面而扩散到溶剂中形成溶液，这个过程称为溶解。在一定温度（气体在一定压力）下，一定量溶剂中溶解药物达到平衡的量，称为药物的溶解度（solubility）。

（二）增加药物溶解度的方法

溶液剂中多以水为溶剂，由于有些药物溶解度较小，其饱和浓度也达不到医疗有效浓度，就需要增加这类药物的溶解度，药剂学中通常采用的增加药物在水中溶解度的方法有以下几种。

1. 将弱酸或弱碱性药物成盐　某些难溶性的弱酸性药物，如水杨酸类等可用碱（常用氢氧化钠、碳酸钠、氢氧化铵、碳酸氢钠等）使其成盐，以增加在水中的溶解度。某些难溶性弱碱性药物，如生物碱类可用酸（常用盐酸、硫酸、磷酸、氢溴酸等无机酸或酒石酸、枸橼酸、醋酸等有机酸）使其成盐，以增大在水中的溶解度。难溶性的弱酸性药物和弱碱性药物成盐后，变为离子性极性化合物，增大了在极性溶剂——水中的溶解度，但同时应注意其稳定性、刺激性、毒性、疗效等方面的变化。

2. 复合溶剂　是指能与水任意混溶并能增加难溶性药物溶解度的组合溶剂。如乙醇、甘油、丙二醇、聚乙二醇等与水组成的复合溶剂。如洋地黄毒苷在水和乙醇组成的复合溶剂中溶解度增大。苯巴比妥制成钠盐溶解度增大，但在水溶液中极不稳定，易发生沉淀和变色，故改用聚乙二醇和水组成的复合溶剂时溶解度增加且稳定。药物在复合溶剂中的溶解度与复合溶剂的种类、各溶剂在复合溶剂中的比例有关。这些都应通过实验才能确定。在复合溶剂的种类不变时，药物的溶解度随着复合溶剂中各溶剂的比例变化而变化，当达到某一比例时，药物的溶解度迅速上升，出现极大值，这种现象称为潜溶（cosolvency），这种比例的复合溶剂称为潜溶剂（cosolvent）。如苯巴比妥在90%乙醇中有最大溶解度，则90%乙醇就是苯巴比妥的潜溶剂。

3. 加入助溶剂 助溶是指加入某些低分子化合物时，可使难溶性药物在水中的溶解度增大的过程，这些低分子化合物称为助溶剂。常用的助溶剂有三类：一类是无机化合物，如碘化钾、氯化钠等；第二类是有机酸及其钠盐，如苯甲酸钠、水杨酸钠、对氨基苯甲酸钠、枸橼酸钠等；第三类是酰胺类化合物，如乌拉坦、尿素、烟酰胺等。助溶机制主要是助溶剂与难溶性药物形成络合物、分子复合物等而增加溶解度。如碘极微溶解于水（1:2950），加入碘化钾可形成络合物而增加碘在水中的溶解度。用水杨酸钠作咖啡因的助溶剂，形成分子复合物水杨酸钠咖啡因，使咖啡因在水中的溶解度由1:50增大到1:1.2。

4. 包合技术 指一种分子被包嵌于另一种分子的空穴结构内，形成包合物（inclusion compound）的技术。包合作用主要是一种物理过程。常用环糊精（cyclodextrin，CYD）包合药物，以增加药物的溶解度、提高药物的稳定性、提高生物利用度以及调节释药速度等。如用2-羟丙基-β-CYD包合阿昔洛韦、地塞米松、甲氨蝶呤、地西泮、醋炔诺酮等10多种药物，其溶解度分别提高2～3000倍，甚至上万倍。

5. 胶束增溶 表面活性剂溶于水中，当其浓度较低时呈单分子分散或被吸附在溶液的表面上，而降低表面张力。当表面活性剂的浓度增加至溶液表面已经饱和而不能再吸附时，表面活性剂的分子即开始转入溶液的内部，由于表面活性剂分子的疏水部分与水的亲和力较小，而疏水部分之间的吸引力较大，当达到一定浓度时，许多表面活性剂分子（一般50～150个）的疏水部分便相互吸引，缔合在一起，形成了缔合体，这种缔合体称为胶束或胶团（micelle），整个胶束内部是非极性的，外部为极性的。由于胶束是微小的胶体粒子，其分散体系属于胶体溶液，肉眼观察为澄明溶液，难溶性药物被胶束包藏或吸附后而使溶解量增大。

（三）影响药物溶解速率的因素

粒子大小、温度和搅拌是影响药物溶解速率的主要因素。粒子愈小，总表面积愈大，药物与溶剂的接触面积也愈大，溶解加快。温度升高，可加快药物分子通过扩散层向溶液内部扩散，药物扩散系数增大，从而使溶解加快。搅拌可减小扩散层厚度，缩短药物分子从饱和层向溶液内部扩散的距离，加大药物扩散的总量和速率。

三 溶液剂的制备

（一）溶解法

该法是将药物直接溶于适宜溶剂（主要为水）的制备方法。

制备工艺过程为：称量→溶解→过滤→质量检查→分装等步骤。

其操作要点为：取处方总量1/2～4/5的溶剂，将称量好的固体药物加入、搅拌溶解、过滤，并通过滤器加水至全量，搅匀，及时灌装于无菌清洁干燥的容器中，密封，贴标签并进行外包装。

（二）稀释法

当原料是浓溶液或易溶性药物的浓贮备液时，需用稀释法制备。制备方法是：取一定量的浓溶液加规定溶剂，稀释至所需浓度，即可。

四 美容化妆品中常见的溶液剂化妆水

化妆水是一种黏度低、流动性好的液体美容化妆品，大部分呈透明的外观。化妆水大多数在洁肤洗面之后，化妆之前使用。其基本目的是给洗净后的皮肤补充水分，使角质层柔软，保持其正常功能，其次具有抑菌、收敛、清洁、营养等作用。

化妆水包括爽肤水、柔肤水、收敛水等。主要成分是水、乙醇、保湿剂、收敛剂等，有的也添加起增溶作用的表面活性剂，以降低乙醇的用量。其中水的含量占一半以上，有的可高达90%之多。

（一）制备过程

化妆水的生产工艺流程如图3-1所示，其生产过程包括溶解混合、调整、过滤及灌装等。

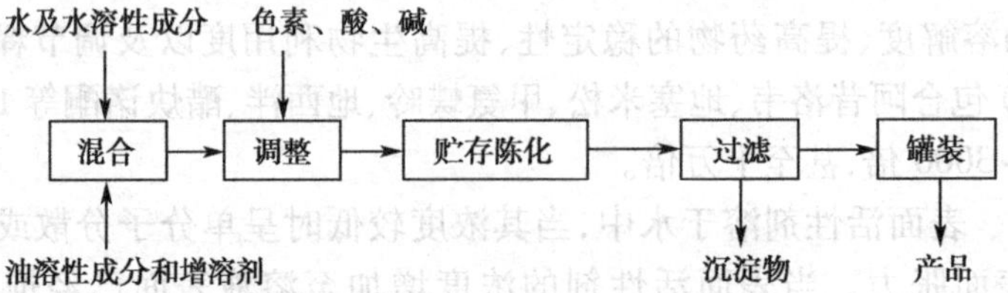

图3-1 化妆水的生产工艺流程

在不锈钢容器中加入去离子水，并加入保湿剂、紫外线吸收剂、防腐剂、收敛剂及其他水溶性成分，搅拌使其充分溶解。必要时要加热帮助溶解。在另一不锈钢容器中加入溶剂（如乙醇）和表面活性剂（增溶剂），再加入润肤剂、防腐剂、香料及其他油溶性成分，搅拌使其溶解均匀。将溶剂相和水相物质在室温下混合均匀，然后加入色素调色或者酸碱调整 pH，得到半成品。半成品在密封容器内静止贮存陈化 1～2 周。用过滤装置过滤除去杂质和不溶物等，即得。

关于贮存陈化问题，不同的产品，不同的配方以及所用原料的性能不同，所需陈化时间的长短也不同，陈化期从一天到两个星期不等。总之，不溶性成分含量越多，陈化时间越长；否则陈化时间可短一些。

（二）生产设备

生产化妆水的设备最好在不锈钢设备内进行。由于化妆水的黏度低，较易混合，因此各种形式的搅拌桨均可采用。另外某些种类的化妆水乙醇含量较高，应采取防火防爆措施。溶解锅最好带有加热装置，以适应不同产品的配制要求。制造化妆水等液体状美容化妆品时，过滤是十分重要的一个环节。陈化期间，溶液内所含少量不溶物质会沉淀下来，可采用过滤的方法使溶液透明清晰。过滤机的种类和式样很多，包括板框式过滤机、中空纤维过滤器、高分子或陶瓷滤芯过滤器、超滤膜等，可以根据沉淀物的大小来选择。

化妆水示例1：

【处方】

组分	质量分数/%	作用
1,3-丁二醇	6.0	保湿剂
甘油	4.0	保湿剂
橄榄油	0.1	软化剂
POE(20)失水山梨醇单月桂酸酯	0.5	表面活性剂
POE(15)月桂醇醚	0.5	表面活性剂
乙醇	10	溶剂
香料	适量	
防腐剂	适量	
缓冲剂	适量	
去离子水	78.9	

【制法】 于去离子水中加入保湿剂、缓冲剂，室温下溶解。将软化剂、表面活性剂、防腐剂、香料加入溶剂（乙醇）中，室温下溶解。将醇相慢慢加入到上述水相中，搅拌均匀。

化妆水示例2：

【处方】

组分	质量分数/%	作用
丙二醇	6.0	保湿剂
1,3-丁二醇	6.0	保湿剂
聚乙二醇400	6.0	保湿剂
聚氧乙烯(20)失水山梨醇单月桂酸酯	1.0	增溶剂
聚氧乙烯聚氧丙烯嵌段共聚物	1.5	清洁剂
乙醇	15.0	
去离子水	64.5	
香精	适量	
色素、防腐剂	适量	

【制法】 将保湿剂（丙二醇、1,3-丁二醇和聚乙二醇400）溶于去离子水中，另将清洁剂（聚氧乙烯聚氧丙烯嵌段共聚物）和增溶剂［聚氧乙烯(20)失水山梨醇单月桂酸酯］、香精、防腐剂溶于乙醇中，将醇相溶液加入水相溶液中，混合增溶，待完全混溶后，加入适量色素，过滤后即得。

第二节 乳液及膏霜

一 概述

膏霜和乳液是使用最早、最普遍、产销量最大的美容化妆品种类，同时乳化体又是任何功能性原料的最佳载体和基剂，借助这种载体，功能性原料可以更好地发挥其作用，达到护肤、美容乃至药疗效果。与膏霜相比，乳液的黏度较低，在重力作用下可倾倒。乳液是互不相溶的两相液体混合，其中一相液体以液滴状态分散于另一相液体中形成的非均相液体制剂。

形成液滴的一相称为分散相、内相、非连续相；另一相则称为分散介质、外相、连续相。

美容化妆品膏霜是指固态或半固态的乳化制品，最常见的膏霜品种有清洁霜、冷霜、按摩霜、面膜霜、润肤霜、护肤霜、保湿霜、防晒霜、美白霜、祛皱霜等。乳化体美容化妆品中的内相和外相一般都不是单一物质，而是多种水溶性组分和油溶性组分的混合物，如水相可以是由水、甘油、水溶性高分子聚合物等组成，油相可以是由白油、凡士林、脂肪酸、蜡类、合成油脂等组成。

从乳化体的类型看，主要有水包油型（O/W 型）和油包水型（W/O 型）两种。此外多重乳液 W/O/W 型也有采用。O/W 型具有较好的肤感，容易涂抹，清爽不油腻，是一般膏霜和乳液主要采用的类型，但在滋润、保湿和防水性能方面不如 W/O 型产品，适宜油性、中性肤质使用；W/O 型产品肤感一般较差，油感重，发黏，不易涂展，主要适于干性皮肤制品或眼影膏、按摩膏，防晒霜等。W/O/W 型多重乳状液可消除 O/W 型和 W/O 型各自的缺点，兼具两种乳化液的优点，使用性能优良，它的多重结构使内相添加的有效成分或活性物，要通过两相界面才能释放出来，可延缓有效成分的释放速度，延长有效成分的作用时间，达到控制释放和延时释放的效果。

乳化体类型的鉴别见表 3-1。

表 3-1　乳化体类型的鉴别

性质	O/W 型	W/O 型
外观	乳白色	淡黄色
稀释	外相被水稀释	外相被油稀释
导电性	导电	几乎不导电
油性颜料（苏丹红）	内相染色（红色）	外相染色（红色）
水性颜料（亚甲蓝）	外相染色（蓝色）	内相染色（蓝色）

二 乳化体形成理论

（一）降低表面张力理论

乳化体形成时，一种液体被分散成细小液滴，均匀分布于另一液体，液滴愈小，系统增加的总表面积愈大，表面自由能也就愈大。这时，乳化体就有很强的降低表面自由能的趋势，表现为液滴自发聚集变大甚至分层，所以乳剂属于热力学不稳定系统。如果降低系统的表面张力，有利于乳剂的形成和稳定。降低表面张力的方法，最有效的是加入表面活性剂。表面活性剂可定向吸附在液-液界面，降低表面张力使机械功明显减小并使乳剂稳定。

（二）吸附乳化膜理论

1. 单分子乳化膜　表面活性剂类乳化剂被吸附于乳滴表面，有规律地定向排列成单分子乳化剂层，增加了乳剂的稳定性。若乳化剂是离子型表面活性剂，那么形成的单分子乳化膜是离子化的，乳化剂本身带有电荷，由于电荷相互排斥，阻止乳滴的合并，使乳剂更加稳定。

2. 高分子乳化膜 亲水性高分子化合物类乳化剂，被吸附在乳滴的表面，形成多分子乳化膜。亲水性高分子乳化膜降低表面张力的作用不如表面活性剂显著，但它在界面上形成的高分子膜机械强度大，而且牢固，不仅能有效地阻止乳滴的合并，同时也能增加分散介质的黏度，使乳剂更稳定。另外，高分子物质的带电性也可使液滴间产生斥力，使乳剂的稳定性提高。

3. 固体粒子乳化膜 固体粉末做乳化剂，必须具备两个条件：一是固体粉末应足够细，在乳滴表面形成的乳化膜足以抵抗重力的作用而不易下沉；二是固体粉末应具有非零接触角，即具有一定润湿性。乳化时，当固体粉末被吸附于乳滴表面时，形成固体粒子乳化膜，不仅能不同程度地降低油-水表面张力，还可阻止液滴合并，增加乳剂的稳定性。

三 乳化剂

（一）乳化剂的种类

在膏霜和乳液产品配方组成中，乳化剂是一种重要组分，它对产品的外观、理化性质及用途和贮存条件具有极大的影响。要想制备稳定的乳化体，乳化剂的加入是必需的。

乳化剂包括表面活性剂、高分子材料、固体粉末三大类。其中表面活性剂是最常使用的乳化剂。

1. 表面活性剂类乳化剂

表面活性剂类乳化剂分为离子型和非离子型两大类。这类乳化剂乳化能力强，性质比较稳定，容易在乳滴表面形成单分子乳化膜。离子型表面活性剂又分为阴离子表面活性剂、阳离子表面活性剂和两性表面活性剂，其中阳离子表面活性剂一般不作乳化剂使用，其特点是具有较好的杀菌性与抗静电性，在美容化妆品中的应用是柔软抗静电作用。起乳化作用的主要是以下几类表面活性剂：

（1）阴离子表面活性剂包括：起表面活性作用的是其阴离子部分，带有负电荷，如肥皂类、长链烃基的硫酸化物及磺酸化物等，其特点是洗净、去污能力强，在美容化妆品中主要起清洁、润湿、乳化和发泡的作用。

（2）两性表面活性剂，是指分子中同时具有正、负电荷基团的表面活性剂，随着介质 pH 的不同，可变成为阳离子型或阴离子型表面活性剂。包括椰油酰胺基丙基甜菜碱、咪唑啉等，两性表面活性剂的特点是具有良好的洗涤性能，且比较温和，低毒性和对皮肤、眼睛的低刺激性。两性表面活性剂常与阴离子或阳离子表面活性剂复配使用，有良好的配伍性，在一般情况下会产生协同增效效应。在美容化妆品中起柔软、抗静电、乳化、分散和杀菌的作用。

（3）非离子型表面活性剂，在水溶液中不解离，其分子中的亲水基团一般是甘油、聚乙二醇和山梨醇等多元醇，亲油基团由长链脂肪酸或长链脂肪醇以及烷基或芳基组成。主要有脱水山梨醇脂肪酸酯类（司盘，Spans），聚氧乙烯脱水山梨醇脂肪酸酯类（吐温，Tweens）等。非离子表面活性剂的特点是安全，对皮肤温和，具有良好的乳化、增溶以及稳定性高，与其他类型表面活性剂相容性好等特点，在美容化妆品中应用最广。

除了上面几种表面活性剂外，最近迅速发展起来的还有天然表面活性剂（如羊毛脂和卵磷脂）、生物表面活性剂以及有机硅表面活性剂。

2. 高分子材料类乳化剂 其由于亲水性较强，能形成 O/W 型乳剂，多数有较大的黏度，易形成高分子乳化膜，增加乳剂的稳定性。

高分子材料类乳化剂分为天然来源的和合成的乳化剂。阿拉伯胶是阿拉伯酸的钠、钙、镁盐的混合物，可形成O/W型乳剂。西黄蓍胶可形成O/W型乳剂，其水溶液具有较高的黏度，pH 5时溶液黏度最大，0.1%溶液为西黄蓍胶浆，0.2%~2%溶液呈凝胶状。西黄蓍胶乳化能力较差，一般与阿拉伯胶合并使用。卵磷脂主要从蛋黄中提取，也可从大豆中提取，称为豆磷脂。卵磷脂的组成很复杂，当磷脂酰胆碱含量高时可作为O/W型乳化剂，而肌醇磷脂含量高时则作为W/O型乳化剂。卵磷脂毒性小，常用量为10~30g/L，对油脂的乳化能力很强，可使油滴很小，常用于制备不易破坏的O/W型亚微乳。其他天然乳化剂有白及胶、果胶、桃胶、海藻酸钠、琼脂、酪蛋白、胆酸钠等。

近年来，合成高分子乳化剂得到了很大的发展。如古立德公司的PemuLen（包括TR1和TR2型）是一种高分子量的聚丙烯酸酯/$C_{10\text{-}30}$烷基丙烯酸交联聚合物，它的优点是用量少，刺激性低，乳化油、蜡类量高，乳液稳定性好（可达5年）。

3. 固体粉末类乳化剂 一些溶解度小、颗粒细微的固体粉末，乳化时可被吸附于油水界面，形成固体粉末乳化膜，且不受电解质影响。一般接触角小、易被水润湿的固体粉末可作为O/W型乳化剂；接触角大、易被油润湿的可作为W/O型乳化剂。O/W型乳化剂有：氢氧化镁、氢氧化铝、二氧化硅、皂土等。W/O型乳化剂有：氢氧化钙、氢氧化锌、硬脂酸镁等。固体粉末乳化剂可与表面活性剂、亲水高分子乳化剂配合使用。

4. 辅助乳化剂

主要是指与乳化剂合并使用能增加乳剂稳定性的乳化剂。辅助乳化剂（auxiliary emulsifying agents）乳化能力一般很弱或无乳化能力，但能提高乳剂的黏度，并能增强乳化膜的强度，防止乳滴合并。

（1）增加水相黏度的辅助乳化剂：甲基纤维素，羧甲基纤维素钠、羟甲基纤维素、海藻酸钠、琼脂、西黄蓍胶、阿拉伯胶、黄原胶、瓜耳胶、果胶、骨胶原（ossein）、皂土等。

（2）增加油相黏度的辅助乳化剂：鲸蜡醇、蜂蜡、单硬脂酸甘油酯、硬脂酸、硬脂醇等。

（二）乳化剂的选择

1. 乳化体类型的选择 在乳剂处方设计时对制备乳剂类型已经确定，根据确定的乳剂类型选择所用的乳化剂。O/W型乳剂应选择O/W型乳化剂，W/O型乳剂应选择W/O型乳化剂。乳化剂的HLB值为这种选择提供了重要的依据。乳化剂的HLB值与乳剂类型有着直接的关系。根据“乳剂中对乳化剂溶解度大的一相形成外相”及“相似者相溶”原则，一般将HLB值为3~8（亦有3~6者）的乳化剂称作W/O型乳化剂，而将8~18（也有8~16者）称为O/W型乳化剂。通常情况下，乳化剂的HLB值可决定乳剂的类型，即O/W型乳剂应选用HLB值8~18的乳化剂，W/O型则要选用3~8者。但是，相体积比、盐浓度和其他附加剂也会影响乳剂类型，如有HLB值小于1.9的乳化剂可作成稳定的O/W型乳剂的实例。故选用时应审慎。

2. 混合乳化剂的选择 在实际工作中，制备乳剂时往往需要两种以上表面活性剂作乳化剂，若为非离子型表面活性剂，其HLB值具有加合性，混合后的HLB值可用公式3-1进行计算。式中A、B分别是两种不同的表面活性剂，W是表面活性剂的重量（或百分重量），HLB为两种混合乳化剂的HLB值。但应注意，式3-1不能用于含有离子型表面活性剂的混合表面活性剂HLB值的计算。

$$HLB_{AB}=\frac{HLB_A\cdot W_A+HLB_B\cdot W_B}{W_A+W_B} \qquad 3\text{-}1$$

乳化剂混合使用可改变 HLB 值，改善乳化剂的亲油亲水性，使其有更大的适应性，如磷脂与胆固醇混合比例为 10: 1 时，可形成 O/W 型乳剂；比例为 6: 1 时则形成 W/O 型乳剂。增加乳化膜的牢固性，如油酸钠为 O/W 型乳化剂，与鲸蜡醇、胆固醇等亲油性乳化剂混合使用，可形成络合物，增强乳化膜的牢固性，并增加乳剂的黏度，使乳剂稳定。非离子型乳化剂可以混合使用，也可与离子型乳化剂混合使用。但阴离子型乳化剂和阳离子型乳化剂不能混合使用。乳化剂混合使用，必须符合油相对 HLB 值的要求，乳化油相所需 HLB 值列于表 3-2。

表 3-2　乳化油相所需 HLB 值

名称	所需 HLB 值		名称	所需 HLB 值	
	W/O 型	O/W 型		W/O 型	O/W 型
液状石蜡(重)	4	10～12	鲸蜡醇	—	15
棉子油	5	10	硬脂醇	—	14
植物油	—	7～12	硬脂酸	—	15
挥发油	—	9～16	蜂蜡	5	10～16

四　乳剂的不稳定性

乳液属热力学不稳定的非均相分散系统，其不稳定性分为化学不稳定性和物理不稳定性，前者主要指乳剂易发生氧化或受微生物作用而酸败，后者则包括分层、絮凝、转相、合并与破坏。

（一）分层

乳剂的分层系指乳剂长时间静置后出现乳滴上浮或下沉的现象。分层主要原因是由于分散相和分散介质之间的密度差造成的。O/W 型乳剂中水相含电解质较多而密度很大时，一般出现油滴上浮而分层的现象。两相的密度差愈小、乳滴的粒子愈小，外相的黏度愈大，乳剂分层的速度越慢。乳剂分层也与分散相的相体积有关，一般相体积低于 25% 乳剂很快分层，达 50% 时就能明显减小分层速度。分层的乳剂乳滴仍保持完整，经振摇后仍能恢复均匀的乳剂，乳滴大小也不变。

（二）絮凝

絮凝系指乳剂中的乳滴发生聚集，形成疏松团块的现象。它是乳滴合并的前奏。但由于乳滴乳化膜尚未破坏，阻止了絮凝时乳滴的合并。絮凝是可逆的，经充分振摇，乳剂仍能恢复使用，但大的乳滴可能增多。发生絮凝的原因是：乳滴的电荷减少时，使 ξ 电位降低，乳滴产生聚集而絮凝。乳剂中的电解质和离子型乳化剂的存在是产生絮凝的主要原因，同时絮凝与乳剂的黏度、相体积比以及流变性有密切关系。

（三）转相

转相系指乳剂由 O/W 型转变为 W/O 型或 W/O 型转变为 O/W 型的变化。转相主要是由于乳化剂的性质改变而引起的。向乳剂中加入相反类型的乳化剂或两种乳化剂的用量接近相等时，容易发生转相。转相时两种乳化剂的量比称为转相临界点。在转相临界点上乳剂不属于任何类型，处于不稳定状态，可随时向某种类型乳剂转变。此外，转相还受到相体积分数 ϕ 大小的影响。通常 W/O 型乳剂 ϕ 达到 50%～60% 时，容易发生转相；而 O/W 型乳剂则需要 ϕ 值达到 90% 才容易发生转相。

（四）合并与破坏

合并系指乳剂中乳滴的乳化膜破坏导致乳滴变大的过程。合并进一步发展使乳剂分为油、水两相称为破坏。乳剂的稳定性与乳滴的大小有密切关系，乳滴愈小乳剂就愈稳定，但如果乳滴大小不均一，小乳滴通常填充于大乳滴之间，使乳滴的聚集性增加，容易引起乳滴的合并。所以为了保证乳剂的稳定性，制备乳剂时尽可能地保持乳滴大小的均一性。此外，外相的黏度增加，可降低乳滴合并的速度。

五 乳液的制备

（一）制备过程

1. 油相的配制 按照配方的要求，将油脂、蜡、抗氧化剂、油相乳化剂和其他油溶性成分经过计量后加入到夹套溶解锅内。开启蒸汽加热，在不断搅拌条件下加热至各种成分充分熔化或溶解均匀。一般温度控制在 75～80℃。

2. 水相的配制 按照配方规定的数量先将去离子水加入夹套溶解锅中，将水溶性成分如甘油、丙二醇、山梨醇、碱类、水溶性乳化剂等加入其中，搅拌下加热至 90～100℃，维持 30min 灭菌，然后降温至 75～80℃。

如果配方中含有水溶性聚合物（一般是增稠剂），应该单独配制。从配方总水量中分出一部分水放入夹套溶解锅中，加入水溶性聚合物，在室温下充分搅拌使其均匀溶胀（此过程有时候需要几个小时，所以要提前配制），防止结团，如有必要可进行均质。在乳化前加热到 75～80℃，然后并入水相中。要避免长时间加热，以免引起黏度变化。

考虑到加热和乳化时有部分水要挥发掉，可按配方多加 3%～5% 的水。

3. 乳化 乳化工序是制造膏霜乳液产品的核心工序。

已经加热溶解的、温度保持在 75℃ 左右的油相和水相原料，通过过滤器按照一定的顺序加入到真空乳化锅内，在 70～75℃ 条件下搅拌混合。然后抽真空，开启均质器均质处理若干分钟。停止均质，搅拌下通入夹套冷却水降温。乳化过程完成。

乳化过程中，油相和水相的添加顺序（油相加入水相或水相加入油相）、两相混合的速度、搅拌速度、均质乳化的温度和时间、乳化器的结构和种类等对乳化体粒子的形状及其分布状态都有很大影响。均质的速度和时间因不同的乳化体系而异。

如配方中含有维生素或对热敏感的添加剂，则在乳化后温度较低时加入，以确保其活性（同时加入香精），但应注意留出时间让其充分溶解均匀。

4. 冷却 冷却过程中控制降温的速度至关重要，一般认为快速而均匀地降温有利于形成细腻软滑的膏体。冷却方式一般是将冷却水通入乳化锅的夹套内，边搅拌，边冷却。冷却速度，冷却时的剪切应力，终点温度等对乳化体系的粒子大小和分布都有影响，必须根据不同乳化体系，选择最优条件。

乳化体系要冷却到 35～40℃ 再出料。出料温度取决于乳化体系的软化温度，一般应使其借助自身的重力，以能从乳化锅内流出为宜。当然也可用泵抽出或用压缩空气压出，但都有可能在膏体内混入空气。

5. 陈化和灌装 出料以后的产品实际上还没有成型，膏体的稠度很大，传热性能差，要经过比较长的时间物料内外的温度才能趋向一致。还要经过一段时间让膏体内的基质材料充分结晶，各组分之间互相渗透最后稳定下来。未完全冷却的产品灌入包装瓶中会在表面产生“倒汗水”。一般要求刚出料的产品要静置贮存陈化24h以上。最好3～5天后再用灌装机灌装。在陈化过程中对产品进行质量评定，质量合格后方可进行灌装。

乳化体制备通用流程见图3-2。

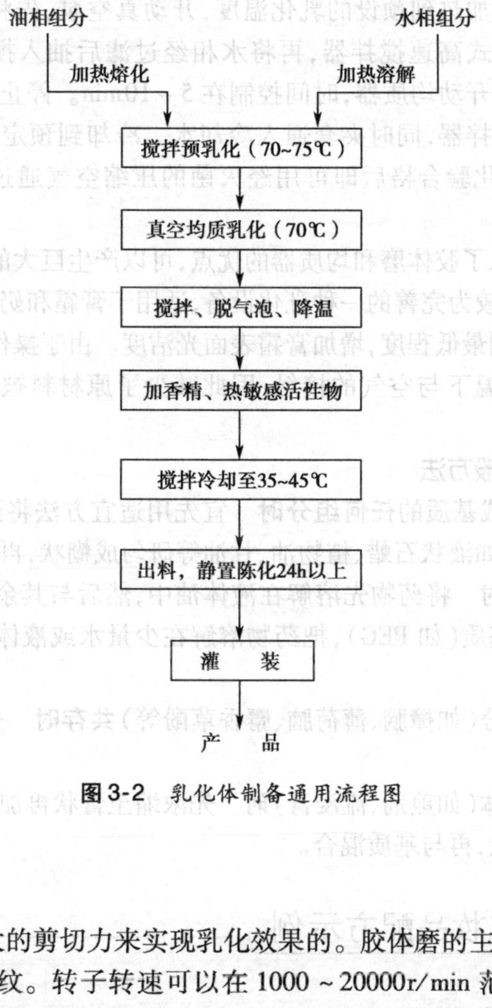

图3-2 乳化体制备通用流程图

（二）乳化机械

主要有以下几种：

1. 胶体磨 是靠巨大的剪切力来实现乳化效果的。胶体磨的主要部件是转子和定子，在转子和定子的表面刻有斜纹。转子转速可以在1000～20000r/min范围内调节。它可以迅速地将液体、固体或胶体粉碎成微粒，并且混合均匀。操作时，液体从定子和转子之间的间隙中通过，间隙的宽窄可以调节，最小可调到25μm。由于转子的高速旋转，在极短的时间内产生了巨大的剪切、摩擦、冲击和离心等机械力量，使得流体能很好地微粒化。

2. 均质器 是一种小型的乳化设备，适合用于制造采用冷配工艺的乳液类产品。但是与真空乳化搅拌锅组装在一起可以变成大型乳化设备，用于配制膏霜产品。

均质器的操作原理是将欲乳化的混合物在很高的压力下自一小孔挤出，依靠冲击、摩擦和剪切等机械力量把物料粉碎成极其细小的颗粒（液滴）。

均质器与胶体磨比较，在同样配方时，均质器所得的平均颗粒度较胶体磨细但均匀度则不如；乳化体的黏度对均质器的出料速度并无影响，生产能力比胶体磨大；乳化液通过均质器后温度上升幅度没有胶体磨大，一般升温不超过20℃（但在包括输送泵在内的整个体系中，由于泵的影响,温度差也可以达到25~45℃)。

3. 真空乳化搅拌锅 目前国内使用的美容化妆品乳化设备大多数是组合式真空乳化锅,适合用于生产各种膏霜乳液产品,也适合采用各种乳化工艺。

真空乳化搅拌锅是在真空状态下间歇进行的,其操作步骤是:水和水溶性原料在一只原料溶解锅内加热至95℃,维持30min灭菌,降温到乳化所需的温度备用。油溶性原料在另一只原料溶解锅内加热溶解为油相,保持在乳化所需的温度备用。在制造O/W型乳化体时,用夹套蒸汽将锅体加热到预设的乳化温度,开动真空泵,先将油相经过滤器抽入真空乳化搅拌锅内,开动桨叶式高速搅拌器,再将水相经过滤后抽入搅拌锅内,搅拌成为乳液。加料完毕后继续抽真空,开动均质器,时间控制在5~10min。停止均质器和桨叶式搅拌后,维持真空度,开动框式搅拌器,同时夹套通入冷却水。冷却到预定温度时加香精,一直搅拌到35~45℃为止。取样化验合格后即可用经灭菌的压缩空气通过密封管道压送到包装工序,避免杂菌的污染。

真空乳化搅拌锅吸取了胶体磨和均质器的优点,可以产生巨大的剪切力,同时又可以在加热和真空条件下操作,是较为完善的一种乳化设备,适用于膏霜和奶液等产品的生产。它可使膏霜和奶液的气泡减少到最低程度,增加膏霜表面光洁度。由于操作过程在真空状态中进行,隔绝了膏霜和奶液在高温下与空气的接触,因此减少了原材料被氧化的机会,提高了产品品质。

(三)加入药物的一般方法

1. 药物不溶于基质或基质的任何组分时 宜先用适宜方法将药物粉碎成细粉。将药粉与少量基质或液体组分,如液状石蜡、植物油、甘油等研匀成糊状,再与其余基质混匀。

2. 使用油溶性药物时 将药物先溶解在液体油中,然后与其余的油脂性基质混合均匀;如果药物溶解于水溶性基质(如PEG),把药物溶解在少量水或液体水溶性基质,然后加其余的水溶性基质混合均匀。

3. 有挥发性共熔成分(如樟脑、薄荷脑、麝香草酚等)共存时 先研磨至共熔后再与基质混匀。

4. 中药浸出物为液体(如煎剂、流浸膏)时 先浓缩至膏状再加入基质中。固体浸膏可加少量水或稀醇等研成糊状,再与基质混合。

六 膏霜类美容化妆品配方示例

示例1:瘢痕净美容霜

【处方】

组分	质量分数/%	作用
大葱提取物	15	抑菌剂
尿囊素	10	润肤和修复
氮酮	0.7	渗透促进剂
平平加	0.7	乳化剂
十八醇	2.5	油相,辅乳化剂
硬脂酸	5	油相,辅乳化剂
十二烷基硫酸钠	0.4	乳化剂

防腐剂	适量	
香料	适量	

【制法】

1. 在尿囊素、十二烷基硫酸钠、平平加中加入适量水作为水相原料，在85℃加热30min并搅拌。

2. 将十八醇、氮酮、硬脂酸作为油相原料于85℃加热30min后加入到上述水相基质中。

3. 得到乳化均质物后，冷却。

4. 加入大葱提取物，适量防腐剂以及香料，即得本品。

示例2：杀螨美容霜

【处方】

组分	质量分数/%	作用
白凡士林	10	油相
羊毛脂	5	油相
单硬脂酸甘油酯	8	辅乳化剂
十八醇	8	油相，辅乳化剂
去离子水	50	溶剂
吐温-80	8	乳化剂
金银花提取物	1	消炎
鸦胆子提取物	0.9	杀螨
杏仁提取物	0.4	保湿滋润
硫黄	8	杀螨止痒
氧化锌	5	杀螨
薄荷	0.2	调理舒缓
香精	适量	香味添加剂
甘油	12	保湿剂

【制法】

1. 将白凡士林、十八醇、羊毛脂、单硬脂酸甘油酯制成油相，加温至85℃。

2. 将去离子水、吐温-80制成水相，加温至85℃。

3. 将水相加入油相中混匀，乳化10min，温度降至50～60℃时，加入硫黄，氧化锌，混匀，再降温至45℃时，加入金银花提取物、杏仁提取物、鸦胆子提取物、薄荷，甘油以及香精。

4. 混匀后降至室温，分装即得。

七 乳液类美容化妆品配方示例

示例：

【处方】

组分	质量分数/%	作用
组分A		
白油	10.00	油相
肉豆蔻酸异丙酯	4.50	油相

羊毛脂	0.60	油相
硬脂酸	2.50	油相,与三乙醇胺生成乳化剂
组分 B		
甘油	4.50	保湿剂
芦荟提取物	2.00	保湿、淡化色斑
三乙醇胺	0.80	与硬脂酸生成乳化剂
薏苡仁提取物	0.50	淡化色斑
去离子水	加至 100.00	
组分 C		
香精	0.30	
凯松	0.01	防腐剂

【制法】

将组分 A 和组分 B 分别加热至 75℃,然后在搅拌下将组分 B 缓慢添加到组分 A 中,使其乳化完全,继续搅拌,待冷却至 40℃时加入组分 C,再冷却至室温即得成品。

第三节 面 膜 剂

一 概述

面膜是一个集洁肤、护肤和美容为一体的多用途美容化妆品,它通过在面部涂抹,经过一定时间干燥,形成一层薄膜后,将薄膜揭掉或用水洗去。由于面膜对皮肤表面物质的吸附作用,在剥离或洗去面膜时,可以将皮肤上的分泌物、皮屑、污垢等随面膜除去,达到较为彻底清洁肌肤的效果。然而,面膜的使用,更多的是缘于其良好的护肤美容功效。因为面膜覆盖在皮肤表面,将皮肤与外界空气隔绝,使皮肤温度上升,膨润和软化了表皮角质层,扩张了毛孔和汗腺口,从而促进皮肤的血液循环,使皮肤更有效地吸收面膜中的活性营养成分,达到护肤功效;另外面膜的形成和干燥过程,由于表面张力的作用,使皮肤提高了紧张程度,可以收紧松弛的皮肤,有助于消除和减少面部细小皱纹。

二 面膜的分类与组成

面膜的种类很多,从其产品形态与使用方式来分,主要有四大类型:剥离型,黏土/石膏型,膏霜型,面贴型。面膜的配方组成因其类型的不同有所差异,但其中主要成分包括:成膜剂、润肤剂、保湿剂、防腐剂和香精等。

按原料分类:有禽蛋面膜、牛奶面膜、水果面膜、蔬菜面膜、中药面膜、矿物泥面膜、海藻面膜。

按功效分类:有清洁面膜、抗皱面膜、营养面膜、祛斑面膜、增白面膜、收敛面膜。

按使用方式及基质分类:剥离型面膜,粉状面膜,膏霜型面膜,成型面膜等。

(一) 剥离型面膜

剥离型面膜通常为膏状或透明凝胶状产品,使用时将其涂抹在皮肤表面,经过 10~20min 后,水分挥发形成一层薄膜。然后。揭去薄膜,皮肤上的油脂、污垢随之被清除。这种面膜使用时，量不能太多，太厚，以免水分难以挥发，不能形成均匀的薄膜。但用量也不能太少，否则可能会断裂，影响使用效果。这类面膜的配方组成中，成膜剂是关键成分。一般多采用水溶性高分子聚合物，这种高分子聚合物具有非常好的成膜性，同时具有增稠和提高乳化及分散涂展的作用，对使用无机粉体的配方体系还具有良好的稳定效果。另外，这类高分子聚合物还具有一定的保湿性。一般常用的高分子聚合物有聚乙烯醇(PVA)、聚乙烯吡咯烷酮(PVP)、丙烯酸聚合物(如 Carbopol 940 等)、羧甲基纤维素等。天然明胶和天然胶质也可以当作成膜剂使用。剥离型面膜的配方中通常还含有保湿剂(如甘油、丙二醇、透明质酸等)、吸附剂(氧化锌、滑石粉、钛白粉、高岭土等)、溶剂(乙醇、丙二醇、1,3-丁二醇及去离子水等)和一些活性添加剂(营养及功效型添加剂)。

(二) 粉状面膜

是一种细腻、均匀、无杂质的混合粉末状产品。其配方组成包括具有吸附作用和润滑作用的粉类原料，如胶性黏土、高岭土、滑石粉、钛白粉、氧化锌和无水硅酸盐等，以及天然或合成凝胶，如淀粉、硅胶粉等。另外，还可以添加各种粉状添加剂和油性成分，在深度清洁肌肤的同时增加面膜的护肤功效。黏土型面膜的配制比较简单，通常将粉类原料混合研磨，再将油性成分喷洒在混合粉体中，搅拌均匀即可。使用时，多是取适量面膜粉与水调和，均匀地涂抹在皮肤上，经过水分的蒸发，在皮肤表面形成一层较厚的膜状物，干粉状膜或黏性软膜，再经过一段时间，用水洗净(干粉状膜)或将其剥离(黏性软膜)，皮肤上的皮脂、汗液和污垢随着黏附的面膜一起被清除。

(三) 成型面膜

成型面膜是目前较为流行的一种新型面膜产品。它使得面膜这一通常在美容院使用的护肤产品可以在家中“DIY”进行。与一般面膜不同的是，这类面膜用后一般不用清洗。无纺布面膜是采用无纺布纤维织物剪裁成人面部图形，将眼、鼻和唇部暴露出来。将这种无纺布用面贴液浸润后，贴敷在面部，面膜液被皮肤慢慢吸收，再将无纺布面贴取下。这种无纺布面膜使用方便、易于携带、很受消费者欢迎，已成为一种流行的护肤产品。这类面膜更多地用来进行面部皮肤养护，作为洁面的目的并不多见。然而由于它良好的贴敷性，同样具有深层清洁皮肤毛孔的效果。无纺布面膜的组成除无纺布面贴外，主要是面膜液的组成。一般包括保湿剂、润肤剂、活性添加剂、防腐剂和香精等。

(四) 膏状面膜

该种面膜呈膏状，当它涂敷于面部后不能形成膜状物而剥离，一般需用水或者吸水海绵擦洗掉。这种膏状面膜大都含有较多的黏土类成分，如高岭土、硅藻土等，其中还含有保湿剂和滋润剂油性成分，还添加各种护肤营养物质如海藻胶、甲壳素、火山灰、深海泥、植物精华及中药粉等。使用膏状面膜涂敷在面部一般都比剥离面膜较厚一些，停留面部时间也较久，以使面膜的营养成分充分被皮肤吸收。这种面膜不便之处是不能将膜揭下(剥离)，而需用水擦洗掉面部已干涸的面膜。这种不足也是可以克服的，若在膏状面膜配方中加入适当的凝胶剂，当使用时，面部的面膜快要凝固前，在面膜上喷洒或涂上固化液，再稍经几分钟，即可将固化成膜的面膜揭下。

面膜配方示例

示例1：软膏状剥离面膜

【处方】

组分	质量分数/%	作用
聚乙烯醇	15.0	成膜剂
聚维酮	5.0	成膜剂

山梨醇	6.0	保湿剂
甘油	4.0	保湿剂
橄榄油	3.0	油相
角鲨烷	2.0	油相
POE 失水山梨醇单月桂酸酯	1.0	乳化剂
二氧化钛	5.0	粉剂
滑石粉	10.0	粉剂
乙醇	8.0	溶剂
香精	适量	
防腐剂	适量	
去离子水	加至100.0	

【制法】

1. 将二氧化钛粉末和滑石粉置于混合罐中与去离子水混合均匀,将保湿剂甘油、山梨醇加入其中,加热至70~80℃搅拌均匀,再加入成膜剂与之均匀混合,制成水相。

2. 将乙醇、香精、防腐剂和POE失水山梨醇单月桂酸酯和油相成分置于另一混合罐中混合,溶解加热至40℃,至完全溶解,制成醇相。

3. 将水相和醇相加入真空乳化罐混合、搅拌、均质,经脱气后,将混合物在板框式压滤机中进行过滤。过滤后经冷却送至储罐储存,待包装。

示例2:粉状面膜

【处方】

组分	质量分数/%	作用
高岭土	55.0	粉料
滑石粉	20.0	粉料
氧化锌	10.0	粉料
淀粉	10.0	粉料
硅酸铝镁	5.0	粉料
乙醇	适量	溶剂
防腐剂	适量	
香精	适量	

【制法】

将粉料成分研细、混合,用乙醇溶解防腐剂、香精,喷洒其中,搅拌均匀后过筛即得。

示例3:成型面膜

【处方】

组分	质量分数/%	作用
烷基糖苷	2.5	保湿剂
珍珠水解液	0.5	美白、祛斑
水溶性霍霍巴油	5.0	润肤剂
EGF	4.0	抗衰老
杰马B	0.8	防腐剂
香精	适量	

乙醇	适量
去离子水	加至100.0

【制法】

将各组分在适量去离子水中溶解,混合均匀,香精溶解在适量乙醇中后加入前面的组分溶液中,添加去离子水至全量。无纺布浸渍,包装。

示例4:膏状面膜

【处方】

组分	质量分数/%	作用
钛白粉	5.0	粉料
高岭土	10.0	粉料
滑石粉	5.0	粉料
甘油	10.0	保湿剂
棕榈酸异丙酯	8.0	油性成分
橄榄油	6.0	油性成分
淀粉	5.0	胶凝剂
甲壳素	4.0	保湿、抗皱
香精	适量	
防腐剂	适量	
去离子水	适量	

【制法】

将粉料成分和甘油及部分去离子水混合均匀,然后加入油性成分、淀粉和甲壳素,最后加入防腐剂、香精混合均匀即得。因为产品为黏稠糊状,因此生产时最后选用出料时能自动提升锅盖并能倾斜倒出的真空乳化设备。

第四节　凝　胶　剂

一　概述

20世纪60年代中期,凝胶型护肤制品已开始在市场上出现,现今,已成为十分流行的一种美容化妆品剂型。凝胶型制品也已扩展到其他类型的美容化妆品,如发用定型凝剂、胶剂、凝胶香波和牙膏等。市售凝胶型美容化妆品常称为“啫喱”或“啫喱水”。凝胶是一种外观透明或半透明的半固体的胶冻状态物,它是胶体的一种存在形式,不仅失去了流动性,而且还具有固体的一些性质,如弹性、强度等,性质介于固体和液体之间。

二　凝胶剂的基质

凝胶,也有的被称为啫喱,英文为Gel,稀稠不一。较稀的称为凝露、晶露或啫喱水,较稠的称为凝霜或啫喱膏。凝胶美容化妆品触感清爽、滋润,使用时不油不腻,这种特性正被越来越多的消费者喜爱。

水性凝胶剂的主要基质一般有水、甘油、丙二醇、纤维素衍生物、卡波姆和海藻酸盐、西黄蓍胶、果胶、明胶、黄原胶、琼脂；非纤维素多糖如壳多糖、乙烯聚合物、丙烯酸树脂、聚乙烯醇和聚羧乙烯等。油性凝胶剂的主要基质由液状石蜡与聚氧乙烯或脂肪油胶体硅或铝皂、锌皂构成。

凝胶剂研究中基质以水性凝胶剂基质为主，应用最多的是卡波姆。它是一类丙烯酸与丙烯基蔗糖交联的高分子聚合物，已收载于第 23 版的美国药典，目前国外已广泛应用于药品和美容化妆品的研制生产，是一种多用途的高分子材料和具有前景的药用辅料。卡波姆在水中溶胀，但吸湿成团块者难以溶胀，未溶胀的本品经碱中和后会形成白色半透明状物，影响成品质量。配制时应将粉末慢慢地、均匀地撒于水表面，稍加搅拌后放置数小时，以使其完全溶胀。水温不宜过高，一般宜在 40℃以下。无机碱中和剂有氢氧化钠、氢氧化钾等；有机碱中和剂有三乙醇胺、乙二胺等，较为常用的是三乙醇胺。其他常用的凝胶剂基质还有聚乙烯醇，聚乙烯吡咯烷酮（PVP），羧甲基纤维素钠（CMC-Na），壳聚糖等。

凝胶的内部结构可以看作是胶体质点或高聚物分子相互联结，搭起类似架子状的空间网状结构。实际上，当温度改变（或加入非溶剂）时，溶胶或高分子溶液的大分子溶解度减小，分子彼此靠近，而大分子链很长，在彼此接近时，一个大分子与另一个大分子间同时在多处形成结合，形成空间网络结构。在这个网状结构的孔隙中填满了分散介质（水、油等液体或气体），而且介质不能自由行动，构成凝胶。高分子物质的大分子形状的不对称是产生凝聚的内在原因，因此，护肤凝胶组分中有凝胶剂，主要为水溶性高分子化合物如聚甲基丙烯酸甘油酯类、丙烯酸聚合物（Carbopol 940、Carbopol 941 等）及其他丙烯酸衍生物（如 Sepigel 305）和卡拉胶（又称角叉胶）等。凝胶的产生还需要高分子溶液有足够的浓度，其分子质点越不对称，所需的浓度越低。高分子溶液的凝胶通常是通过改变温度或加入非溶剂实现的。高分子溶液中的电解质的存在可以引起或抑制凝胶作用。

三 凝胶剂的制备

凝胶剂的制备多采用两种方法：①先制备凝胶基质，再将药物加入辅料；②用药物的溶液制备基质，再加其他辅料。

在制备卡波姆（CP）为基质的凝胶剂时，一般采用两种方法。一种方法是先制成 CP 凝胶剂（在 CP 溶液里缓慢滴加 pH 调节剂，边加边搅拌，即得凝胶剂），再与处方药物溶液研匀而成。另一种方法是先将处方药物和 CP 溶液混合均匀，再加入 pH 调节剂，研匀即得。两种方法比较，后者更加方便，产品质量更佳。

CP 溶液的制备常用以下三种方法：由于 CP 疏松、质轻、吸湿性强，因此使用时①可先将 CP 用少量水、乙醇、甘油或丙二醇等将其湿润，避免粉尘飞扬，然后逐步加水溶胀；②也可将 CP 干粉分次撒于水面（40℃以下）上，放置过夜，使其充分溶胀，避免结块；③或在搅拌器的高速搅拌下，将 CP 粉末分次撒入水中，继续搅拌直到完全分散。

羟丙甲纤维素凝胶基质制备时，与卡波姆凝胶基质制备相近。

四 凝胶剂配方示例

示例 1：金缕梅护肤凝胶

【处方】

组分	质量分数/%	作用
组分A：		
卡波姆2020	0.50	增稠剂
去离子水	87.00	稀释剂
三乙醇胺	0.40	中和剂
组分B：		
金缕梅花	3.50	收敛剂
氢氧化钠	0.20	润肤剂
甘油	2.00	保湿剂
丙二醇	1.50	保湿剂
组分C：		
EDTA二钠	0.05	螯合剂
二苯甲酮-4	0.05	紫外线吸收剂
去离子水	4.00	稀释剂
组分D：		
杰马Ⅱ	0.80	防腐剂

【制法】

组分A：在搅拌下，将卡波姆2020树脂缓慢地加入去离子水中，当树脂分散后，降低搅拌速度。当用三乙醇胺中和时加速搅拌。先混匀组分B，再加到组分A中，搅拌至均匀。在另一容器中，用一半温热的去离子水溶解二苯甲酮-4，再用另一半温热的去离子水溶解EDTA二钠，充分搅拌至溶解，分别加入组分A、B混合物中。把组分D加入组分A、B、C混合物中，搅拌至均匀。

示例2：

【处方】

组分	质量分数/%	作用
Ⅰ相：		
卡波姆2020	0.80	增稠剂
1,3-丁二醇	4	保湿剂
丙二醇	4	保湿剂
羟苯甲酯	0.1	防腐剂
去离子水	80.7	稀释剂
NMF-50	2	保湿剂
Ⅱ相：		
20%三乙醇胺	3(适量)	中和剂
Ⅲ相：		
芦荟胶CG	5	保湿剂
水溶香精	0.1	
杰马BP	0.3	防腐剂

【制法】

取去离子水、1,3-丁二醇、丙二醇混合,搅拌均匀。再将卡波姆2020在慢速搅拌下少量分次撒入,搅拌均匀后,加热至80℃并提高搅拌速度。当温度升至80℃时加入羟苯甲酯、NMF-50,搅拌均匀后,持续搅拌降温至50℃,加入适量20%三乙醇胺,调整至pH5~6后,加入Ⅲ相,搅拌至36℃,即得。

(何 勤)

中　篇

美容化学药与生物制剂

第四章　基础美容化学药与生物制剂

第一节　维A酸类

学习导航

1. **掌握**　维A酸类药物的基本作用，维A酸的药理作用、临床应用和主要不良反应。
2. **熟悉**　维A酸类药物的化学结构和分类，异维A酸、阿维A酯、乙炔维A酸酯的药理作用和临床应用。
3. **了解**　阿维A酯、芳香甲乙酯、阿达帕林的药理作用和临床应用。

一　概述

（一）维A酸类药物的化学结构及分类

维A酸类药物是一类天然存在的或人工合成的具有维生素A活性的视黄醇（retinol）衍生物。维生素A（异名视黄醇）是正常上皮分化和增殖所必需的物质，被广泛地用于治疗多种皮肤病。然而在治疗这些疾病时，其治疗剂量接近中毒剂量，从而极大限制了维生素A的临床应用。为寻找高效低毒的该类化合物，化学家们对维生素A的化学结构进行了改造，得到了多种维生素A的结构类似物，统称为"视黄醇类（retinoids）"，又因该类化合物主要是维生素A酸的衍生物，故目前国内主要采用维A酸类这一译名。维A酸类药物对某些顽固性皮肤病具有显著疗效，该类药物的发现被视为皮肤病治疗学和美容药物学的一个新的里程碑。

Karrer等于1931年测出维生素A的结构式，并因此获得了诺贝尔奖。1943年首次人工合成了维生素A，1946年合成了维A酸，1955年合成了异维A酸，1962年德国皮肤学家Stuttgen开始将维A酸类药物外用于各种角化不良及角化过度性皮肤病，并取得成功。迄今已合成了2500多种维A酸类衍生物，第二代衍生物已在临床广泛应用，第三代衍生物亦已应用于临床。近年又开发了不良反应少的新型窄谱维A酸衍生物，如异维A酸、阿维A酯、芳香甲乙酯、他扎罗汀、阿达帕林等。

维A酸类的基本化学结构由三部分组成：环己烯环（亲脂基）、多烯侧链（烯键）和极性终末基团（羧酸基）。改变其中任一部分均可获得许多新的衍生物。按其发展过程和化学结构特征可分为第一代非芳香维A酸类，以维A酸和异维A酸为代表；第二代单芳香维A酸类，以阿维A酯和阿维A为代表；第三代多芳香维A酸类，以芳香甲乙酯、阿达帕林、乙炔维A

酸乙酯和贝占罗汀为代表。天然维A酸类分子结构的中间部分具有一系列双键,因而对光和氧极不稳定,在体内能够迅速分解失活,加之异构化反应使这类化合物的体内过程变得十分复杂。

维A酸类药物的治疗指数较低,全反式维A酸最低,使用时要充分重视其毒性和副作用。

（二）维A酸类药物的基本作用

1. 基本作用　维A酸(维甲酸)为维生素A在体内的中间代谢产物,主要影响骨的生长和上皮代谢,具有促进角质形成细胞增殖、分化和角质溶解的作用,维持皮肤、角膜、上呼吸道及泌尿生殖道上皮细胞的正常代谢。维A酸类药物能促进细胞分化、抑制角化过程、减少皮脂分泌、阻断化学致癌过程、增强免疫功能,并表现出抗炎、抑制和杀灭痤疮杆菌等作用。临床用于肿瘤有效,对某些角化性皮肤病、炎症性皮肤病、遗传性皮肤病、增生性遗传病也有较好的疗效。

2. 作用机制　维A酸类药物的作用是通过胞液中存在的维A酸(RA)相关细胞结合蛋白(cytosolic RA binding protein,CRABP)和细胞核中一系列维A酸核受体(RAR、RXR)介导的。药物进入皮肤后被CRABP从细胞外基质中摄取,输送至细胞核内,与RAR和(或)RXR结合,继而与DNA片段上的应答元件(RARE和RXRE)结合,导致基因转录以及表皮和真皮结构与功能的改变。

RXRs可被9-顺式维甲酸激活。9-顺式维甲酸可以高亲和力与RARs和RXRs结合,而全反式维甲酸仅以高亲和力与RARs结合,与RXRs的结合力则较弱。两种受体各有α、β、γ三种亚型,其中RARγ亚型位于表皮全层、毛囊外根鞘、小汗腺和皮脂腺中,是皮肤中维甲酸的主要靶受体。维A酸在表皮内主要是通过RARγ、RXRα,在毛囊真皮内是通过RARβ、RXRα这些核受体来发挥其活性作用。这些受体通过配体结合区与维A酸类药物结合后形成纯的或杂的二聚体,然后通过DNA结合区的锌指状结构和靶基因的启动区DNA序列结合,形成维A酸反应单元(RARE和RXRE)。这种结合激活了相关的启动区,导致基因转录,并产生蛋白质,这些蛋白质产物可以直接中介表皮和真皮结构功能的改变,或者间接调节其他基因的转录。

维A酸受体的多样性,使得维A酸类生物学效应较为复杂。维甲酸类药物的不同作用取决于对各种不同受体的选择性。无选择性或者选择性小的药物可能会结合多种受体,激活多种信号途径,这种多样性一方面为治疗多种疾病提供了条件,另一方面也成为副作用较多的原因。而受体选择性维甲酸类药物结合特异的受体,激活相应的信号途径,不但使疗效最高,而且毒副作用可以降至很低的水平。如:第一、第二代维A酸类含有多个易变的交替的单、双键构型,使其能与多种RA受体结合,产生广泛的生理作用,同时也出现较多的不良反应。第三代维A酸类受体的选择性较高,不良反应较少。

（三）维A酸类药物的临床应用

1. 银屑病　RA内服外用对银屑病均有良好效果。阿维A酯全身用药对脓疱性银屑病(包括连续性肢端皮炎)、红皮病性银屑病效果好,对关节病性银屑病和寻常性银屑病的疗效欠佳,需联合用药。RA外用,主要用于静止期、斑块银屑病。以维A酸和他扎罗汀两种药物为主。他扎罗汀(0.05% ~0.1%凝胶)已在欧洲一些国家和美国被指定为治疗银屑病的药物。

2. 痤疮　在系统应用的RA中,只有异维A酸对痤疮具有良效。该药多用于较严重的痤疮患者,如其他方法治疗无效的囊肿性痤疮、脓疱性痤疮并伴有躯体部位受损的患者。全反式维A酸、异维A酸、阿达帕林、他扎罗汀、维胺酯的外用制剂均可治疗痤疮。它们是有效的粉刺溶解剂，促进已有的粉刺引流，防止新粉刺形成，使毛囊上皮的脱屑周期正常化，抑制痤疮丙酸杆菌的生长。

3. 蕈样肉芽肿(MF) 异维A酸、阿维A酯、贝占罗汀可用于治疗蕈样肉芽肿，其中美国FDA认可贝占罗汀用于MF患者。

4. 角化异常性皮肤病 RA对维持上皮组织的正常角化过程有重要的作用，可用于治疗上皮细胞增殖、分化紊乱及角化异常为特点的疾病，如Darier病、毛发红糠疹、鱼鳞病、角皮症等。可全身给药也可外用给药。他扎罗汀、阿达帕林以及维胺酯，可与皮质类固醇、维生素D等药物合用，加强药物的疗效，减少不良反应。

5. 预防和治疗肿瘤 在体外和体内试验中均发现RA对异常增殖的癌细胞有抑制作用，可能在预防和治疗肿瘤的过程中发挥重要的作用。RA全身给药及外用给药均可以用于癌前皮肤病变，如口腔的黏膜白斑、光线性角化病、Bowen病的前期病变、日光性唇炎等。

6. 皮脂腺和汗腺相关皮肤病

(1)脂溢性皮炎：异维A酸可治疗严重的脂溢性皮炎。

(2)酒渣鼻：异维A酸对于斑丘疹者疗效好，而对于毛细血管扩张者疗效不佳，异维A酸对于肉芽肿型酒渣鼻的疗效也好。

(3)化脓性汗腺炎和头皮蜂窝组织炎：异维A酸对化脓性汗腺炎的疗效不如痤疮和酒渣鼻，且用量大。

7. 其他皮肤病

(1)皮肤红斑狼疮：异维A酸和阿维A酯可用于治疗各种类型的皮肤红斑狼疮，对角化过度性盘状红斑狼疮效果尤其好，对播散性盘状红斑狼疮(非角化过度性)和亚急性皮肤红斑狼疮亦有效。

(2)扁平苔藓：RA可用于治疗全身播散性扁平苔藓、肥厚性扁平苔藓和口腔糜烂性扁平苔藓。RA与小剂量皮质类固醇合用治疗全身播散性扁平苔藓有效。维胺酯也被用于扁平苔藓的治疗。

(3)色素性皮肤病：黄褐斑、日光性或表浅的炎症后色素沉着斑对外用维A酸反应好，多选用霜剂或凝胶剂，单用或与氢化可的松霜合用均可。阿达帕林、他扎罗汀和维胺酯乳膏对治疗黄斑和炎症后色素沉着有效。

(4)HPV感染：RA可治疗扁平疣、寻常疣、尖锐湿疣，可配合其他的抗病毒药物同时使用，多用维A酸或维胺酯乳膏。

(5)硬化及萎缩性皮肤病：RA治疗硬斑病、硬化萎缩性苔藓、斑状萎缩、进行性特发性皮肤萎缩、膨胀纹、膨胀痕、弹力纤维溶解症等疾病。维A酸、维胺酯乳膏也有效。

8. 在美容中的应用 视黄醛是天然存在于人体中的一种维生素，外用视黄醛后，迅速以视黄醇酯的形式贮存，缓慢地释放，只有少量视黄醛转化成全反式维A酸发挥作用，避免了大剂量全反式维A酸所致的不良反应，可用于眼睛周围等较敏感的部位。现多用于预防光老化的产生。

(四) 维A酸类药物的不良反应

1. 系统用药的不良反应 维A酸类药物最严重的不良反应为致畸和胚胎毒性，这些畸形病例主要有小耳、无耳、面骨发育异常、肋骨缺陷、胸腺异位、脑积水以及小脑等，约有1/3服药的孕妇可发生自发性流产和胎儿畸形。摄入10000IU/d或低于此量的维生素A(视黄醇酯或视黄醇)是安全的，系统运用RA的安全阈值尚未确定。因此妊娠妇女中无使用该药物的最小安全量,停药后需避孕的时间在不同类型 RA 也不相同。因此服用维 A 酸类药物的女性患者在治疗前、治疗期和治疗后的一段时间均应避免妊娠。

RA 另外一个严重的不良反应为对骨骼的影响,可引起异常的长骨重建、脱钙、进行性韧带钙化、肌腱的嵌入、骨皮质肥厚、骨膜增厚、干骺端过早闭合及骨质疏松,其发生机制尚不清楚。可能是 RA 和特定的细胞因子之间存在某种联系,加速了成骨细胞的成熟。儿童短期使用 RA(<2 年)是安全的,但是如果长期(>5 年)大剂量[>1mg/(kg·d)]服用或者同时服用维生素 A 能诱发骨骼损害。

口服维 A 酸类药物,会引起头痛(发生率约为 46%)、头晕、疲劳、假性脑瘤、畏光,另外还有外周神经病和肌炎等神经系统的不良反应。应控制剂量或同时服用谷维素、维生素 B_1、维生素 B_6等药物,可使头痛等不良反应减轻或消失。

RA 可导致血清中三酰甘油和胆固醇水平增高,极低密度脂蛋白(VLDL)和低密度脂蛋白(LDL)含量升高以及高密度脂蛋白(HDL)含量降低。

口服异维 A 酸能引起总胆固醇和三酰甘油水平增高。口服阿维 A 酯常见轻度肝功能异常,严重的异常则比较少见。RA 对血脂的影响为可逆性的,停药约 4~8 周可恢复正常,可以通过饮食控制减少发生。肥胖、酗酒、吸烟、糖尿病、家族性高脂血症、同时服用 β 受体阻滞剂、避孕药、噻嗪类等药物等容易诱发高脂血症。

除此之外,维 A 酸类药物还有多种不良反应,包括脱发、脆甲症和甲裂、皮肤、黏膜干燥、消化道反应等症状,但一般均为轻、中度可逆反应,停药后可消失。

2. 局部用药的不良反应 主要为皮肤黏膜刺激反应,发生率可达 90% 以上。主要表现为红斑、脱屑、干燥、瘙痒、烧灼感、刺痛感等,多发生于治疗中的第一个月,其发生率和严重程度呈剂量依赖性,停药后上述症状可完全消失。

皮脂分泌减少、皮肤角质层厚度变薄、皮肤屏障功能受损是 RA 皮肤不良反应发生的关键。唇炎最多见,发生率几乎达到 100%;60% 以上的患者因为鼻黏膜干燥而鼻出血;近 50% 的患者因皮肤干燥而诱发瘙痒,具有过敏性体质及干燥症的患者尤其明显。皮肤脆性增加也较常见。

为了减少这些反应,可先采用低浓度(0.3% 以下较为适宜)、小面积治疗,机体适应后再采用高浓度治疗,并适当扩大治疗面积。使用时避免用于皮肤较薄的皱褶部位。反应若轻微可继续治疗,如果刺激反应较重,同时外用润肤剂、皮质类固醇软膏可使这些症状迅速缓解。

二 常用维 A 酸类药物

(一) 第一代非芳香维 A 酸类

由于维 A 酸基本分子结构中的极性基团(羧酸基)改变而形成的化合物,结构中不含有芳香基团,故称之为第一代非芳香维 A 酸类。常见药物有:全反式维 A 酸和异维 A 酸。

维 A 酸

维 A 酸(retinoic acid,RA)又称视黄酸,按其立体结构,又称全反式维 A 酸(all-trans-retinoic acid,AtRA)。维 A 酸为一种多烯酸结构的化合物,几乎不溶于水,遇光、空气和氧化剂等不稳定,易发生异构化反应。维 A 酸外用可少量经皮吸收,吸收后在体内主要代谢产物和活性形式与维生素 A 相同。自 1962 年德国皮肤学家 Stuttgen 开始将维 A 酸类药物外用于各种角化不良及角化过度性皮肤病，并取得成功后，对维A酸的研究越来越多，现已证实维A酸及其多种天然和合成衍生物对体内许多生物过程均有影响，显示出治疗学上的巨大潜力。

维A酸分子中双键和单键结构的变化使其极容易与多种维A酸受体相互作用，而缺少选择性，故在产生广泛药理效应的同时，不良反应亦较多。

【体内过程】 维A酸口服后在小肠吸收，在肝内代谢而产生一系列代谢物如9-顺维A酸(9-cis-RA)和13-顺维A酸(13-cis-RA)等，后者与葡萄糖醛酸结合，并从胆汁排出。部分从胆汁中排出的代谢物又被重吸收，形成肝肠循环。外用有少量可被皮肤吸收，大面积或长期应用时吸收量增加。

维A酸在正常人口服50mg后1.5~2.1小时达到峰浓度(88~163ng/ml)，然后迅速下降，消除半衰期为1.0~1.6小时，在12小时内回到生理浓度水平。急性早幼粒细胞白血病患者口服维A酸药代动力学与正常人大致相同。连续服用达1个月以上者，药物在血浆中维持有效浓度的时间缩短，达峰值时间缩短以及高峰血药浓度显著降低，提示药物在体内深部组织有大量潴留。长期服用维A酸后所产生的各种毒副作用也可能与其在组织中的潴留增多相关。临床上维A酸治疗后复发的患者对维A酸无效，可能与维A酸在体内重新分布有关。

维A酸对光敏感，外用后在皮肤表面易发生同分异构变化，部分转变为异维A酸。同样，异维A酸光敏下也容易发生部分异构化，形成全反式维A酸，提示这两种化合物倾向于构成同一种几何异构体的转换形式。

外用该药后在表皮内部分异构化成9-顺维A酸和13-顺维A酸。皮肤外用可诱导细胞色素P_{450}维A酸-4-羟化酶活性，进而使维A酸转化成无活性的代谢物。

维A酸的透皮吸收作用取决于制剂所用基质，开始迅速弥散入角质层，几分钟后形成储库，再进一步弥散至表皮，其后缓慢进入真皮。

【药理作用】 全反式维A酸除了与RAR结合外，在体内可转化为9-顺维A酸，进而与RXR结合。

1. 抗皮肤老化 维A酸是强有力的细胞增殖分化基因表达的生物调节剂，可通过调节表皮生长因子的丝裂原作用，使表皮细胞DNA合成和有丝分裂指数增加，诱导表皮增生，使颗粒层和棘细胞层增厚，对表皮、真皮的老化性损伤有较长远的影响，长期应用能使老化皮肤的临床症状和病理发生改变，使许多结构紊乱修复，损伤好转或消退。

2. 减少表皮黑素 本品外用有助于减轻因光损伤所致色素过度沉着引起的损害。黑色素瘤细胞系中，维A酸通过抑制酪氨酸酶活性而减少黑素的形成，并减少黑素。维A酸作用于黑色素细胞是多位点的，对酪氨酸羟化酶、多巴氧化酶及二羟基吲哚氧化酶三型催化酶活性都有抑制作用，从而减少黑色素形成、减轻皮肤色素沉着。

3. 抑制皮脂产生 维A酸是皮脂细胞增殖和脂类合成的强力抑制剂。维A酸通过抑制皮脂产生和减小皮脂腺的大小而影响皮脂腺的活性。使皮脂腺的基底细胞成熟过程变长，皮脂腺数目减少，皮脂腺中增殖细胞的比例下降，导致皮脂合成减少。

4. 免疫调节作用 维A酸作用于免疫系统的B淋巴细胞、T淋巴细胞、细胞因子和巨噬细胞，对体液免疫及细胞免疫均有影响，低剂量有免疫刺激作用，高剂量有免疫抑制作用。

5. 抗炎作用 可使中性粒细胞游走受到抑制，抑制花生四烯酸及其代谢产物的产生，抑制中性粒细胞产生白三烯及氧化物阴离子，阻碍溶酶体的释放。

6. 抑制皮肤光老化 维A酸可纠正或预防紫外线辐射等有害因素对真皮结缔组织生化成分及形态结构引起的异常，刺激皮肤细胞外基质蛋白合成，在真皮上部加速形成新的结缔组织带。

【临床应用】

1. 寻常性痤疮 维A酸是第一个外用治疗痤疮的维A类药物，疗效显著。该药能抑制粉刺的形成并能溶解粉刺；增加毛囊皮脂腺导管细胞的有丝分裂活性，导致毛囊漏斗部角质形成细胞转换率增加，加速粉刺排出。维A酸还能降低粉刺内角质形成细胞的黏聚力，减少非炎症损害并防止炎症损害的发生。

2. 对扁平苔藓、白斑、黄褐斑、毛发红糠疹和面部单纯糠疹等亦有疗效。

3. 对角化异常的各种皮肤病如鱼鳞病、毛囊角化症等有效。体外给药，常用浓度为0.025%、0.05%和0.1%。

4. 护肤养颜 维A酸可使皮肤柔嫩，皱纹明显减少，颜面斑状色素沉着消退，雀斑减轻，黄褐斑消退，皮肤粗糙度降低，从而达到美容效果。

【不良反应】 本品口服应用毒副作用大，表现为致畸和胚胎毒性、骨骼损害、头痛、头晕等，还可引起血脂升高、肝损害等。

外用可引起皮肤黏膜刺激反应，主要表现为红斑、脱屑、干燥、瘙痒、烧灼感、刺痛感等，多发生于治疗中的第1个月，并且严重程度与剂量呈正相关。因此外用浓度不宜过大，0.3%以下较为适宜。

【使用注意】 本品不宜用于急性皮炎、湿疹等疾病。可与其他药物如皮质激素、抗生素合用，以增加疗效。应控制剂量或同服谷维素、维生素B_1、维生素B_6等药物以减轻不良反应。

异维A酸

异维A酸(isotretinoin)又称13-顺维A酸(13-cis-retinoic acid)，系维A酸的异构体。本品于1947年分离出结晶，1955年被合成。为第一代维A酸类药物中较好的药物，其治疗指数为维A酸的2.5倍。

【体内过程】 本品口服后有明显首过效应，生物利用度仅约为25%。口服后吸收快，2～3小时达峰浓度。进入血液中与白蛋白结合，全身分布广，存在肝肠循环。体内可发生氧化代谢，代谢产物的半衰期延长，约50%给药剂量以结合型代谢物形式从胆汁和尿中排泄。

【药理作用】

1. 减轻上皮细胞角化作用 本品可调节表皮细胞的终末分化阶段，减小角质形成细胞平均体积，表现出抗角化作用；可减弱角质层的黏聚力，从而损伤渗透屏障功能，使皮肤失水增多、脆性增加。用药1周后，可见早期损伤性改变，角质层变薄，角质细胞形成胞浆空泡化，随后逐渐恢复，细胞内张力细丝，细胞间桥粒与角化小粒恢复正常。

2. 免疫调节作用 对细胞免疫和体液免疫均有调节作用，增强同种异体移植的排斥反应。

3. 抑制皮脂生成作用 本品呈剂量依赖性地抑制皮脂分泌。可能使基底细胞成熟过程延长，从而使皮脂腺细胞数目减少，缩小皮脂腺组织、抑制皮脂腺活性、减少皮脂腺分泌。

另外，本品还有减少痤疮丙酸杆菌数目、抑制超氧阴离子的形成、抑制胶原酶及明胶酶的生成、减少表皮黑素的形成等作用。

【临床应用】 临床上用于治疗严重型痤疮、酒渣鼻、革兰阴性菌毛囊炎、严重面部皮脂溢出症、扁平苔藓、银屑病及某些角化性皮肤病。在FDA批准系统应用的维甲酸中，只有异维A酸对痤疮具有良效。重度痤疮(包括结节型和囊肿型的痤疮)，可口服异维A酸，一般8周内显效；轻度和中度痤疮可用间歇冲击疗法治疗，口服异维A酸治疗1周，每月用药1周，连用6个月。

【不良反应】 异维A酸的毒副作用低于维A酸。

1. 较早出现的副作用为皮肤黏膜改变。唇炎发生率最高，口服给药时发生率可达100%，近30%～50%患者鼻腔黏膜干燥、出血，皮肤干燥瘙痒、眼干燥，尤以过敏体质及干燥症患者明显。

2. 长期应用可引起肝损害，引起血浆中三酰甘油升高。

3. 长期应用可引起骨质疏松，骨骺闭锁，骨生成迟缓等，其发生率均<15%。以每日每千克体重1～2mg剂量和疗程4～5个月为宜。口服异维A酸治疗痤疮时，约有10%的患者可检出骨肥大。

4. 本品有致畸作用，主要发生在脊椎系统、中枢神经系统及内脏。胚胎毒性表现为流产和死产。致畸率约为25.6%，大于沙利度胺。

【使用注意】

1. 戴隐形眼镜（接触镜）者不宜使用或应用本品期间不宜戴隐形眼镜。

2. 儿童与少年长期应用时每6～12个月应作腰部与长骨的X线检查。平时多食一些含钙丰富的食品如牛奶、排骨汤、海鲜等，骨质疏松患者可给予补钙治疗。应避免异维A酸与糖皮质激素、其他维A酸类药（包括维生素A）同用。使用异维A酸疗程不要太长。

3. 妊娠前4周以及妊娠3个月内应禁用此药。

4. 文献报道口服异维A酸后引发精神异常，但是只能说明有一定的相关性，而无明确的因果关系。但临床医生应警惕使用异维A酸出现精神抑郁的可能性。对于已有明确精神抑郁的患者应避免使用该药治疗。

（二）第二代单芳香维A酸类

该类药物系通过改变维A酸类化合物中环已烯环结构而形成，由于分子结构中含有单个芳香基团，故称之为第二代单芳香维A酸类。代表性药物有阿维A酯、阿维A、乙基氨甲维A酸和二氯甲基甲氧苯乙酯维A酸等。这类药物的治疗指数较第一代维A酸高。

阿维A酯

阿维A酯（etretinate），即三甲基甲氧苯维A酸乙酯。又称依曲替酯、芳香维A酸、银屑灵。是20世纪70年代发现的第二代单芳香维A酸类药物。为人工合成的第一个芳香性维A酸，治疗指数增加，脂溶性高。

【体内过程】 口服后吸收较快，1小时后血浆中可检出，2～4小时血药浓度达峰值。口服生物利用度约为40%。主要与脂蛋白结合，其代谢产物阿维A具有活性，可透过胎盘屏障，通过乳汁分泌。主要贮存在皮下脂肪，长期使用血药蓄积可达数月之久，具有明显的停药后效应。

【药理作用】

1. 抗角化作用 能使皮肤过度角化逆转，此与本品对多肽激素的抑制作用有关。在皮肤，本品可减少颗粒层葡萄糖-6-磷酸脱氢酶的活性，以调节角化的后阶段，并使角质形成细胞平均体积明显缩小。

2. 免疫调节作用 低剂量有免疫刺激作用，高剂量有免疫抑制作用。

3. 抗肿瘤作用 通过特异的糖蛋白与肿瘤细胞发生接触，并以药物的毒性导致胞浆膜及胞浆内超微结构改变,使肿瘤细胞溶解。

【临床应用】

1. 用于严重银屑病,如红皮病型银屑病、脓疱银屑病,不能根治,停药后常有复发。

2. 先天鱼鳞病、毛发红糠疹、毛囊角化病以及其他严重角化异常的皮肤病。

3. 对角层下脓疱病、掌跖脓疱病、连续性肢端性皮炎有效。

4. 还可用于多种皮肤、黏膜癌及癌前病变,如蕈样肉芽肿、鳞癌、基底细胞癌及食管癌、支气管癌等以及癌前病变,如黏膜白斑、日光性角化病等。

【不良反应】 本品的不良反应与异维 A 酸相似,但存在重要差异。结膜症状少见而脱发明显,最初有表皮脱落、黏性皮肤、易碰伤,肝功能异常较常见,偶见肝毒性反应。用药初期的不适可耐受,以上副作用在停药后均可恢复。

【使用注意】 口服有致畸作用,在服药期间及停药 1 年内绝对禁止妊娠。

(三)第三代多芳香维 A 酸类

第三代维 A 酸类药物系通过改变基本结构的侧链部分而形成的,分子结构中含有多个芳香基团,故称之为第三代多芳香维 A 酸类(arotinoids)。代表性药物为芳香甲乙酯、阿达帕林、他扎罗汀和贝占罗汀。对维 A 酸核受体具有更高的选择性。

芳香甲乙酯

芳香甲乙酯,即芳香维 A 酸乙酯(arotinoid ethylester),属多芳香维 A 酸类。

【药理作用】 芳香甲乙酯在其侧链上含有两个芳香环,具有明显而持久的抗银屑病作用。其最低剂量是阿维 A 酯的 0.1% ~0.2%,每日仅需 0.04 ~0.06mg。对银屑病有特效。

本品抗银屑病的作用机制主要基于其对细胞增殖和分化的调控作用,动物实验和细胞培养均证明能影响核苷酸的转录过程,抑制 DNA 合成和细胞增殖。

【不良反应】 本品不良反应轻微,主要为口、眼干燥,手足脱皮,皮肤瘙痒等,一般不太严重。

阿达帕林

阿达帕林(adapalene)为将维 A 酸中间结构的烯键部分直链环化而得到的具有视黄醇样活性的萘甲酸类衍生物,化学名为 6[3-(1-金刚烷基)4-甲氧苯基]-2-萘甲酸。维 A 酸分子中的烯直链被萘替换,增强了分子结构的刚性,增强药物的化学及光化学性质稳定性,在空气和光照下不易分解。阿达帕林分子中还引入了一组亲脂性较强的金刚烷基-甲氧苯基部分,是使得该化合物具有特殊生物效应的药效基团。

【体内过程】 本品脂溶性强,易溶于皮脂,具有较好的皮肤渗透性,但经皮吸收进入体循环极少,多集中于毛囊。

【药理作用】 阿达帕林不与蛋白结合的细胞质受体相结合,但与维 A 酸核受体有特殊的亲和力,本品为寻常痤疮异常的细胞分化、角化及炎症过程的强效调节剂,其药理活性主要表现在以下三方面:

1. 对细胞增殖和分化的影响 本品选择性作用于表皮角质形成细胞的终末分化过程,从而具有抗增殖作用。体外试验表明本品在调节细胞分化过程中活性较全反式维 A 酸强 3 倍以上。

2. 抗炎作用 本品具有较强的局部抗炎作用,与戊酸倍他米松及吲哚美辛类似而明显高于其他外用维A酸类药物。其机制主要与抑制人类多核白细胞的化学趋化反应,并可抑制花生四烯酸经环氧酶、脂氧化反应转化为炎症介质(前列腺素和白三烯)有关。

3. 抗痤疮作用 该药明显减少表皮粉刺的数目,且呈剂量依赖性,同时伴有表皮厚度的增加,对作为寻常痤疮病因的表皮异常角化和分化过程也有作用。作用机制被认为是通过使毛囊上皮细胞正常分化而减少微小的粉刺形成,另外可缓解由细胞反应介导的炎性反应,如可缓解痤疮的炎性反应(脓疱和丘疹等),也是其抗痤疮的机制。

【临床应用】 本品适用于以粉刺、丘疹和脓疱为主要表现的寻常型痤疮的皮肤治疗。亦可用于治疗面部、胸和背部的痤疮。目前主要用其0.1%浓度的洗剂、凝胶和霜剂等。

【不良反应】 本品稳定,无光毒性,外用仅有轻微皮肤刺激症状,如红斑、烧灼感。多出现于用药1~2周内,减少用药次数或暂时停药可以减轻。该药几无吸收进入体循环,故外用无全身性不良反应。

乙炔维A酸乙酯

乙炔维A酸乙酯又称他扎罗汀(tazarotene),为第一个根据受体选择性研制的第三代维A酸类药物,自1996年首先在德国上市以来以其显著疗效受到人们的重视,这与其独特的化学结构有关。其化学结构具有以下特点:

1. 化合物以直线状三键取代原单双键多烯链,形成牢固的双芳香基乙炔结构,故无异构体,此与全反式维A酸不同。只能适用于某些维A酸受体,不会激活潜在的不同维A酸受体。

2. 本品为酯型结构,在结构设计上将原分子中游离羧酸部分用乙酯前体药的形式代替,使其在局部效应和毒性模型中显示较高的治疗指数。

3. 分子中引入烟酸结构促进该药在体内迅速代谢为亲水性游离酸(他扎罗汀酸),从而避免了药物在体内的蓄积以及亲脂性维A酸酯类在体内半衰期过长的问题。

4. 亲脂环状结构中引入硫原子,以利于分子适当的被细胞色素同工酶快速代谢,有利于该药的迅速氧化代谢,活性消失。

【体内过程】 透皮吸收甚少,外用系统生物利用度(systemic bioavailability)低,药物及其代谢产物低于1%被吸入血液,大部分药物存留在皮肤中产生作用。局部外用他扎罗汀能迅速穿过角质层进入皮肤各层,真皮和表皮中84%~94%为原形药物,其余为他扎罗汀酸和其亚砜形式。

该药在体内迅速被酯酶代谢为活性他扎罗汀酸,后者进一步代谢为非活性的亚砜和砜类化合物,然后随尿、粪便排出体外,在脂肪中无蓄积。他扎罗汀体内清除迅速,其消除半衰期甚短,约为2~18分钟,他扎罗汀酸为1~2小时,亚砜和砜类代谢物的半衰期约为16小时。体外放射性标记显示,用药后2~3天尿检阴性,粪便清除高峰为2~5天,7天药物已全部清除出体外。

【药理作用】 本品具有较高的受体选择性,使前体药不与维A酸核受体结合,其活性代谢产物(他扎罗汀酸)与两种维A酸受体(RARβ,RARγ)有高度亲和力并激活靶受体,但不与任何维A酸X受体(RXR)结合,特殊的受体选择性使生物学介导途径专一,可避免较广泛药理作用所引起的副作用,故而临床疗效显著且不良反应较少。

1. 治疗银屑病 他扎罗汀可阻断银屑病的所有三个致病环节:角质形成细胞分化异常、增殖过度和炎症增加。具体表现为用药后下调细胞分化标志物从而降低过度分化;明显抑制细胞增生标志物;降低炎症标志物的表达;上调他扎罗汀诱导基因从而发挥抗增生作用。

2. **治疗痤疮** 他扎罗汀治疗寻常性痤疮的机制：①抗炎作用，改善过度角化，抑制白细胞活性和早期炎症因子及介质的释放以及免疫调节中转录因子的表达，可做一线药治疗炎症性痤疮；②调节痤疮异常角化所致的毛囊皮脂腺导管栓塞，进而溶解微粉刺，抑制其发展成粉刺（非炎症性痤疮）。这种内环境的改善不利于痤疮丙酸杆菌的繁殖，从而减少了化学趋化因子的释放和中性粒细胞浸润，防止粉刺破裂成为丘疹或脓疱（炎症性痤疮）。

【临床应用】

1. **银屑病** 是他扎罗汀的主要应用，1997 年 FDA 批准 0.05% 和 0.1% 他扎罗汀凝胶用于治疗轻、中度寻常型斑块状银屑病。对轻、中度斑块型银屑病疗效较好，可使症状迅速缓解，并促进皮损消退，患者对其耐受性好。外用治疗银屑病有效率高，绝大多数患者用药后第 1 周见效，12 周显示疗效峰值。常用其 0.1% 凝胶制剂。

2. **痤疮** 用于治疗面部轻、中度寻常性痤疮，安全可靠、耐受性好。

3. **其他** 可有效治疗、改善角化过度、异常性疾病，如毛囊角化病、融合性网状乳头瘤病、层板状鱼鳞病、寻常性鱼鳞病、黑棘皮病等。对毛囊皮脂腺疾病、表皮肿瘤和丘疹鳞屑性皮肤病、盘状红斑狼疮等亦有一定疗效。

【不良反应】 由于本品具有受体选择性，外用系统生物利用度低，体内清除迅速，故该药不良反应少而轻微。动物实验表明该药无致突变和致癌作用。外用无致畸作用，但长期、大量服用（毒理实验表明）可致畸。

局部不良反应主要包括轻度至中度的皮肤刺激，表现为瘙痒、烧灼、刺痛和红斑等。这些反应与用药剂量、剂型有关，不持久，可耐受。

【使用注意】

1. 育龄妇女用药应避孕。

2. 使用时，避免药物与眼睛、口腔和黏膜接触，并尽量避免药物与正常皮肤接触。

3. 如出现瘙痒等皮肤刺激作用，尽量不要搔抓，可涂少量润肤剂；严重时，停用本品或隔天使用一次。

制剂和用法

维 A 酸 胶囊和片剂：5mg、10mg、20mg。一次 10mg，一日 2～3 次，口服。洗剂、凝胶、霜剂和乳剂：0.025%～0.1%。一日 2 次，局部涂搽，或遵医嘱。

异维 A 酸 胶丸或胶囊：2.5mg、5mg、10mg、20mg。开始剂量为 0.5mg/(kg·d)，分 2 次口服，进餐时服药可促进吸收，治疗 2～4 周后可根据临床效果及不良反应酌情调整剂量。6～8 周为一疗程，疗程之间可停药 8 周。霜剂：0.05%、0.1%。一日 2 次，涂患处或遵医嘱。

阿维 A 酯 胶囊剂：10mg、25mg。开始剂量 0.75～1mg/(kg·d)，分 2～3 次使用。疗程为 2～4 周，最大剂量不得超过每日 75mg，最后剂量须依疗效及耐受程度而定，通常 6～8 周为一疗程，剂量为 0.5mg/(kg·d)。口服阿维 A 酯配合外用皮质类固醇激素可提高疗效，并减少副作用。

芳香甲乙酯 胶囊剂：0.03mg。每日或隔日服 1 粒。

阿达帕林 凝胶剂：0.1%。一日 1 次，外搽于痤疮部位，8～12 周为一疗程。

乙炔维 A 酸乙酯 凝胶剂：0.05%、0.1%。一日 1 次，外搽患处，可与皮质类固醇激素联合使用，如皮质激素早 1 次，乙炔维 A 酸乙酯凝胶晚 1 次，可产生协同治疗效果。

（熊天琴）

第二节 α-羟酸类

学习导航

1. **掌握** α-羟酸类的药理作用、临床应用、不良反应及其防治。

2. **熟悉** 常用药物的作用特点。

一 概述

α-羟酸类是一类含有α位羟基的有机酸，主要存在于水果、糖类和乳制品中。其分子结构简单、分子量小、水溶性好、具有强渗透性，能够穿过角质层被皮肤吸收，促进表皮细胞的新陈代谢，具有广泛的皮肤病治疗和皮肤护理作用，在皮肤病学和医学美容学上占有很重要的地位。常用药物有甘醇酸、柠檬酸、乳酸、苹果酸和杏仁酸等。

（一）药理作用

1. 皮肤角质层和表皮剥脱作用 α-羟酸类药物在皮肤表面应用，低浓度（8%以下）时能渗透到表皮内部，通过干扰细胞间黏性物质的离子键和氢键，减少角质细胞连接而加速皮肤角质层脱落；高浓度（一般为20%～80%）时，促进表皮细胞的新陈代谢使表皮与真皮剥离。可用来做化学换肤，使皮肤变的柔软、光滑。其作用相对温和，无全身毒副作用。

2. 皮肤保湿作用 人体皮肤的含水量，特别是角质层的含水量与皮肤的光洁度、弹性密切相关。α-羟酸类药物的分子结构中含有羟基，这些羟基能像手一样"抓住"水分子，从而把水分子留在角质层中而增加皮肤的含水量，减轻皮肤的干燥程度；此类药物可以使真皮浅层的透明质酸含量增加，透明质酸具有很好保湿作用，能带给肌肤充分的水分滋润，使肌肤保持青春光泽。

3. 消除皮肤异常色素沉着，美白皮肤作用 α-羟酸类可以加速皮肤色素分解代谢，抑制或防止皮肤色素沉着，加速皮肤角质层脱落有利于改善暗沉。角质的更新有助于皮肤中黑色素剥落、毛孔收细、黑头溶解而使皮肤美白、肤色清新、纯净。

4. 增加皮肤弹性，消除皮肤皱纹 α-羟酸类可深达真皮层，促进真皮层内酸性黏多糖、胶原蛋白及弹力纤维的增生及重新排列，彻底改善细胞木质，收紧肌肤，使皮肤保持天然弹性。明显改善脸部的细纹，淡化深部的皱纹；也可改善皮肤微循环，调节皮肤细胞新陈代谢，促进肌肤细胞的重生，帮助皮肤恢复平坦，而减少皱纹；使真皮浅层的透明质酸含量增加，也有利于消除皱纹而抑制或延缓皮肤衰老。

（二）临床应用

1. 护肤养颜 低浓度的α-羟酸类制成膏霜、乳液、化妆水等作为化妆品应用，可使皮肤滋润、嫩白、光洁而有弹性，并能消除皱纹延缓皮肤衰老。

2. 治疗多种皮肤病

（1）皮肤干燥症、老年性皮肤瘙痒症：这两种皮肤病在老年人比较多见，因为老年人一般皮肤老化萎缩、变薄、皮脂腺和汗腺分泌功能减退使皮肤含水量减少，表皮增生，皮肤变得干燥，受到周围环境冷热变化的刺激，易出现瘙痒。α-羟酸类可引起表皮松解，皮肤含水量增加而缓解皮肤干燥及瘙痒症状。

(2)鱼鳞病、掌趾角化症:这两种皮肤病具有明显角质层滞留特征,α-羟酸类可减少角质细胞的内聚力,加速角质层脱落,使皮肤角质层变薄而发挥治疗作用。疗效好、刺激性小,并对皮肤有保湿营养作用。

(3)脂溢性角化病、寻常疣:α-羟酸类物可引起表皮松解,又能加速皮肤角质层脱落,故能有效治疗这两种疾病。其优点是比氟尿嘧啶作用温和,发生色素沉着的可能性小。

(4)痤疮:痤疮是由于皮脂腺分泌过多,毛孔堵塞,而引起局部的隆起、充血、炎症反应。外用α-羟酸类制剂可分离软化角化重叠的角质细胞,松解堵塞毛孔的角质栓,疏通皮脂正常分泌而消除痤疮;此类药也有抑制皮脂腺分泌的作用,减轻皮肤油腻,防止毛孔阻塞而预防痤疮产生。

3. 用作皮肤外用药、化妆品的赋形剂和助透剂 药物经皮肤吸收的主要障碍是角质层,α-羟酸类减少角质细胞连接而加速皮肤角质层脱落,易渗透到真皮层,可以促进多种局部外用药物的通透性。其促进渗透作用强、性质稳定、副作用小,可作为外用药物(软膏剂、乳膏剂、霜剂、喷雾剂、洗剂、搽剂、涂膜剂等)和化妆品(祛斑霜、防晒霜、按摩乳等)的赋形剂和助透剂。例如,加入抗真菌药中,治疗甲癣的疗效提高;加入防晒剂中,既能防晒又能护肤;加入增白、脱色剂中,可提高治疗黄褐斑等色素皮肤病的疗效;加入水杨酸类角质剥脱剂中,治疗鸡眼、寻常疣和脂溢性角化病的疗效提高;加入维A酸中,治疗痤疮、除皱、祛斑作用增强。

(三)不良反应

α-羟酸类的酸性会对皮肤产生刺激,引起皮肤发红、发热、刺痒等,严重时可出现渗出、水肿、流水、红斑、硬皮及皮炎,这些症状发生概率随酸的浓度增高而升高。故使用含有本品的皮肤外用药、化妆品应从低浓度开始,避开眼睛和口唇,以免刺激眼睛或产生口唇脱皮现象。洗脸后待皮肤干透时才可使用。因刚洗完脸,保护皮肤的皮脂膜酸碱度还未恢复正常,马上使用会引起不适。如果发红、发热等刺激症状明显,最好换更低浓度的药物使用,并减少每周使用次数。如果出现严重的水肿、流水及皮炎,可能皮肤对此类药物过敏,应该立刻停用,用冷水敷脸10~20分钟,或到医院让医生用修护药膏处理。

α-羟酸类作剥脱术时,如果剥脱较深或护理不当可能形成瘢痕或发生色素改变。注意不仅控制药物浓度而且小心护理。剥脱术后不要用毛巾擦、手挠抓,避免风吹日晒。因清除过厚的角质,会使皮肤变得较薄、较脆弱,对外来刺激较敏感,易受损或晒伤。可用营养霜、防晒品敷面。

(四)禁忌证

皮肤受伤、对阳光敏感、对α-羟酸类过敏者不得使用本品;患有细菌性、病毒性皮肤病者,皮肤恶性肿瘤者禁用。

总之,不同浓度的α-羟酸类用于治疗不同的皮肤症状,浓度越高对皮肤的作用越明显,但是发生不良反应的机会也相对增大。因此对于浓度的掌握,以及药物在面部保持的时间,都需要专业操作技术。为了避免对皮肤造成不必要的伤害,应用α-羟酸类药物,最好寻求专业医生进行指导。

二 常用药物

甘 醇 酸

甘醇酸(glycolic acid)系从甘蔗萃取而来。为白色结晶粉末,其分子量为76,易被皮肤吸收。甘醇酸在溶液中浓度不同，pH 就不同，对皮肤的作用也不同。

【药理作用】

1. 改善过度角化 本品可加速角质细胞脱落，促使肌肤更新而改善皮肤过度角化；并能松解堵塞毛孔的角质栓，使毛囊管畅通。

2. 增加皮肤保湿 本品使透明质酸含量增加，提高皮肤的保水能力。

3. 改善皮肤弹性 甘醇酸能增加真皮内的骨胶原及弹性纤维形成，显著改善皮肤质地。

【临床应用】 用于治疗皮肤粗糙、暗沉、黑斑、痤疮、皮肤干燥症等。还常用作皮肤外用药、化妆品的赋形剂和助透剂。

柠檬酸

柠檬酸（citric acid）又名枸橼酸，主要存在于柠檬、柑橘、菠萝等果实中。为无色晶体或白色结晶性粉末，易溶于水。

【药理作用】

1. 改善皮肤角化 本品可加快角质更新，有助于皮肤中黑色素剥落，毛孔收细，黑头溶解。

2. 保湿美白美发 对皮肤有保湿和漂白作用，稀释后作为化妆水用，使皮肤保持滑润美白；柠檬酸能中和头发中的碱性成分起到护发作用，使头发健康亮泽，易梳理。

【临床应用】 用于皮肤粗糙，黑斑等；也用于皮肤保湿，美发护发等。还常用于乳液、乳霜、洗发液等化妆品中作赋形剂和助透剂。

乳酸

乳酸（lactic acid）主要存在于酸乳和西红柿液中，也是人体天然组分之一。其分子结构具有不对称性，所以有三种异构体，L-乳酸、D-乳酸和 LD-乳酸。乳酸纯品为无色液体，其水溶性较高。水溶液的浓度不同，pH 也不同。

【药理作用】

1. 抑制酪氨酸酶 本品能抑制酪氨酸酶生成，从而抑制或防止皮肤色素沉着。

2. 皮肤保湿作用 本品能促进皮肤细胞新陈代谢，防止皮肤干燥。

3. 护发美发 乳酸天然存在于头发中，是一种优良的 pH 调节剂和保湿剂，可以使头发表面光泽亮丽，常作为各种护发产品的 pH 调节剂；外用高浓度乳酸能引起表皮松解。

【临床应用】 用于老年斑、雀斑，皮肤干燥症，老年性皮肤瘙痒，脂溢性角化病，寻常疣等。

苹果酸

苹果酸（malic acid）存在于不成熟的山楂、苹果和葡萄果实的浆汁中。其分子结构具有不对称性，所以有三种异构体，L-苹果酸、D-苹果酸和 LD-苹果酸。三种异构体均为白色结晶体或结晶状粉末，有较强的吸湿性，易溶于水、乙醇。

【药理作用】

1. 改善角质化 本品可加速角质细胞脱落，有效改善干燥皮肤毛囊角化等。

2. 润肤除皱 本品含有天然的润肤成分，能溶解黏结在干燥鳞片状死细胞之间的“胶黏物”，可清除皮肤表面皱纹，使皮肤变得嫩白、光洁而有弹性。

【临床应用】 用于干燥皮肤毛囊角化病，鱼鳞病，掌趾角化症等具有明显角质层滞留特征的皮肤病。常用作化妆品配方的原料，用以润肤护肤。

杏 仁 酸

杏仁酸(mandelic acid)又名苯乙醇酸，主要存在于杏仁中。为白色结晶，易溶于乙醇和水。

杏仁酸具有很好的祛死皮及杂质的效果，还有皮肤保湿作用，使肌肤滋润、柔软、光滑。常用作皮肤外用药、化妆品的赋形剂和助透剂。

制剂和用法

α-羟酸 霜剂：1号为1.5%，2号为3.0%，3号为4.5%，4号为6.0%。化妆外用，一日数次。从低浓度开始应用，逐渐增至高浓度，以便使皮肤适应，防止不良反应。

甘醇酸 溶液剂：20%、35%、50%和70%。由医师外用，用于化学剥皮术。

甘醇酸 霜剂：7%。化妆外用，一日数次。

乳酸 溶液剂：化妆外用，一日数次。霜剂：9%。化妆外用，一日数次。

乳酸胺 洗剂：12%。外用，一日数次。

杏仁酸 霜剂：20%。化妆外用，一日数次。

（白建平）

第三节 微量元素和维生素类

学习导航

1. **掌握** 微量元素和维生素在美容及皮肤保健中的应用。
2. **熟悉** 微量元素和维生素的药理作用和其他临床应用。
3. **了解** 微量元素和维生素的分类。

一 微量元素

锌

锌(zinc，Zn)在人体内含量仅次于铁，约2～3g。成人每日需锌量为15～20mg。肉类、蛋类、豆类、坚果、麦胚等食物中含量丰富，植物中的锌较动物组织中的锌更难以吸收和利用。

【体内过程】 人体绝大部分组织中都有极微量的锌分布，其中肝脏、肌肉、骨骼和皮肤中含量较高。锌主要在小肠吸收，吸收率为20%～30%。锌的吸收率会受食物中植物酸和钙的影响，因锌可与其生成不易溶解的复合物。纤维素也会影响锌的吸收。锌主要通过胰脏向外分泌排出，另有小部分随尿、汗液、乳汁排出。汗液中一般每升含锌1mg，大量出汗时，一天随汗丢失的锌可达4mg。

【药理作用】 锌是人类必需的微量元素，锌在皮肤中的含量约为人体总量的20%，皮肤是对锌缺乏表现最为敏感的器官。锌缺乏易引起的皮肤病，常见慢性皮肤瘙痒症、痤疮、脱发以及营养障碍引起的慢性皮肤溃疡、白癜风、疱疹样皮炎、银屑病、黏膜扁平苔藓等。

1. 抗辐射 锌具有抵抗紫外线的辐射、促进伤口愈合、提高机体抵抗力、抗氧化、对皮肤有光保护等作用。

2. 促进淋巴细胞增殖 锌具有的促进淋巴细胞增殖对维持上皮和黏膜组织正常,防御细菌、病毒侵入,促进伤口愈合,减少痤疮等皮肤病变有良好的作用。

3. 防止脂质过氧化 人体皮肤的衰老与体内的脂质过氧化反应相关,而抵抗脂质过氧化反应的许多生物酶都是以必需微量元素为活性中心的,必需微量元素的缺乏会导致这些酶的活性降低,从而加速脂质过氧化反应进行,皮肤也因此容易老化,失去弹性和出现老年斑等现象。能防止脂质过氧化反应的微量元素主要有锌、铜、硒、锰等。

【临床应用】 用于锌缺乏症,慢性皮肤溃疡,痤疮等。临床常用硫酸锌和氧化锌治疗痤疮,3~5天即显效,3~4周达最大疗效。也用于治疗脂溢性皮炎,可减少皮脂分泌。还可用于治疗化脓创口、生长不良的创口和瘘管等。

【不良反应】 口服硫酸锌常见胃肠道反应,外用未见明显不良反应。

【使用注意】 过量的锌进入体内可引起铜和铁缺乏症,故每日用量不宜超过15mg。

铁

铁(iron,Fe)在人体内的总量为4~5g,是体内含量最多的一种必需微量元素。铁主要来自食物,体内血红蛋白降解释放的铁也可再利用。动物血、肝、心、肾、瘦肉及木耳中含量最丰富。成年人每日需铁约1mg,儿童及妊娠期、哺乳期、月经期女性需铁量增多。

【体内过程】 成人体内的铁72%以血红蛋白、3%以肌红蛋白、0.2%以其他化合物形式存在;其余则为储备铁,以铁蛋白的形式储存于肝脏、脾脏和骨髓的单核-吞噬细胞系统中,约占总铁量的25%。铁主要在十二指肠与空肠上段吸收。无机铁以Fe^{2+}的形式吸收。酸性环境、维生素C、谷胱甘肽等能将Fe^{3+}还原成Fe^{2+},有利于铁的吸收;碱性环境及可与铁结合形成不溶性复合物的鞣酸、草酸、磷酸等均阻碍铁的吸收。动物性食物中的铁,以血红素铁形式直接被肠黏膜吸收。进入肠黏膜的Fe^{2+}被氧化成Fe^{3+},根据机体需要,或与肠黏膜去铁蛋白结合形成铁蛋白贮存,或进入血液与运铁蛋白结合而运输,铁主要随小肠黏膜细胞的脱落经肠道排出。

【药理作用】 铁是人体的必需微量元素,铁是血红蛋白、肌红蛋白及多种酶系的重要成分。铁摄入不足或缺乏主要是引起缺铁性贫血,供血不足会严重影响皮肤健美。

【临床应用】 用于铁摄入不足或缺乏症,主要表现为皮肤苍白、弹性下降、皱纹增多等。

【不良反应】 口服铁剂最常见胃肠道反应、便秘等。

【使用注意】 铁剂与制酸药(如碳酸氢钠)、四环素类药物、磷酸盐类及含鞣酸的药物或饮料同用,易产生沉淀而影响吸收。

铜

铜(copper,Cu)在成人体内的含量为80~110mg。成人每日需要量约1~3mg,孕妇、发育期的青少年等需要量有所增加。

【药理作用】 铜是人体的必需微量元素,是血浆铜蓝蛋白的组成成分。人体内含铜的酶有酪氨酸酶、单胺氧化酶、超氧化酶、超氧化物歧化酶、血铜蓝蛋白等。铜缺乏时,人体内各种血管与骨骼的脆性增加、脑组织萎缩,还可引起白癜风及少白头等黑色素丢失症;还可影响铁的吸收和利用，从而引起缺铁性贫血，造成体弱无力，皮肤干燥粗糙、失去原有的弹性和柔润。

1. 促进血红蛋白生成 铜对血红蛋白的形成起活化作用。

2. 促进铁的吸收和利用 铜在传递电子、弹性蛋白的合成、结缔组织的代谢、嘌呤代谢、磷脂及神经组织形成方面具有重要的促进作用。

【临床应用】 各种原因引起的铜缺乏症，导致白癜风及少年白头等黑色素丢失症；或导致缺铁性贫血，见皮肤干燥粗糙、失去原有的弹性和柔润，面色苍白等。

【不良反应】 可致恶心、食欲减退，皮肤瘙痒等。

【使用注意】 长期摄铜过量可影响锌的吸收；大剂量注射引起蓝绿粪便、急性溶血、肾功能异常等中毒症状。

硒

硒（selenium，Se）在人体内的含量约14～21mg，广泛分布于除脂肪以外的所有组织。成人每日需要30～50μg。动物肝、肾及海产品含硒丰富，谷类食物含硒量取决于各地区土壤含硒量。

【药理作用】

1. 抗氧化 硒是抗氧化剂谷胱甘肽过氧化物酶的活性成分，可有效清除自由基，抗氧化，延缓衰老。并能促进皮肤细胞生长，防治皮肤老化。维生素E抗氧化作用的发挥也需要硒的参与。

2. 增强免疫功能 硒可刺激免疫球蛋白和抗体的产生，从而提高机体免疫能力。

【临床应用】 用以防治皮肤老化皱纹，治疗脂溢性皮炎及白癜风，也可作防晒剂使用。

【不良反应】 长期过量摄入引起恶心、呕吐、脱发、烦躁及周围神经炎等中毒症状。

碘

碘（iodine，I）在人体内含量为30～50mg，成人每日需要100～300μg。海带、紫菜等海产品中含丰富的碘。碘的主要作用是参与甲状腺激素的合成及抗氧化。碘化钾（potassium iodide）或碘化钠（sodium iodide）溶液经皮电离子导入，有软化瘢痕、减轻粘连、促进炎症吸收等作用。可用于治疗瘢痕、术后粘连等。

锶

锶（strontium，Sr）是牙齿中的正常组成成分，在牙齿中与氟和钙的代谢有着密切的关系。成人对锶的需求量每天约2mg。牙齿含锶量高时，龋齿发病率低，牙齿内锶含量减少则羟磷灰石结晶体溶解度增高，同时引起骨质疏松和龋齿。锶的防龋作用是在羟磷灰石上形成一薄层的钙-锶，或特别是在珐琅质的矿物质表面形成一薄层的钙-锶-氟磷灰石。因此，锶也是影响美容的因素之一。

锰

锰（manganese，Mn）在人体内含量为12～20mg，成人每日需求量为5～10mg。干果仁、绿叶蔬菜、茶叶等含量丰富。锰是精氨酸酶、谷氨酰胺合成酶、Mn-超氧化物歧化酶、丙酮酸羧化酶等多种酶的组成成分或激活剂，在调节三大物质代谢、抗氧化、增强机体免疫力、增加性激素合成、促进骨钙化等方面发挥重要作用。缺乏时可影响生长发育，特别是造成骨骼发育不良甚至畸形，易患龋齿，皮肤产生皱纹、衰老等。

其他微量元素

除上述几种微量元素外，与皮肤保健密切相关的还有铋、钼、钴等。微量元素对皮肤的保健作用受到广泛关注，并不断地开展研究，含多种微量元素的化妆品已在使用。

二 维生素类

（一）脂溶性维生素

维 生 素 A

维生素 A（vitamin A）是具有酯环的不饱和一元醇，包括维生素 A_1、维生素 A_2 两种。维生素 A 在体内的活性形式包括视黄醇、视黄醛和视黄酸。维生素 A 在鱼肝油、蛋黄、肝等动物性食物中含量丰富并以酯的形式存在；植物性食物中含有维生素 A 原（即胡萝卜素，在肠黏膜内转化成视黄醇）。维生素 A 为淡黄色油溶液或结晶与油的混合物，与氯仿、乙醚、环已烷、石油醚可以任意比例混合，在乙醇中微溶，水中不溶。在空气中易氧化，遇光易变质。

【体内过程】 口服易吸收，食物中的脂肪、蛋白质与体内的胆汁酸、胰酶和维生素 E 等均可促进维生素 A 的吸收。吸收后主要在肝脏中贮存并代谢，几乎全部在体内被代谢。β-胡萝卜素是维生素 A 的前体，在动物肠黏膜内可转化为活性维生素 A。主要经尿、粪排泄。

【药理作用】

1. 维持上皮结构的完整与健全 视黄醇和视黄酸可以调控基因表达，减弱上皮细胞向鳞片状的分化，增加上皮生长因子受体的数量。因此，维生素 A 可以调节上皮组织细胞的生长，维持上皮组织的正常形态与功能。

2. 保湿作用 本品能保持皮肤湿润，防止皮肤黏膜干燥角质化，不易受细菌伤害。缺乏维生素 A，会使上皮细胞的功能减退，导致皮肤弹性下降，干燥粗糙，失去光泽。

3. 抗氧化作用 可以中和、清除有害的自由基。

4. 维持正常的视觉功能 视黄醛参与视网膜杆状细胞视紫红质的合成，保持杆状细胞对弱光的敏感性。缺乏时，暗适应时间延长，甚至发生夜盲症。

【临床应用】 用于皮肤角化粗糙，皮肤烫伤，冻伤，并有助于痤疮、脓疱疮、疖疮，皮肤表面溃疡等皮肤病的治疗。此外，还常用于眼干燥症（干眼病），角膜软化症，夜盲症等。

【不良反应】 大剂量或长期服用可引起齿龈出血，唇干裂。过量主要表现骨关节疼痛、皮肤干燥、发痒、鳞屑、皮疹、脱皮、脱发、指（趾）甲易脆等。

【使用注意】 制酸药可减少维生素 A 的吸收；同服抗凝血药致凝血酶原降低。

维 生 素 D

维生素 D（vitamin D）为固醇类衍生物，溶于脂溶性溶剂，水中不溶，遇光或空气易变质。维生素 D 常与维生素 A 共存于鱼肝油中，酵母、香菇、麦角所含麦角固醇和皮肤内脱氢胆固醇也是维生素 D 的来源。常见的维生素 D 有两种，即维生素 D_2（骨化醇，麦角骨化醇或称钙化醇)和维生素 D_3(胆骨化醇),两者作用相同。

【体内过程】 维生素 D 注射、口服或经皮肤给药均易吸收,储存于肌肉和脂肪组织,原形及代谢物主要由胆汁排泄,少量可随尿及乳汁排泄。

【药理作用】

1. 调节血钙水平 促进小肠对钙、磷的吸收及肾小管对钙、磷的重吸收,影响骨组织的钙代谢,维持血钙及血磷的正常水平,促进骨和牙齿的钙化。

2. 影响细胞分化 在皮肤、肌肉、胰腺、脑等细胞以及造血细胞、活化的 T 淋巴细胞和 B 淋巴细胞、肿瘤细胞(如乳腺癌、膀胱癌、前列腺癌、肺癌、骨肉瘤、白血病等癌细胞)中存在维生素 D 受体,维生素 D 具有调节这些细胞生长的功能,包括诱导细胞的正常分化和抑制细胞的过度增殖。

3. 其他 促进维生素 A 的吸收,促进汗腺及皮脂腺的分泌,维持毛发生长及皮肤含水量,抑制炎症反应(特别是 T 细胞介导的炎症反应)。

【临床应用】

1. 与维生素 A 合用可治疗角化性皮肤病,干燥性湿疹,红斑,丘疹性湿疹及皮肤干燥,皲裂等。

2. 预防及治疗佝偻病、骨软化病和婴儿手足搐搦症等。

【不良反应】 一般剂量不良反应轻微,大剂量使用引起高钙血症、高血压、软组织硬化、肾功能损害、皮肤黏膜干燥、脱发以及神经系统、消化系统等多方面不良反应。

【使用注意】 市售鱼肝油制剂含大量维生素 A,长期大量使用,易引起维生素 A 慢性中毒,故治疗佝偻病时宜用纯维生素 D 制剂。

维 生 素 E

维生素 E(vitamin E)又称生育酚,是一种脂溶性维生素,为淡黄色的黏稠液体,易溶于氯仿、乙醇、醚等有机溶剂中,不溶于水,遇光色渐变深。主要来源于麦芽油、棉子油、葵花子、杏仁、鲟鱼子及芦笋、绿叶蔬菜、谷物、奶油和蛋黄等。

【体内过程】 维生素 E 经肠道吸收。吸收后经淋巴以乳糜微粒状到达血液,随后与血浆 β-脂蛋白结合。吸收后分布于所有组织,其中以垂体、肾上腺和睾丸含量最高,在胸腺和子宫含量低。主要存在于这些组织和器官的线粒体和微粒体中。在组织中能氧化成生育醌,再还原为 β-生育氢醌,后者与肝脏中葡萄糖醛酸结合。主要经胆汁分泌入肠,随大便排出。局部应用维生素 E 乙酸盐,2 小时后药物在皮肤代谢成为有活性的维生素 E,6 ~ 12 小时达高峰浓度。维生素 E 的十四酸异丙酯溶液较维生素 E 乙酸盐溶液的作用更强,1.5% 维生素 E 十四酸异丙酯溶液和 5% 维生素 E 乙酸盐的作用相当。

【药理作用】

1. 抗氧化作用 维生素 E 为体内抗氧化剂,有清除自由基的作用。当机体缺乏维生素 E 时,组成生物膜的脂质(主要是不饱和脂肪酸)容易生成过氧化脂质(LPO),结果导致生物膜通透性改变,细胞膜发生破裂分解,引起肌肉萎缩,皮肤皱纹增多。LPO 还可与蛋白质聚合形成脂褐素。

2. 防晒作用 UV 照射能降低角质层内的维生素 E 含量,且和 UV 剂量相关。外用维生素 E,可预防 UVB 照射引起表皮细胞损伤而对细胞有保护作用;并能维持细胞正常代谢,使细胞 pH 保持稳定,维持正常膜电位及谷胱甘肽含量,增强细胞的生存能力;还能抑制因 UV 诱导的皮肤肿瘤的癌基因突变。局部应用维生素 E 能减少 p53 基因的环丁烷嘧啶二聚体的形成，从而减少 p53 基因的突变。

3. 抑制蛋白激酶 C 的活性 本品可抑制该酶的活性，减少胶原酶的表达，从而抑制胶原降解，改善皮肤老化的特征。

【临床应用】

1. 防治紫外线所致皮肤损伤，保持皮肤弹性，减少皮肤皱纹等，还可治疗黄褐斑，炎症后色素沉着斑，老年斑等。

2. 防治银屑病，扁平苔藓，带状疱疹后遗神经痛，斑秃，化疗脱发。

3. 与维生素 A 合用，治疗角化性皮肤病，如毛囊角化病，毛周角化病，鱼鳞病，毛发红糠疹等。

4. 治疗结缔组织病。大剂量应用对硬皮病，皮肌炎有效，与泛酸合用对红斑狼疮疗效明显。

5. 对单纯型及营养不良型大疱性表皮松解症有效，可使水疱消退，毛发生长。

6. 还可治疗因血管壁脆弱所致的末梢血管功能障碍性疾病，如冻疮、下肢溃疡、过敏性紫癜等。

【不良反应】 长期应用（6 个月以上），易引起血小板聚集和血栓形成。大剂量长期应用，部分病例有恶心、头痛、疲劳、眩晕、视力模糊、月经过多、闭经等。个别患者有皮肤皲裂、唇炎、口角炎、胃肠功能紊乱等，停药后可逐渐消失。

【使用注意】 维生素 E 的主要代谢产物生育醌具有抗维生素 K 的作用，可使凝血时间延长，故与口服抗凝剂合用，可增强其抗凝作用。

维生素 K

维生素 K（vitamin K）为甲萘醌类物质，可分为两类：一类是脂溶性维生素，即从绿色植物中提取的维生素 K_1 和肠道细菌（如大肠埃希菌）合成的维生素 K_2；另一类是水溶性的维生素，由人工合成的维生素 K_3 和维生素 K_4。

【体内过程】 天然维生素 K 肠道吸收需要胆汁协助，人工合成品则不需。吸收后与乳糜微粒结合，使之转运到肝脏，最后主要以尿液和粪便的形式排出。

【药理作用】 主要作用是参与肝脏凝血因子的合成。维生素 K_1 与肾上腺皮质激素有协同作用；维生素 K_3 有吗啡样镇痛作用；维生素 K_4 可兴奋 β 受体，促进细胞分化，抑制细胞异常增殖。此外，维生素 K 能刺激结缔组织细胞增生，加速伤口及溃疡面愈合。

【临床应用】 用于烧伤，冻伤，溃疡等，可促进伤口愈合。也用于慢性荨麻疹，渗出性皮炎，湿疹及寻常型银屑病等的辅助治疗。

【不良反应】 服用后引起恶心、呕吐等消化道反应。维生素 K_1 静脉注射速度过快可引起血压下降、呼吸困难甚至休克，维生素 K_3 可导致溶血。

（二）水溶性维生素

维生素 B_1

维生素 B_1（vitamin B_1）又称硫胺素（thiamine），为白色结晶或结晶性粉末，有微弱的特臭，味苦。有引湿性，露置在空气中易吸收水分。在碱性溶液中容易分解变质，遇光和热效价下降。故应置于遮光、凉处保存，不宜久贮。维生素 B_1 主要存在于种子外皮及胚芽中，米糠、麦麸、黄豆、酵母、瘦肉等食物中含量最丰富。

【体内过程】 口服易吸收，体内分布以肝、脑、心、肾组织中较多，肝脏内活化为焦磷酸硫胺素发挥作用。

【药理作用】 维生素 B_1 以辅酶形式参与糖的分解代谢，有保护神经系统的作用，能促进肠胃蠕动，增加食欲。维生素 B_1 缺乏时可发生脚气病，还可引起多种神经炎症。

【临床应用】 用于多种皮肤病的辅助治疗，如带状疱疹后遗神经痛，脂溢性皮炎，扁平苔藓，湿疹，光化性皮肤病等。与局部麻醉药合用，局部封闭可治疗神经性皮炎，斑秃等。在化妆品中加入本品，可防治脂溢性皮炎，湿疹。

【不良反应】 口服无明显不良反应，注射时偶见过敏反应。

【使用注意】 维生素 B_1 在碱性溶液中易分解，故不宜与碱性药物如苯巴比妥钠、碳酸氢钠等配伍使用。

维生素 B_2

维生素 B_2（vitamin B_2）又称核黄素（riboflavin），为橙黄色结晶粉末，难溶于水，水溶液呈黄绿色并有荧光，遇光易破坏，遇碱或加热时易分解。主要来源于酵母、肝、肾与肉类。药用为人工合成品。

【体内过程】 口服、肌注均易吸收。体内分布广泛，储存量低，易发生缺乏。主要以原形经肾脏排泄。

【药理作用】 维生素 B_2 是机体中许多酶系统的重要辅基的组成成分，参与物质和能量代谢。有保护皮肤毛囊黏膜及皮脂腺的功能。

【临床应用】 用于维生素 B_2 缺乏引起的口角炎，舌炎，鼻和面部的脂溢性皮炎，眼睛角膜发红、充血等。化妆品中加入本品可保护皮肤，防治脂溢性皮炎。

【不良反应】 未见明显不良反应。

【使用注意】 空腹服用吸收差，饭时或饭后立即服用吸收完全。服用后尿呈黄绿色。

维生素 B_6

维生素 B_6（vitamin B_6）为吡多醇、吡多醛、吡多胺的总称，三者可相互转化。易溶于水及乙醇，高温、碱性溶液中和遇光均易破坏。维生素 B_6 在酵母菌、肝脏、谷粒、肉、鱼、蛋、豆类及花生中含量较多。

【体内过程】 口服易吸收，易进入肝、红细胞、脑及胎盘组织细胞中，经肝内氧化后随尿排泄。

【药理作用】 维生素 B_6 为多种转氨酶、转硫酶、脱氨酶、脱羧酶的辅基。可参与体内氨基酸、脂肪代谢，并影响体内 γ-氨基丁酸、儿茶酚胺、5-HT、组胺等多种神经递质及活性物质的合成转化过程。可降低毛细血管壁通透性及透明质酸酶活性，降低过敏反应、炎症反应，具有促进上皮细胞生长、抑制皮脂腺分泌的作用，并有镇静、止痒、止呕的作用。

【临床应用】

1. 局部涂搽治疗痤疮，酒渣鼻，脂溢性皮炎等。

2. 用于神经性皮炎，湿疹，荨麻疹，光敏性皮炎，皮肤瘙痒症，妊娠痒疹及其他妊娠皮肤病，唇炎。

3. 对口腔溃疡、斑秃、银屑病等也有一定疗效。

4. 维生素 B_6 缺乏症。

【不良反应】 长期大剂量可致谷丙转氨酶升高，引起严重的周围神经炎。注射给药偶有过敏反应。

烟 酰 胺

烟酰胺(nicotinamide)为白色结晶性粉末,味苦,易溶于水和乙醇,具有微弱的吸湿性,较稳定,可耐酸碱及高温。

【体内过程】 口服易于吸收,可广泛分布于体内,过量部分迅速以代谢产物或原形随尿排出。

【药理作用】 烟酰胺为B族维生素,在体内可由烟酸转变而成,与烟酸有类似的生物活性。烟酰胺为辅酶Ⅰ和辅酶Ⅱ的组成部分,在生物氧化呼吸链中起着递氢的作用,可促进生物氧化过程和组织新陈代谢,对维持正常组织(特别是皮肤、消化道和神经系统)的完整性具有重要作用。

【临床应用】

1. 防治烟酸缺乏所致的糙皮病,口炎及舌炎。
2. 防治过敏性瘙痒性皮肤病,夏季痒疹,光敏性皮炎,痤疮等。
3. 化妆品中应用可防止皮肤粗糙。

【不良反应】 烟酸的不良反应较烟酰胺多而且严重,可引起过敏反应。长期应用可有皮肤发红、血管扩张、皮肤干燥、色素沉着,尤为颜面部。烟酰胺相对不良反应少而轻。

【使用注意】 妊娠初期过量服用有致畸的可能。

维 生 素 C

维生素C(vitamin C)又称抗坏血酸,为白色结晶性粉末,存在于新鲜水果和蔬菜中。正常成年人日需要量约为60mg。本品遇光、碱、热等易氧化失活,酸性环境中稳定。

【体内过程】 口服吸收快而完全,小肠吸收量可大大超过人体需要量。胃酸缺乏者服后易被破坏,腹泻时吸收减少。体内分布广泛,但组织浓度有差异。体内代谢的主要途径是转变为尿中的草酸盐而排出。

【药理作用】

1. 参与体内的氧化还原反应 维生素C在体内有氧化、还原两种形式,构成体内重要的氧化-还原系统,参加多种氧化还原反应。如使巯基酶的-SH保持还原状态,解除重金属离子中毒;将氧化型谷胱甘肽还原为还原型,以清除细胞膜的脂质过氧化物,保护细胞膜;使高铁血红蛋白还原为血红蛋白,恢复运氧能力;使Fe^{3+}还原成Fe^{2+}及使叶酸还原为四氢叶酸等。

2. 参与多种羟化反应 维生素C是一些羟化酶的辅基,参与多种代谢物的羟化。维生素C激活羟化酶,促进胶原组织的形成。前胶原α-肽链上含有大量脯氨酸和赖氨酸,须在羟化酶的作用下羟化成羟脯氨酸和羟赖氨酸。胶原蛋白是骨、韧带、毛细血管、结缔组织的重要构成成分,在降低毛细血管通透性、维持骨组织正常结构、保持皮肤弹性、延缓皮肤自然老化和光老化等方面有重要作用。维生素C还使胆固醇羟化形成胆汁酸,降低胆固醇含量;并参与芳香族氨基酸代谢过程中的一系列羟化反应,影响儿茶酚胺等神经递质的合成,调节神经功能。

其机制可能与维生素C能上调fra-1基因,进而下调激活蛋白-1(AP-1)的目标基因;也通过阻止C-Jun氨基端激酶(JNK)的磷酸化和该酶的激活而抑制内源性的C-Jun蛋白的磷酸化,进而降低AP-1的活性来对抗UV诱导的细胞损害和死亡有关。

3. 其他 维生素C有抗炎、减少黑素生成、促进免疫球蛋白合成、提高吞噬细胞吞噬能力、促进淋巴细胞增殖等诸多作用。

【临床应用】 皮肤美容主要用于以下方面。

1. 防治外伤、炎症、痤疮、晒伤等所致的色素沉着,能美白皮肤。

2. 外用维生素C,可维持皮肤弹性,减轻皱纹,改善皮肤粗糙、苍白、松弛等现象,延缓皮肤自然老化及光老化,防治头发易折断等。

3. 治疗湿疹,荨麻疹,药疹等。

【不良反应】 过量可引起一过性腹泻、皮肤瘙痒等症状。

制剂和用法

葡萄糖酸锌 片剂:10mg。一次10~20mg,一日2次,口服。

氯化锌 溶液剂:1%~5%。经皮肤阳离子导入,通电时间20分钟。

硫酸亚铁 片剂:0.3g。一次0.3g,一日3次,饭后口服。

硫酸铜 溶液剂:0.25%~2%。一次2~3mg,一日2次,口服。搽剂:1%、2%溶液搽涂患处。

维生素A 胶丸:5000IU、2.5万IU。一次1万~2万IU,一日2~3次,口服。

维生素D_3 注射液:30万IU。肌注一次30~60万IU。

维生素E 胶丸:50mg、100mg。一次10~100mg,一日2~3次。霜剂、酊剂:0.5%~2%。一日3~4次,涂搽患处。

维生素K_1 注射液:10mg。一次10mg,一日1~2次,肌注或静注。

维生素K_3 注射液:2mg。一次2~4mg,一日1~2次,肌注。片剂:2mg。一次2~4mg,一日2~3次,口服。

维生素B_1 片剂:10mg。一次10~30mg,一日3次,口服。注射剂:50mg、100mg。一次50~100mg,一日1次,肌注。

维生素B_2 片剂:5mg。一次5~10mg,一日3次,口服。

维生素B_6 片剂:10mg。一次10~20mg,一日3次,口服。注射液:50mg、100mg。一次50~100mg,一日1次,肌注或静注。霜剂:12mg,外涂患处。

烟酰胺 片剂:50mg、100mg。一次50~200mg,一日3次,口服。

维生素C 片剂:100mg。一次100~200mg,一日3次,口服。注射液:100mg。一日100~500mg,肌注或静滴。

(周旭美)

第四节 生物制剂

学习导航

1. **掌握** 生物制剂在美容及皮肤保健中的应用。
2. **熟悉** 生物制剂的作用特点。
3. **了解** 生物制剂的分类。

一 细胞因子

细胞因子(cytokine,CK)是一类能在细胞间传递信息、具有免疫调节和效应功能的蛋白质或小分子多肽。细胞因子都是通过与靶细胞表面的细胞因子受体特异结合后才能发挥其生物学效应，包括促进靶细胞的增殖和分化，增强抗感染和杀肿瘤细胞效应，促进或抑制其他细胞因子的合成，促进炎症过程，影响细胞代谢等。由于细胞因子为人体自身成分，通过调节机体生理过程和提高免疫力来治疗疾病，在低剂量即可发挥作用，因而疗效显著，副作用小，是一种全新的生物疗法。目前在国际上已批准用于临床治疗的细胞因子药物包括干扰素α、干扰素γ、EPO、GM-CSF、G-CSF、IL-2等，部分也被应用于美容。

干扰素

干扰素（interferon，IFN）是最先发现的细胞因子，因具有干扰病毒感染和复制的能力故称为干扰素。根据来源和理化性质，可将干扰素分为白细胞干扰素（IFN-α）、成纤维细胞干扰素（IFN-β）和T淋巴细胞干扰素（IFN-γ）三种类型。IFN-α和IFN-β也称为Ⅰ型干扰素，IFN-γ称为Ⅱ型干扰素。

【体内过程】 IFN在肌肉或皮下注射后入血，血浆半衰期2～4h，只有少量透过血-脑脊液屏障，主要经肾脏排泄。

【药理作用】 干扰素是一组具有多种功能的活性蛋白质（主要是糖蛋白），是一种由单核细胞和淋巴细胞产生的细胞因子。

1. 抗病毒 IFN是一种广谱抗病毒剂，并不直接杀伤或抑制病毒，而主要是通过细胞表面受体作用使细胞产生抗病毒蛋白，从而抑制乙肝病毒的复制。在同种细胞上具有广谱的抗病毒，影响细胞生长，分化等多种生物活性。

2. 增强和调节免疫 增强自然杀伤细胞（NK细胞）、巨噬细胞和T淋巴细胞的活力，从而起到免疫调节作用，并增强抗病毒能力。

3. 抑制胶原蛋白合成 IFN-γ能抑制胶原蛋白mRNA的转录，并能抑制IL-4介导的IgE的合成。

【临床应用】 用于治疗硬皮病，瘢痕病，特发性皮炎等。还常用于治疗各类病毒感染，也可治疗高IgE综合征。

【不良反应】 少数患者可有发热、寒战、乏力、肌痛、厌食等反应，多在注射48小时后消失。还可出现头痛、关节痛、食欲不振、恶心等，个别患者可能出现粒性白细胞减少、血小板减少等，停药后可恢复。如出现不能忍受的严重不良反应时，应减少剂量或停药，并给予必要的对症治疗。

【使用注意】 泼尼松或其他糖皮质激素有降低干扰素生物活性的作用，应予注意。用前必须做过敏试验，以防发生过敏性休克。严重肝肾功能不全、骨髓抑制、心肌梗死、重症高血压、脑血管疾病患者慎用。

表皮生长因子

1962年，美国S. Cohen博士发现小鼠身上一活性物质可直接促进表皮生长，并将其命名为"表皮生长因子"（epidermal growth factor，EGF），并因此获得1986年诺贝尔生理学或医学奖。EGF是一类广泛存在于人和动物皮肤、黏膜和唾液中的小分子多肽，由53个氨基酸组成，分子量为600kD，不同来源的EGF都有增加细胞内DNA、RNA和蛋白质的合成，促进细胞增殖和组织生长的作用。

【药理作用】

1. 促进细胞增殖，延缓皮肤衰老 表皮生长因子能从细胞内部调节皮肤组织细胞营养水平，促进物质转运、物质合成和物质代谢，使新生的细胞迅速代替衰老死亡的细胞，从而降低构成皮肤组织的细胞平均年龄，使皮肤弹性增强并延缓衰老。用于美容和皮肤护理会获得良好的美容保健效果，在一定程度上可防治痤疮和黄褐斑等。通过加速皮肤细胞的新陈代谢，对颜色较深的皮肤和各种皮肤瘢痕达到修复美化作用。

2. 促进创面愈合 可促进动物皮肤创面组织修复过程中的DNA、RNA和羟脯氨酸的合成，加速创面肉芽组织的生成和上皮细胞的增殖，从而缩短创面的愈合时间。

【临床应用】 用于皮肤烧伤面（包括Ⅰ度、深Ⅱ度，肉芽创面），溃疡创面（如口腔、胃肠等），新鲜创面（如外伤、手术创伤、整容等）以及糖尿病足坏疽。

表皮生长因子作为生物添加剂，添加于美容护肤品中，可以改善和提高美容护肤品的质量，在国际上这种美容制品非常流行。这类产品可以促进人体皮肤新陈代谢，重组皮肤表皮，改进皮肤结构，延缓皮肤衰老，减少皮肤皱纹，防止皮肤毛囊发炎，并为损伤皮肤提供养分。

【不良反应】 不良反应较少，仅见极轻微皮肤刺激反应和一过性的轻微疼痛。

碱性成纤维细胞生长因子

碱性成纤维细胞生长因子（basic fibroblast growth factor，bFGF）被统一命名为FGF。本品由155个氨基酸组成，因其等电点为9.6，而被称为碱性成纤维细胞生长因子。

bFGF是一种具有广泛功能的细胞因子，对很多种细胞包括成纤维细胞、成肌细胞、成骨细胞、神经细胞、内皮细胞、角质细胞、软骨细胞等均有刺激效应。

【药理作用】 能刺激来源于中胚层和神经外胚层细胞的生长，如成纤维细胞、血管内皮细胞、角膜细胞、上皮细胞、神经细胞、肌细胞、骨细胞等，具有广泛的生物活性。对创伤修复过程的三个阶段，即局部炎症反应阶段、细胞增殖分化及肉芽组织形成阶段、组织重建阶段均有不同程度的促进作用。

【临床应用】 用于各种原因引起的创伤，如外伤、刀伤、冻伤、激光创面、手术、医学美容、换肤、祛斑、祛暗疮引起的创面及局部性萎缩，烧烫伤，灼伤（浅Ⅱ度、深Ⅱ度、肉芽创面）等。此外，还常用于各种急慢性溃疡（包括糖尿病性溃疡、放射性溃疡、褥疮、瘘窦）等。

将EGF、FGF配制于霜剂中可以促进表皮和真皮中细胞的增殖与分化，从而使面容饱满、皱纹减轻、面色红润。但剂量不宜过大，时间不宜过长。因为EGF能使角化过度，FGF能使黑素增加。而且，目前所用的此类药物均为基因工程产品，其蛋白的结构与功能都与天然状态的细胞因子存在一定的差异，外用这类制剂的作用时间不连续，蛋白易降解，是其主要弊端。

【不良反应】 外用安全，偶有刺痛感。

【使用注意】 常规清创后，用生理盐水洗涤创面，再使用本品。不可置于高温或冰冻环境中。

转化生长因子-β

转化生长因子-β（transforming growth factor-β，TGF-β）属于调节细胞生长和分化的TGF-β超家族。除TGF-β外，还有活化素（activins）、抑制素（inhibins）、米勒管抑制物质（Müllerian inhibiting substance，MIS）和骨形成蛋白（bone morphogenetic proteins，BMPs）。TGF-β的命名来源于其能使正常的成纤维细胞的表型发生转化，即在表皮生长因子（EGF）同时存在的条件下，改变成纤维细胞贴壁生长特性而获得在琼脂中生长的能力，并失去生长中密度信赖的抑制作用。

【药理作用】 本品可促进成纤维细胞、成骨细胞和施万细胞的生长。TGF-β_1、TGF-β_2能促进人成纤维细胞IL-6的产生，其机制可能是通过对IL-6基因转录的调节。抑制上皮细胞、破骨细胞、内皮细胞生长和脂肪、心肌、骨骼肌的形成；TGF-β还可拮抗EGF的某些生物学功能；促进细胞外基质（ECM）如胶原蛋白、纤连蛋白的表达和抑制ECM的降解，对细胞的形态发生、增殖和分化过程起着重要作用，有利于胚胎发育和细胞修复；抑制淋巴细胞与内皮细胞的黏附；促进嗜碱性粒细胞释放组胺。

【临床应用】 可用于皮肤的慢性损伤，促进骨伤愈合。在抗癌，治疗自身免疫性疾病以及移植排斥方面有潜在应用前景。

白细胞介素-1

白细胞介素-1（interleukin-1，IL-1）简称白介素-1，是一个多功能的细胞因子，与其他细胞因子不同的是IL-1的作用广泛，几乎可以影响各种细胞。

【药理作用】

1. 调节免疫 IL-1具有广泛的免疫调节作用，并有致热和介导炎症的作用。能促进胸腺细胞及T细胞的活化、增值和分化；可协同IL-4等细胞因子刺激B细胞的增殖和分化、免疫球蛋白的合成和分泌；能刺激骨髓多能干细胞的增殖；通过提高NK细胞对IL-2等细胞因子的敏感性而增强其杀伤活性，IL-1与IL-2或IFN有协同刺激NK细胞活性的作用。

2. 促进创面修复 IL-1能诱导内皮细胞和平滑肌细胞释放PDGF，从而调节与控制创伤组织修复过程中的炎症反应、组织与细胞分化及增殖过程，对创伤修复具有促进作用。

【临床应用】 用于皮肤损伤，可促使创面的修复。此外，还可调节睡眠，在抗肿瘤方面也有较好的应用前景。

【使用注意】 须在有经验的专科医生指导下慎重使用，应从小剂量开始，逐渐增大剂量或遵医嘱。在2～8℃储存。

白细胞介素-6

白细胞介素-6（interleukin-6，IL-6）简称白介素-6，是一种多功能细胞因子。目前已知的效应细胞包括免疫细胞、造血细胞、肝细胞、成纤维细胞、肾系膜细胞、皮肤胶质细胞及某些肿瘤细胞等。

【药理作用】 IL-6能抑制瘢痕疙瘩增生部位的成纤维细胞，并对浸润及老化部位的成纤维细胞也有抑制作用。诱导B细胞向抗体产生细胞转化，对杂交瘤、浆细胞瘤和骨髓肿瘤有增殖因子的作用；具有与IFN相同的抗病毒作用，可保护成人免受EB病毒感染；对造血细胞有协同促进作用，可显著促进造血干细胞的增殖及骨髓移植小鼠造血功能的重建；促进破骨细胞增殖与分化，诱导骨吸收；诱导心肌细胞肥大，减低心肌收缩力。

【临床应用】

1. 抑制瘢痕增生 主要用于防治瘢痕疙瘩。

2. 治疗免疫性疾病 如系统性红斑狼疮、硬皮病、银屑病等患者全身或局部组织的IL-6水平升高，这将为IL-6抗体或可溶性IL-6受体治疗这些疾病的研究提供理论依据。

3. 恶性肿瘤的辅助治疗 IL-6可增强癌症患者的免疫力，清除癌症患者手术治疗后体内残存的瘤细胞，预防恶性肿瘤的复发。与放射治疗等配合使用能提高患者的生存质量，延缓肿瘤进展。

转移因子

转移因子(transfer factor,TF)是存在于人和动物免疫淋巴细胞内的可透析的小分子物质,属于多肽和多核苷酸类,为无色或微黄色澄清液体或类白色粉末。

【药理作用】 为免疫调节药,可增强或抑制体液免疫细胞和细胞免疫功能。

【临床应用】 用于湿疹,慢性皮肤黏膜真菌感染等。可辅助治疗某些抗生素难以控制的病毒性或真菌性细胞内感染(如带状疱疹、流行性乙型脑炎、白色念珠菌感染、病毒性心肌炎等);对恶性肿瘤可作为辅助治疗剂;对免疫缺陷病(血小板减少、多次感染综合征)有一定的疗效。

【不良反应】 尚未见有关不良反应报道,对本品过敏者禁用。

【使用注意】 禁与热饮料、食物同服。

二 核酸类

瘦　素

瘦素(leptin,LP)是由脂肪细胞分泌的一种肽类激素,是肥胖(OB)基因的表达产物。瘦素进入血液循环后会参与糖、脂肪及能量代谢的调节,促使机体减少摄食,增加能量释放,抑制脂肪细胞的合成,进而使体重减轻。

三 酶类

超氧化物歧化酶

超氧化物歧化酶(superoxide dismutase,SOD)是一种含有金属元素的活性蛋白酶,为氧自由基清除剂。1938 年由 Marn 等首次从牛红血球中分离得到;1969 年 McCord 等重新发现这种蛋白,并确认其生物活性。本品广泛分布于各种生物体内,如动物、植物、微生物等。

【药理作用】

1. **防晒作用** 光照使皮肤变黑的主要原因是氧自由基损害,SOD 可有效防止皮肤受电离辐射(特别是紫外线)的损伤,从而产生防晒效果。

2. **延缓皮肤衰老** SOD 为抗氧酶,能有效地延缓皮肤衰老、祛斑、抗皱。

3. **抗炎作用** SOD 有明显的抗炎作用,对防治皮肤病有一定效果。

4. 抑制瘢痕增生。

【临床应用】 用于皮肤皱纹,老年斑,痤疮,黄褐斑等。此外,还有增白作用。可作为功能性成分添加于化妆品中。

【不良反应】 未见明显不良反应。

辅　酶　Q_{10}

辅酶 Q_{10} 又名泛醌 10,为脂溶性醌,其结构类似于维生素 K,因其母核 6 位上的侧链——聚异戊烯基的聚合度为 10 而得名,是一种醌环类化合物。辅酶 Q_{10} 在动物内脏(心脏、肝脏、肾脏)、牛肉、豆油、沙丁鱼、鲭鱼和花生等食物中含量相对较高。

【药理作用】

1. 防晒作用 随着年龄的增加,皮肤胶原蛋白抵御紫外线等氧化刺激物损伤的能力下降,而辅酶 Q_{10} 能够有效防止皮肤光损伤,因为辅酶 Q_{10} 渗透进入皮肤生长层可以减弱光线的氧化反应,在生育醇的协助下可以启动特异性的磷酸化酪氨酸激酶,防止 DNA 的氧化损伤,抑制紫外线照射下人皮肤成纤维细胞胶原蛋白酶的表达,保护皮肤免受损伤。

2. 延缓皮肤老化 辅酶 Q_{10} 是有效的抗氧化剂和自由基清除剂。辅酶 Q_{10} 可抑制脂质过氧化反应,减少自由基的生成,保护 SOD 活性与结构不受自由基氧化损伤,从而提高体内 SOD 等酶的活性,抑制氧化应激反应诱导的细胞凋亡,具有显著的抗氧化、延缓衰老的作用。皮肤皱纹的增加与辅酶 Q_{10} 含量有关,含量越低,皮肤越易老化,面部的皱纹也越多。

【临床应用】 用于预防和治疗皮肤光老化性损伤,添加于化妆品中,使肌肤紧致光滑,柔软透明,弹性靓丽;也可以通过口服来摄取,当细胞中含足够辅酶 Q_{10},能量代谢会有所增强,清除自由基,缓解皱纹加重。

四 其他

骨 胶 原

骨胶原是存在于人体内的胶原蛋白的一种,为构成皮肤蛋白的主要成分,对皮肤具有生物活性。在酸、碱、酶或高温作用下进行水解处理可得到相对分子质量较低的可溶性蛋白水解液(相对分子质量为 1 ~ 10kD 的多肽),内含 18 种 α- 氨基酸,主要是甘氨酸、丙氨酸等,其中羟基脯氨酸是一般蛋白质中所没有的。

据美国专家研究,人面部、颈部和手上皮肤的老化是由于受到光线,特别是阳光中的紫外线照射使人皮肤上的可溶性胶原变性,皮肤失去弹性而出现皱纹。当使用胶原水解液后,可以补偿皮肤可溶性胶原的损失,从而使皮肤恢复弹性,保持青春。骨胶原的氨基酸容易被皮肤吸收,制成膏霜制剂皮肤局部外用易于吸收,可防止水分蒸发,尤其对治疗手部、足部皮肤皲裂效果良好。对一般性皮肤病如瘙痒、黄褐斑、鱼鳞病、单纯糠疹、湿疹等亦有较好的疗效。

胎盘提取液

胎盘提取液是由健康人的新鲜胎盘精制而成的一种新型的化妆品天然添加剂,含有丰富的氨基酸、多肽以及多种可改善组织新陈代谢的酶类。本品能促进皮肤的营养供给和废物排泄。以胎盘提取液作为添加剂的化妆品,具有明显的护肤、润肤和延缓衰老的作用;还可促进角质层细胞的剥脱,加快黑素的排出而增白皮肤。胎盘提取液极易腐败变质,生产过程中对化妆品厂家卫生管理水平有很高的要求。

透 明 质 酸

透明质酸(hyaluronic acid,HA)又名玻尿酸、糖醛酸,是由两个双糖单位 D- 葡萄糖醛酸及 N- 乙酰葡萄糖胺组成的大型多糖类物质,可吸收相当于自身重量 500 倍以上的水分。本品人体分布广泛(包括皮肤),皮肤中透明质酸的含量可随新陈代谢和衰老过程而变化。

应用添加透明质酸成分的化妆品可提高皮肤水分含量,延缓衰老,使皮肤柔嫩、光滑。本品还具有良好的促透作用，可促进其他营养成分的透皮吸收。透明质酸作为优良的保湿成分，可广泛用于膏霜、乳液、化妆水、精华素、洗面奶、浴液、洗发液、摩丝、唇膏等化妆品中，一般添加量为0.05%～0.5%。此外，口服含有透明质酸的保健品可润泽皮肤，延缓衰老。医药上已将透明质酸应用于滴眼液、手术材料和针剂。

制剂和用法

干扰素　注射液：100万IU、300万IU、500万IU。参照说明书使用。软膏、脂质体凝胶剂：外用。

表皮生长因子　凝胶：10万IU(200μg)：20g。外用，参照说明书使用或遵医嘱。

表皮生长因子　冻干粉：1万IU、10万IU。外用，临用前用生理盐水溶解，参照说明书使用或遵医嘱。

碱性成纤维细胞生长因子　冻干粉：2000AU、20000AU、36000AU。用生理盐水溶解后直接用于创面，推荐剂量每次150AU/cm^2，每日一次，或遵医嘱。

白细胞介素-2　注射剂(粉)：5万IU、10万IU、20万IU、50万IU、100万IU。参照说明书使用。

转移因子　胶囊：3mg(多肽)和100μg(核糖)。一次3～6mg(1～2粒)，一日2～3次，口服，或遵医嘱。

转移因子　注射液：2ml(含3mg多肽、100μg核糖)。1～2周/次，皮下注射。

(周旭美)

第五章 防晒剂

学习导航

1. 掌握 防晒指数的概念及其测定方法，防晒剂的药理作用和临床应用，物理性和化学性遮光剂的概念。

2. 熟悉 维A酸类、茶多酚类、维生素E、辅酶Q_{10}的防晒作用和临床应用。

3. 了解 防晒剂的其他评价指标：UVA防护指数(PFA)、光毒防护指数、免疫防护指数和吸收光谱。

第一节 概 述

一 日光的组成

日光可分为紫外线(ultraviolet light,UV,波长为200～400nm)，可见光线(visual light,波长为400～800nm)和红外线(ultrared light,波长为800nm以上)。UV又可分为短波紫外线(UVC,波长为200～290nm)，中波紫外线(UVB,波长为290～320nm)和长波紫外线(UVA,波长为320～400nm)。UVC经过大气同温层时，被臭氧层吸收，达不到地面，对人体无害。UVB仅有部分被大气的臭氧层吸收，而UVA不被大气吸收，故日光中主要是UVB和UVA的辐射引起皮肤病变。近年的研究证明，红外线也可引起皮肤病变。

二 日光的生物学作用

(一) UV的生物学作用

随着臭氧层日益变薄，到达地面的紫外线不断增多，这已经引起了全球的广泛关注。UV透入皮肤的深度与其波长有关。波长越短，被皮肤角质层吸收和反射的比例越大，而透入皮肤的比例越小。随波长的增加，透入皮肤的量增加，深度也增加。

皮肤老化是由于内源性和外源性的多种因素引起的复杂的衰老过程。内源性因素引起的皮肤老化是不可避免的自然过程，称自然老化(intrinsic aging)。在外源性因素中，UV的作用是最主要的，称为光老化(photoaging)。

紫外线辐射对人类的健康有很多不利影响。不同UV的生物学作用不同。强烈的UV照射可产生急性日晒伤，表现为局部急性红斑，水疱性皮肤炎症。UVB主要引起皮肤红斑反应、

DNA 损伤和免疫抑制,UVA 则主要引起免疫抑制。紫外线辐射可增加发生皮肤癌的危险性,包括基底细胞癌、鳞状细胞癌和恶性黑色素瘤等。UV 可引起皮肤光老化,即呈现出皮肤皱纹、干燥、皮肤变薄及脂溢性角化病为特征的改变。同样,UV 也能诱发或加重光毒性或光变态反应、自身免疫性疾病(如红斑狼疮)、特发性光照性皮肤病(如多形性日光疹或日光性荨麻疹)。UV 辐射对恶性和感染性疾病也可产生皮肤免疫抑制的负面作用。

(二)红外线的生物学作用

人的皮肤受红外线长期照射后,常常引起热激红斑,其特点是由于血管受损,渗漏所致的斑纹状色素沉着,并常常引起真皮深层的严重弹力纤维增生和热化病(thermal keratosis)。

第二节 防晒剂的评价

防晒剂(sun screens)是能预防和治疗日光照射引起的皮肤及其附属结构损伤的化学物质。按其使用方法可分为外用和内用两大类。

防晒剂种类繁多,作用特点也有所不同。国内外主要采用如下指标对其进行评价。

一 防晒指数

防晒指数(sun protection factor,SPF)是评价遮光剂防止 UV 晒伤作用的一个重要指标,它被定义为涂与不涂遮光剂时,UV 引起红斑所需最小剂量的比值。即 SPF = 被防护皮肤的 MED/未防护皮肤的 MED。式中 MED(minimal erythema dose)为在皮肤上产生红斑所需的最小剂量。SPF 是国际公认的用来评价遮光剂防止红斑发生的性能以及仅与 UVB 作用有关的评价指标。

SPF 测试方法是以人体为对象,采用日光或模拟日光,对 20 名以上的被测试者的背部进行照射,不涂敷防晒剂,以确定其固有的 MED;然后,在测试部位按 $2mg/cm^2$ 剂量涂上一层定量的防晒剂,再进行日光照射,24 小时后得到 MED 值,计算每个被测试者的 SPF,然后取其平均值,即为该防晒剂的 SPF。也可通过 SPF 分析仪进行测定,具有快速、省力和重复性好的优点,可用于预先估计待测样品 SPF 值的范围,但体外试验不能完全代替人体试验。

SPF 用来表示防晒剂的防晒效能是较为科学的指标。现在,世界各国均以 SPF 对防晒剂的防晒效果进行分类。美国食品药品管理局(FDA)将防晒剂分为五类(表 5-1)。

表 5-1 防晒剂的分类(美国 FDA,1978 年修改)

类别	SPF
1. 弱防晒剂(minimal sun protection)	2~4
2. 中度防晒剂(moderate sun protection)	4~6
3. 强防晒剂(extra sun protection)	6~8
4. 最强防晒剂(maximal sun protection)	8~15
5. 超强防晒剂(ultra sun protection)	≥15

SPF 为 8~15 时,晒斑及晒黑现象均被抑制;该值在 15 以上时,晒斑及晒黑现象完全被抑制。因此,现今的防晒剂要求有较高的 SPF,一般在 15~30 之间,有的甚至达到 50。

二 UVA 防护指数

UV 照射引起的皮肤色素沉着是表皮色素增加或再分布的结果。色素沉着包括以下不同的时相：

1. 速发色素沉着(immediate pigment darkening, IPD)　IPD 是 UVA 或可见光照射后即刻出现的色素沉着，在照射后 1～2 小时达高峰，3～4 小时逐渐消退。在 IPD 中，不一定有新的色素生成，皮肤的颜色改变主要是黑素体再分布的结果，即黑素体从黑素细胞核周进入表皮黑素细胞的树突中。

2. 持续色素沉着(persistent pigment darkening, PPD)　大剂量的 UVA 照射后，皮肤可出现明显的色素沉着，且可以保持 2～24 小时。

Fitzpatrick-Pathak 根据日晒斑和日晒后皮肤变黑的程度，将人类的皮肤分为 6 型(表 5-2)。

表 5-2　Fitzpatrick-Pathak 日光反应性皮肤类型

皮肤类型	日晒红斑	日晒黑化	未曝光区肤色
Ⅰ	极易发生	从不发生	白色
Ⅱ	容易发生	轻微	白色
Ⅲ	有时发生	有时	白色
Ⅳ	很少发生	中度	白色
Ⅴ	罕见发生	呈棕红色	棕色
Ⅵ	从不发生	呈黑色	黑色

注：Ⅱ、Ⅲ和Ⅳ型皮肤用这种方法检验时，比较容易观察结果

3. 迟发色素沉着(delayed tinction, DT)　DT 主要是由 UVB 照射后引起，可见光影响较小。在照射后 3～4 天即能检测到，其峰值时间为 10 天至 4 周不等，然后逐渐消失。这主要取决于 UVB 的总剂量和皮肤的颜色。DT 的主要改变是酪氨酸酶活性增强，黑素生成增加。黑素细胞体积变大，数目增加，黑素化增强，黑素体向树突移动加快。DT 具有光保护作用，可提高日光晒伤阈值 4～5 倍。

UVA 防护指数(protection factor of UVA, PFA)是防晒剂对 UVA 防护效能的评价指标。PFA 是涂防晒剂部位与未涂防晒剂部位产生 PPD 的 UVA 最小剂量(MPPD)的比值，即 PFA＝使用防晒剂防护皮肤的 MPPD/未防护的皮肤的 MPPD。式中 MPPD(minimum persistent pigment darkening)是指产生持续性色斑的最小剂量。这种方法具有良好的灵敏度，能够反映不同防晒剂的吸收光谱之间的差别。Ⅰ～Ⅳ型皮肤的评价都可使用这种方法。

PFA 的测定方法与人体 SPF 的测定相似。具体做法是选非敏感人群为受试者，一组背部涂防晒剂，另一组背部不涂，采用人工光源为 UVA 照射光源，选择合适的光谱范围、辐射剂量，照射 15～20 分钟，24 小时后观察持续性色斑生成情况。

对于 PFA 的测定，也可采用漫反射分光镜测定法。反射分光镜包括 UVA 光源和用于连接两个单色仪的一个分叉的光导纤维通路。来自第 1 个单色仪的辐射是直接通过防晒剂到达皮肤，被真皮胶原基质反射，再次通过防晒剂后被第 2 组光导纤维收集，然后进入第 2 个单色仪。未用防晒剂的反射辐射的数量与应用防晒剂后反射辐射的数量比率的平方根为 PFA 值。

通过这种方法得到的结果与体内的 PFA 测试结果有很好的相关性,几乎是直线相关。这种方法对于光不稳定的防晒剂,可以更好地评价其对 UVA 的防护性能,并且不要求照射大剂量的 UVA。但这种方法需要做预照射,以便确定防晒剂的光稳定性。

采用 PFA 分级值(protection of UVA,PA)可用来标明其防护 UVA 的效能。UVA 防护效果的标识方法(表 5-3)。

表 5-3　UVA 防护效果的标识方法

PFA 值	UVA 的防护等级与防护效果
PFA 值 <2	无 UVA 防护效果
PFA 值 2～3	PA +,有防护作用
PFA 值 4～7	PA + +,有良好防护作用
PFA 值≥8	PA + + +,有最大防护作用

三　光毒防护指数

光毒防护指数(phototoxic protection factor,PPF)是指涂防晒剂的最小光毒剂量/未涂防晒剂的最小光毒剂量。测定方法是选用局部皮肤致敏的受试者用 UVA 照射,以迟发性红斑作为观察终点,测得最小光毒剂量。与 PFA 一样,按照一定的对应关系进行分级,以"+"表示防晒剂对 UVA 引起迟发性红斑的防护效应。也可直接用 PPF 值表示其对 UVA 引起迟发性红斑的防护效应。

四　免疫防护指数

虽然 SPF 作为评价 UV 引起的红斑是一个很好的指标,但对于评定 UV 引起的其他生物学损害的保护却不恰当。SPF 值一样的防晒剂对 UVA 的防护作用却不同。因为 UVA 诱发红斑的作用较弱,但有较强的免疫抑制作用。可用免疫防护指数(immune protection factor,IPF)来评定防晒剂的这方面作用。然而对于 IPF 的定义尚无统一标准。目前多数认为 IPF 是涂防晒剂后和前的半数免疫抑制的 UV 剂量(ID_{50})或最少免疫抑制的 UV 剂量(MISD)的比值。

五　吸收光谱

又名吸收曲线。不同波长的光对样品作用不同,吸收强度不同,因此可用于测量外用防晒剂的吸收光谱。可采用分光光度计法测量,但由于软膏剂或霜剂的厚度不易控制,测量较为困难。简便的方法是用厚 2mm 的石英玻璃两片,在两片间的边缘垫以所需厚度(如 5μm 或 10μm)的塑料或其他薄膜,中央放置少量防晒剂,将两片石英玻璃对齐并挤压,即可得到所需要的防晒剂厚度,然后进行测量。应当指出,各种防晒剂的吸光率随浓度的增加而增加,其吸收光谱也常随着浓度增加而向长波端扩展。因此,防晒剂的吸收光谱仅作参考。

此外,还有用日光晒伤细胞计数和测定 UV 对表皮细胞 DNA 合成的影响等指标的方法,来评价防晒剂的效果。

防晒剂对 UVB 和 UVA 均有防护作用，才能称为广谱防晒剂。

第三节 防晒剂的药理作用和临床应用

一 预防和治疗皮肤光老化

光老化和自然老化无论是临床表现还是病理特征均有不同，其主要区别见表5-4。

表 5-4 皮肤光老化与自然老化的主要区别

	光老化的皮肤	自然老化的皮肤
临床表现	干燥、多皱纹，粗糙似皮革状，有黄色结节，颜面曝光部位的皮脂腺明显增大、毛细血管扩张、点状色素沉着或色素减退斑片。皮肤可出现许多良性、恶性损害，如脂溢性角化病，光线性角化病，日光黑子、角化棘皮瘤，基底细胞癌和鳞状上皮细胞癌	稍变薄，弹性丧失、正常皮纹加深。非曝光部位的躯干可出现老年性（樱桃色）血管瘤，其他肿瘤少见
组织学表现	1. 严重光损伤时，最显著的特征是真皮内有大量粗大、蓬乱增生的弹力纤维，最终成为无定形团块	1. 弹力纤维仅轻度增加、变粗，在未衰老的皮肤真皮最浅层可见的纤维呈垂直烛架样（candelabra-like fiber）排列消失
	2. 成熟胶原（Ⅰ型）纤维减少、未成熟胶原（Ⅲ型）纤维增多，胶原被 UV 照射后所致的炎症浸润细胞的酶水解	2. 成熟胶原纤维变得更稳定，可抵抗酶的降解作用；胶原束变粗，形成绳索样结构
	3. 真皮结缔组织的基质中蛋白多糖（硫酸肤质、硫酸类肝素）和氨基多糖（透明质酸）的含量增加	3. 基质中此二类多糖的含量减少
	4. 成纤维细胞增多，肥大细胞丰富且部分脱颗粒	4. 细胞数减少
	5. 表皮增厚，表皮细胞变得不典型且极性消失；大小不等，染色特征改变	5. 表皮中度变薄，真皮表皮连接处变平

日光中的 UVA 和 UVB 可通过下列机制使皮肤产生光老化性损伤：①损伤 DNA 并使蛋白质产生进行性交叉联结：日光照射导致活性氧簇（reactive oxygen species，ROS）等自由基生成，可使 DNA 产生氧化性损伤。在光老化发生的过程中，自由基作用的靶细胞是已分化的、分裂后的细胞，其最早损伤部位是线粒体的 DNA。由于 DNA 受损，进而使蛋白质产生进行性交叉联结，影响蛋白质的合成，如皮肤胶原蛋白发生进行性交叉联结而合成减少；②UV 辐射导致真皮炎症反应和基质降解：UV 照射可激活血管周围的巨噬细胞和肥大细胞，释放致炎介质和细胞因子，也可导致组织溶解酶释放，如成纤维细胞和角质形成细胞产生基质金属蛋白酶（MMP）、弹性蛋白酶和胶原酶，从而导致真皮炎症反应并缓慢降解真皮基质成分而导致光老化。

采取合理的防晒措施，或避免进一步日光照射，可预防或减轻皮肤光老化性损伤，甚至使受损的组织修复。

1. 预防皮肤光老化 应用防晒剂可预防皮肤光老化。在无毛小鼠动物模型应用 SPF 为 15 的广谱遮光剂保护后，再进行 UV 照射，30 周后小鼠皮肤只有轻度弹性纤维增生，防止严重的弹性纤维变性，胶原无损伤，基质也不增加，仅使氨基多糖轻度增加，表明防晒剂有明显的预防皮肤光老化作用。

2. 治疗皮肤光老化 人们一般在临床上出现可见的光损伤时才用防晒剂，此时结缔组织已产生严重的光损伤。应用遮光剂，即使在出现广泛的光损伤以后，不论停止还是继续 UV 照射，均能使光损伤皮肤停止进一步损伤，并进行修复。表明遮光剂也可治疗光损伤。

作用机制：遮光剂阻断 UV 对人体皮肤的照射，就可阻止 ROS 等自由基产生，从而防止 DNA 和蛋白质损伤，也可阻止炎症介质、细胞因子和组织溶解酶的释放，从而防止发生真皮炎症反应和基质降解。

值得注意的是，目前所用的广谱遮光剂可有效地吸收 330nm 左右的光谱，而对大量有潜在危害的 UVA 却只有微弱的防护作用，对红外线则无效。

二 防治某些与日晒相关的疾病

日晒伤（日光性皮炎）是由于强烈的日光照射后引起的一种急性炎症反应，主要表现为暴露部位皮肤出现红斑、水肿，甚至水疱，之后为色素沉着、脱屑等。若事先涂以防晒剂可有效地预防，即使已形成日晒伤，也能减轻损伤。

其他由日光直接引起的光毒性或光变态反应皮肤病，如多形性日光疹、日光性荨麻疹、光线性药疹、卟啉病等急性发作，以及由日光照射而诱发或加重的某些皮肤病，如红斑狼疮、水疱、大疱性皮肤病等，使用防晒剂有一定程度的防治效果。

三 预防日晒引起的免疫抑制

阳光中 UVB 照射可抑制被照射的局部和全身的免疫反应。其抑制程度与照射剂量相关。大剂量照射，除产生局部免疫抑制外，还产生全身性免疫抑制；短时间小剂量照射仅产生局部免疫抑制效应。局部免疫抑制效应主要是朗格汉斯细胞（LC）数目减少、形态改变及功能降低；抑制接触性过敏反应（CH）和迟发性过敏反应（DTH）；抑制皮肤对感染的抵抗力；还可抑制表皮细胞和混合淋巴细胞反应。全身免疫抑制效应主要是产生抑制细胞和抑制因子；抑制机体对皮肤和眼部肿瘤的免疫反应。

防晒剂外用能防护局部和全身的免疫抑制。其防护作用与防晒剂吸收光谱的广泛性密切相关：吸收光谱范围越广，防护效果越好，反之则差。应指出，防晒剂防护全身性免疫抑制的作用小于防护炎症的作用，表明 UV 照射引起免疫抑制和炎症属于不同的机制。只有应用 SPF 高的广谱防晒剂且剂量（浓度）高于防护炎症时，才能防护全身性免疫反应的抑制。

防护作用的机制主要包括：①防止 UVB 对表皮抗原递呈细胞的抑制：表皮朗格汉斯细胞（LC）是主要抗原递呈细胞，能诱发特异性 T 淋巴细胞介导的免疫反应，如皮肤的接触性过敏反应和迟发性过敏反应。试验证明，UVB 照射能减少表皮朗格汉斯细胞的数目，改变其形态，并抑制其功能。在 UVB/UVA 照射前外搽防晒剂，可防护小鼠表皮内 LC 的消耗，并可防护 UVB/UVA 对表皮细胞和混合淋巴细胞反应的抑制；②防止 UVB 对皮肤角质层尿刊酸的作用：尿刊酸（urocanic acid，UCA）是上皮角化过程中组氨酸被氨裂解酶作用脱氨基而产生。它主要位于角质层，天然存在的是反式（trans-）UCA，是表皮吸收 UV 的主要成分。UVB 照射，可使

UCA 由反式转变为顺式异构体。顺式(cis-)UCA 有免疫抑制作用。其抑制作用可能是通过刺激表皮细胞释放 IL-6、TNF-α 及上调 IL-10 的水平或通过对皮肤纤维组织的单磷酸腺苷水平的调节达到抑制效应。局部应用防晒剂可减少 UVB 照射引起的顺式尿刊酸的生成,且后者的生成随着防晒剂的 SPF 值的增大而减少。

四 预防日晒引起的皮肤癌

单独 UV 照射,不需其他化学性和物理性致癌因子的作用,就可引起皮肤癌。UV 致癌作用既是启动作用,又是促进作用。皮肤癌的发生随日光暴晒次数、时间和累积量的增加而增加。长期照射的暴露部位可出现光化性角化病(为癌前上皮病变),还可引起皮肤基底细胞癌、鳞状上皮癌和恶性黑素瘤等。

UVB 的致癌作用已被公认,人体的大多数皮肤癌是由 UVB 引起的。UVA 可增强 UVB 对皮肤的致癌作用,但对其本身的致癌作用仍有争议,因长期接受 UVA 治疗的银屑病患者,其皮肤癌的发生未见增多。UVC 对人体皮肤有潜在的致癌作用,因大气同温层中的臭氧层可将 UVC 滤除,但如臭氧层受到破坏,滤过作用减弱,UVC 也可引起皮肤癌。

主要发生机制:①UVB 损伤皮肤细胞 DNA:UVB 对 DNA 的直接损伤是 DNA 中的碱基直接吸收光子后,在同一 DNA 单链的相邻嘧啶碱基间主要形成环丁烷嘧啶二聚体(CPD)。后者的形成是诱发皮肤肿瘤的开始。CPD 中的胸腺嘧啶-胞嘧啶(TC)和胞嘧啶-胞嘧啶(CC)二聚体最具突变性。例如在 UV 诱发的皮肤癌中,常可见 p53 基因发生 TC→TT 和 CC→TT 突变。除嘧啶光合物外,腺嘌呤残基也可在 UVB 照射后与相邻的腺嘌呤形成二聚体,或与胸腺嘧啶形成聚合物。两者虽少,但也有突变性,在 UVB 致癌中也有一定作用。另外,UVB 还可通过活性氧簇产生的氧化应激反应,造成对 DNA 的间接损伤。UVB 对 DNA 的损伤还有其他方式,如蛋白质-DNA 交联,DNA 单链断裂和胸嘧啶乙二醇化等;②UVB 导致基因突变:UVB 损伤 DNA 后产生的 CPD,在正常情况下,能被准确有效地修复。但有时,由于修复系统缺陷或错误修复,则导致某些基因突变,如 p53、ras 基因,使得角质形成细胞的细胞周期调控出现异常,进一步产生克隆性增殖和永生化生长而发生皮肤癌;③UVB 诱导免疫抑制:UVB 诱导免疫抑制,使受 UV 诱导的皮肤肿瘤逃逸机体的免疫监视而发生皮肤癌。UVA 的致癌作用则主要是通过产生氧自由基系列(超氧阴离子、单线态氧、氢过氧化物)导致 DNA 单链断裂、突变、姐妹染色单体交换及染色体畸变而诱发皮肤肿瘤。

防晒剂可预防皮肤肿瘤的形成,能明显地延长小鼠用 UV 照射产生肿瘤的潜伏时间,并减少肿瘤的发生数目。预防皮肤基底细胞癌和鳞状上皮癌发生的效果好。但不能预防黑素瘤的形成。

防晒剂抗皮肤癌的机制主要如下:①预防 UV 照射引起基因突变。防晒剂可预防 UVB 照射诱导的多种类型的基因突变。也可有效地防护 UV 引起的皮肤细胞 DNA 损伤,从而防止皮肤细胞的增殖失控;②预防 UV 照射引起的免疫抑制。防晒剂通过预防 UV 照射引起的全身性和(或)局部性免疫抑制,从而预防皮肤癌的发生。

由于过度的日光照射对人有上述的多种危害,所以当日照高峰时间,人应避免日照,如从事户外活动和工作时,应穿防护衣和戴防护帽,在暴露于日光下的部位应涂防晒剂。Ⅰ、Ⅱ和Ⅲ型皮肤者及日光照射可加剧疾病(如全身性红斑狼疮、日光性荨麻疹、卟啉病)的患者尤应经常用防晒剂。

第四节　常用防晒剂

目前使用的防晒剂主要根据其作用特点和应用方法进行分类。

一　外用防晒剂

理想的遮光剂应具备下列条件:①有高效的防晒作用,能很好地吸收或反射各波段的UV;②防晒作用持久,不因多汗、水洗等迅速减低防晒效能;③不透皮吸收;④安全性好,对皮肤无毒性和刺激性,亦不易引起皮肤接触过敏、光毒性和光变态反应等;⑤化学性质稳定,在强光作用下,不发生光分解;吸收UV后能迅速转变为无害的热能;⑥使用后不影响皮肤的生理功能;⑦能满足化妆上的要求,无色、无臭,且应用方便。

(一)遮光剂

1. 物理性遮光剂(紫外线屏蔽剂)　是能反射及散射UV而减少UV对皮肤损伤的一些不透明的无机物质。它们在皮肤表面形成阻挡层,以防UV直接照射到皮肤上。物理性遮光剂对UVA和UVB均有散射作用。常用的有:二氧化钛(TiO_2)、氧化锌(ZnO)、滑石粉(含水的硅酸镁)、陶土粉等。其散射作用强弱与这些粉末散射剂的折射率和颗粒大小有关。粉末散射物质的折射率越高,散射能力越强;粉末颗粒越小,散射能力越强,以小于1μm者为佳。这类防晒剂的不足之处是其有不自然的颜色,在皮肤上呈现白色及留有固态黏稠团,因而使用起来有一定的局限性。但是这类防晒剂有着很好的安全性和稳定性。近年来,将纳米技术应用于防晒剂的研究,改善了该类物质的性能,如超微细(纳米级)的二氧化钛,其无毒、无味、无刺激性,对光和热稳定,为良好的物理性遮光剂。

2. 化学性遮光剂(紫外线吸收剂)　是能吸收高能的UV并使其转变为低能射线的方式释放能量,从而减少UV引起皮肤损伤的物质。化学性遮光剂可吸收使皮肤产生红斑的UVB,也可部分吸收使皮肤变黑的UVA,从而可防护日晒伤或黑斑。

化学性遮光剂大多是具有羰基共轭或杂环的芳香族有机化合物。这类化学结构允许分子吸收高能的UV并以低能射线的方式释放能量,从而阻止UV引起皮肤损伤。由于这些物质的分子结构不同,可以选择性地吸收不同波段的UV。使用时根据需要来选择不同结构的UV吸收剂。常用的化学性遮光剂有如下:

对氨基苯甲酸及其酯类

包括对氨基苯甲酸(para-aminobenzoic acid,PABA)、对氨基苯甲酸乙酯(ethyl p-aminobenzoate,Benzocaine)、对氨基苯甲酸丙三醇酯、对氨基苯甲酸薄荷酯、对氨基苯甲酸异丁酯、二甲基对氨基苯甲酸辛酯等。

【药理作用】　PABA为UVB吸收剂,对UVA基本不吸收,其最大吸收波长(λmax)为300nm。PABA能很好地渗入角质层,含有PABA的防晒剂有较持久地保持防护作用。

【临床应用】　用于预防日晒伤。为提高防晒效果,应提前20分钟涂搽,该时间是皮肤吸收所需的有效时间。

PABA的使用浓度以5%为宜,5% PABA乙醇制剂的SPF值在20以上,即使在夏季中午的强光照射7小时,亦不引起日晒伤。超过5%后,其防护作用不再继续增强。

其酯类化合物的防晒作用一般低于 PABA。

【不良反应】 PABA 是应用最早的 UV 吸收剂，目前仍为防晒伤的首选防晒剂。但是，有报道显示 PABA 能诱发光接触性过敏反应及诱发如系统性红斑狼疮等自身免疫性疾病的可能性。故有的防晒用品中宣传为非 PABA 成分。

邻氨基苯甲酸酯类

为 UVA 吸收剂，能吸收 290nm～380nm 的 UV，兼有防护 UVB 的能力，是有效的 UV 吸收剂。其价格低廉，但吸收率低，对皮肤有刺激性。代表性化合物主要有：邻氨基苯甲酸薄荷酯。

水杨酸酯类

为 UVB 吸收剂，吸收率低，吸收波长范围较窄，能吸收 280nm～330nm 的 UV。特点是易与其他防晒剂配伍，用以增强其他 UV 吸收剂的防晒作用，并具有极好的安全性、水溶性，价格也低。包括水杨酸辛酯、胡莫柳酯等。

肉桂酸酯类

为 UVB 吸收剂，吸收率高，配伍性好，应用较为广泛。代表性化合物有 4-甲氧基肉桂酸丙酯、4-甲氧基肉桂酸异戊酯、4-甲氧基肉桂酸-2-乙基己酯、4-甲氧基肉桂酸辛酯等。

二苯甲酮类

为邻羟基二苯甲酮的衍生物。有两种类型，即在酮基邻位含有一个羟基和两个羟基的不同类型，可分别吸收不同波长的 UV，为 UVA 和 UVB 兼能吸收的广谱防晒剂。本品吸收率稍差，但毒性低，无光敏，无致畸，对光和热稳定，但易发生氧化反应。与皮肤和黏膜有良好的亲和力。偶致过敏反应。

二 羟 丙 酮

为透明液体，能防御多种波长的 UV，是一种良好的广谱防晒剂。若皮肤先经本品处理，每日 1 次，使用 5 天，则可增强防晒剂的防晒作用，提高防晒剂的 SPF，减少或预防光线性皮肤病的发生。

三 嗪 类

是一类新型的 UV 吸收剂，吸收率较高，是醇溶性和油溶性 UVB 吸收剂，吸收波长范围为 280～320nm。其与油脂性成分相容性好，防晒效果优异。可添加于防晒油或油/水型防晒霜中。代表药物有 2,4,6-三(2′,4′-二羟基苯基)-1,3,5-三嗪和 2,4,6-三(2′-羟基-4′-丁氧基苯基)-1,3,5-三嗪等。

苯丙三唑类

为能吸收 UVA 和 UVB 的广谱防晒剂。代表性化合物有 2-(2-羟基-5-甲基苯基)苯丙三唑等。

樟脑衍生物类

为 UVA 吸收剂，包括 3-亚甲基苄樟脑、4-甲基苄亚基樟脑等。

甲烷类

是一类高效 UV 吸收剂,包括丁基甲氧基二苯甲酰基甲烷、甲酚曲唑三硅氧烷等。其中丁基甲氧基二苯甲酰基甲烷能较好地吸收大部分的 UVA;而甲酚曲唑三硅氧烷是一种具有耐光性和脂溶性的广谱、新型 UV 吸收剂,能吸收 UVA 和 UVB。

美国 FDA 列出 22 种化学物质作为安全而有效的遮光剂(表 5-5)。

表 5-5　美国 FDA 批准的遮光剂

名称	名称
对氨基苯甲酸	邻氨基苯甲酸酯
2-乙氧乙基-对甲氧基-肉桂酸酯	2-羟基-4-甲氧基二苯甲酮
二乙醇胺-对甲氧基-肉桂酸酯	对二甲氨基苯甲酸戊酯
双没食子酰三油酸酯	对二甲氨基苯甲酸-2-乙基己酯
2,2-二羟基-4-甲氧基-二苯甲酮	2-苯基苯并咪唑-5-磺酸
4-双(羟丙基)氨基苯甲酸乙酯	红凡士林
2-腈基-3,3-二苯基丙烯酸 2-乙基己酯	2-羟基-4-甲氧基二苯甲酮-5-磺酸
对水杨酸乙基己酯	二氧化钛
氨基苯甲酸甘油酯	水杨酸三乙醇胺盐
水杨酸-3,3,5-三甲基-环己酯	对甲氧基-肉桂酸乙基己酯
二羟丙酮	2-羟基-1,4-苯醌

遮光剂一般很少有毒副作用,但 PABA 在日光照射后,可引起接触性皮炎。对普鲁卡因、苯唑卡因和磺胺类过敏者,与本品可能发生交叉过敏反应。也有因使用甲氧基肉桂酰乙氧乙酯、三油酸二倍酰、PABA 甘油酯、2-羟基-4-苯基二苯甲酮引起光接触性皮炎的报道。水杨酸苄酯、PABA 甘油酯也可能引起皮肤接触性过敏。有试验表明 SPF 值高的防晒品容易引起皮肤损害,且随 SPF 值增加而呈加重趋势。液体类防晒品,较膏类、粉饼类防晒品对皮肤影响更大。

关于化学遮光剂是否有致癌性,目前尚无研究证实。但表皮的基底层是癌变和基因突变的重要靶位,即使遮光剂产生对基因有毒性的基团,包括生成的氧自由基,也因距离基底层较远,而不易诱发癌变或基因突变。

(二) 外用维 A 酸类

全反式维 A 酸

外用的 0.05% 全反式维 A 酸(all-trans-retinoic acid)润肤霜是目前唯一被美国 FDA 批准的可用于光老化治疗的制剂。

【药理作用】

1. 促使光损伤皮肤修复与胶原细胞新生　局部外用维 A 酸后,可修复光损伤后的皮肤,而且与浓度呈正相关。在试验的浓度范围内(0.05%~0.5%),维 A 酸的浓度越高,修复作用越明显。用 UVB 照射无毛小鼠,使其产生轻度的结缔组织损伤,局部外用全反式维 A 酸后,可明显地加速照射后新生结缔组织的形成,修复区的宽度与使用的时间成正比,修复区中的新生胶原与正常组织的相同。电镜下可见胶原束与表面平行,排列成正常的"胶合板样";成纤维细胞数量多,具有代谢活跃的形态特征;胞浆远较 UV 照射后的成纤维细胞丰富,含有大量明显扩张的内质网。

2. 防晒机制 ①抑制角朊细胞转录因子(C-Jun):UV 照射能引起 C-Jun 基因表达增强,形成更多的 C-Jun。C-Jun 与核内 C-Fos 异二聚体化后,形成转录因子活化蛋白-1(activator protein-1,AP-1)。在皮肤中,AP-1 能诱导基质金属蛋白酶(MMP)和溶基质素的表达,后两类物质能降解胶原纤维和细胞外基质的蛋白成分,导致皮肤光老化的组织学改变。全反式维 A 酸通过抑制 C-Jun 蛋白的产生和促进 C-Jun 蛋白的破坏,从而抑制转录因子活化蛋白-1(AP-1)的形成,最终通过减少基质金属蛋白酶(MMP)的表达,而预防皮肤光老化产生;②抑制异常弹性纤维的合成:光老化皮肤中一个重要的组织学改变是异常弹力纤维的蓄积。体外试验表明,培养的人皮肤成纤维细胞,经过 UVB 照射后,弹性蛋白的 mRNA 基因表达上调。全反式维 A 酸通过抑制 UVB 引起的 mRNA 水平的增加和抑制启动子的活性,下调被 UVB 异常提高的弹性蛋白基因的表达,从而抑制异常弹力纤维增生;③增加胶原合成:UV 照射使前胶原的基因表达受抑制,mRNA 和Ⅰ型胶原蛋白均减少。UV 照射也使胶原纤维变短、变细,并杂乱排列。部分降解的胶原量增加,成纤维细胞被胶原纤维碎片包围,使成纤维细胞的增殖能力和合成Ⅰ型前胶原的能力均降低。局部使用的维 A 酸在抑制 MMP 活性的同时,也能刺激成纤维细胞的增殖和胶原纤维的合成。

【临床应用】 本品外用,可防治皮肤光老化。患者经维 A 酸类治疗后,可明显改善皮肤日光损害,如皮肤皱纹、点状色斑、粗糙和松弛程度。

(三) 外用抗氧化剂

UV 照射在皮肤中产生氧自由基系列,皮肤中酶和非酶的抗过氧化损伤能力明显下降,导致皮肤过早老化和癌症。因此,采用自由基清除剂可防止皮肤光过氧化性损伤。抗氧化剂局部外用对 UV 照射引起皮肤的急性和慢性损伤均有防护作用。

茶多酚类

茶多酚类(tea polyphenols,TPs)是绿茶中含有的多羟基酚类化合物的总称。包括黄烷醇类、花色苷类、黄酮及黄酮醇类和酚酸类等成分,其中以黄烷醇类物质(儿茶素)最为重要。儿茶素类主要由左旋表没食子儿茶精-3-没食子酸(EGCG)、左旋表儿茶精-3-没食子酸(ECG)、没食子儿茶素(GC)和表没食子儿茶素(EGC)等几种单体组成,是绿茶中主要的多元酚类成分。

【体内过程】 国内外有关 TP 的透皮药动学研究主要集中在 EGCG 方面。10% EGCG 的亲水软膏搽在人和小鼠皮肤,给药量的 1% ~20% 可吸收入皮内,仅在小鼠可见很少量的 EGCG 透皮吸收进入体循环,透皮吸收进入人体循环的量极微。10% EGCG 丙酮溶液外用于小鼠皮肤,其吸收更快。当剂量为 10 ~50mg/cm^2 时,所达到的稳态皮内浓度分别为 0.5 ~0.9mg/cm^2,相当于剂量的5% ~1.8%。当 EGCG 作为 10% 软膏外用于小鼠皮肤时,其皮内吸收速率较慢,但较完全。24 小时孵育,其皮内浓度达 3.3mg/cm^2,相当 19% 的给药剂量被皮内摄取。体外透皮吸收试验表明,10% EGCG 软膏外用于人的皮肤后,其皮内稳态浓度为 0.15mg/cm^2,相当于剂量的 0.9%。

【药理作用】

1. **防晒作用** 茶多酚类可吸收 UV，尤其对 280 ~ 320nm 的 UV 吸收最强，从而直接阻止 UV 对皮肤的损伤，有"UV 过滤器"之称。外用绿茶萃取物，可有效降低日光照射产生的各种不良反应，如抑制 UV 照射所诱发的红斑反应，减少日光晒伤细胞数目，保护朗格汉斯细胞不受 UV 损伤，减轻 UV 照射后的 DNA 损伤。UVA 可引起原代培养的表皮角朊细胞皱缩变小、吸附性下降、分裂增殖能力降低，表现为细胞存活率显著下降、增殖指数明显降低，TPP 拮抗 UVA 有发挥角朊细胞保护作用。因此绿茶萃取物可用于防护日光对皮肤的损伤，是一种有效的、天然的防晒剂。

茶多酚类可抑制 UV 照射引起的表皮和真皮内的过氧化氢和一氧化氮（NO）的产生。还可抑制 UV 照射引起的炎性细胞，特别是 CD11b（+）细胞向皮肤的浸润，也可恢复 UV 照射诱发的 GSH 减少和谷胱甘肽过氧化物酶活性（GSH-P_x）的抑制，从而，减少活性氧的生成。除此之外，还能抑制酪氨酸酶活性，减少 UV 诱导的黑素合成异常增加，美白皮肤。

2. **抗氧化作用** 茶多酚类外用或内服均能延缓皮肤老化，消除皱纹，增加水分含量，增强弹性，改善皮肤质地，使皮肤润泽靓丽。其通过调节氧化酶与抗氧化酶活性而增强抗氧化作用；也可抑制脂肪氧化酶的活性，并能提高和诱导生物体内超氧化物歧化酶（SOD）和谷胱甘肽过氧化物酶（GSH-P_x）的活性。其中 EGCG 还可使细胞色素氧化酶的活性提高，以清除体内过量自由基，抑制自由基异常反应所致的过氧化脂质生成，延缓衰老色素的生成。

3. **抗菌作用** 茶多酚类是一种广谱、高效、低毒的抗菌药物。其对普通变形杆菌、金黄色葡萄球菌、表皮葡萄球菌、铜绿假单胞菌具有不同程度的抑制或杀灭作用，还能有效地防止耐药葡萄球菌感染。此外，茶多酚类对头部白癣、斑状水疱白癣、汗疱白癣和顽癣等寄生性真菌也有很强的抑制作用。也可抑制痤疮丙酸杆菌。

4. **防治痤疮** 本品除抑制痤疮丙酸杆菌外，还可抑制睾酮 5-α 还原酶的活性，也能抑制皮脂腺的分泌。

5. **抗肿瘤作用** 口服或局部应用 EGCG 能预防日光照射诱导的皮肤癌发生，并能抑制良性皮肤乳头状瘤恶变为鳞状细胞癌。

【临床应用】 用以防治皮肤光老化、色斑、皱纹、皮肤干燥，防治 UV 照射诱发的皮肤癌等；还可防治痤疮等损容性皮肤病。

抗坏血酸 2-O-α-糖苷

抗坏血酸 2-O-α-糖苷（ascorbic acid-2-O-α-glucoside）是将抗坏血酸的 2 位羟基用葡萄糖取代而成的化合物。本品可人工合成，性质较抗坏血酸稳定，外用后直接到达黑素体的局部浓度高，因而有着较好的疗效。本品外用具有明显的预防 UV 照射所致皮肤色素沉着的作用。并可减轻照射引起的皮肤红斑、角质层下水疱、细胞内和细胞间水肿、部分基底层液化变性、基底层及棘层细胞核固缩等。用于防治皮肤色素异常沉着性疾病和日晒伤。

维 生 素 E

本品能通过抗氧化，抑制蛋白激酶 C 的活性，显著减轻 UV 诱导的急慢性皮肤炎症反应和色素沉着，防治皮肤光老化，而用于防治日光性皮炎；还能抑制 UV 诱导的皮肤肿瘤的癌基因突变，延缓皮肤肿瘤的发生。

维 生 素 C

本品可参与胶原蛋白的合成,对抗 UV 诱导的细胞损害和死亡,用于防晒,护肤。但由于维生素 C 极易氧化,局部应用受到一定限制。近年来通过化学法合成多种维生素 C 的衍生物,如对维生素 C 进行酰基化,使其性质稳定,溶解性好,局部外用已显示良好疗效。

辅 酶 Q_{10}

本品具有抗氧化,延缓皮肤衰老作用。用于防治皮肤光老化性损伤,皮肤皱纹等。辅酶 Q_{10}可添加于化妆品中,也可以通过口服,促进能量代谢,清除自由基。

上述维生素 E、维生素 C 以及辅酶 Q_{10}在美容方面具有多方面的药理作用和用途,外用与内服均有良好的防治皮肤光老化性损伤作用。各药的药理作用与临床应用等详细内容,参见第四章第三、第四节。

(四) α-羟酸类

α-羟酸类(α-hydroxy acids,AHAs)在美容领域有多方面的药理作用和用途,详见第四章第二节,其有明显防治皮肤光老化的药理作用。

作用与机制:本品可使皮肤的真皮乳头层结缔组织变薄,胶原纤维和弹力纤维增加,从而祛除皮肤早期皱纹及色斑,对皮肤有一定的修复作用;能明显增加皮肤厚度,改善基底细胞,减少黑素细胞团集;并使真皮胶原纤维增加,弹力纤维变长、变粗,且显著减少断裂;还可促进人体皮肤成纤维细胞增殖,并增加胶原合成。

临床用果酸洗剂治疗皮肤光老化,并用于日光性角化病和日晒后的色斑;还可用于皮肤粗糙,以消除细小皱纹。

二 内服防晒剂

(一) ω-3 脂肪酸

二十碳五烯酸和二十二碳六烯酸

ω-3 脂肪酸(ω-3 fatty acids)为来自于深海鱼油中的动物脂肪,富含多种不饱和脂肪酸。主要有二十碳五烯酸(eicosapentaenoic acid,EPA)和二十二碳六烯酸(ducosahexenoic acid,DHA)。两者含多个不饱和键,有较强的调整血脂、扩血管、抗血栓形成、抗衰老和增强大脑功能的作用。临床用于防治高脂蛋白血症、动脉粥样硬化、冠心病和延缓衰老等。近年发现其有良好的抗光损伤作用。

【药理作用】 ω-3 脂肪酸可减轻日晒伤反应,并抑制 UV 照射诱发的皮肤癌。ω-3 脂肪酸对抗 UV 诱发的皮肤炎症反应和癌症的作用机制与其在多个环节上影响前列腺素(PG)合成有关:①通过竞争环氧酶代谢途径,减少 PGE_2 合成;②与自由基反应,防止机体重要器官组织受到损伤,进而减少受损组织释放 PGE 等致炎介质;③减少白介素-1(IL-1)和肿瘤坏死因子-α(TNF-α)等细胞因子产生。

【临床应用】 用于防治皮肤光老化,急性日晒伤和多形性日光疹等光敏性疾病。

【不良反应】 不良反应较少。大剂量时可有消化道不适等症状。偶见轻微的血小板暂时性减少,出血时间延长,故有出血性疾病患者禁用。儿童过量服用,可导致性早熟,应加以注意，儿童每日剂量以不超过4mg为宜。

（二）抗氧化剂

β-胡萝卜素

β-胡萝卜素（β-carotene）在许多天然食物中如绿色蔬菜、甘薯、胡萝卜、木瓜、南瓜、芒果等植物中含量丰富。药用的β-胡萝卜素可分为天然与化学合成品两种，呈深红色或紫红色有光泽的脂溶性化学成分。β-胡萝卜素是一种抗氧化剂，具有解毒作用，是维护人体健康不可缺少的营养素，在抗癌、预防心血管疾病、白内障及抗氧化上有显著的功能，并能防止衰老引起的多种退化性疾病。

【药理作用】 本品有明显的抗过氧化性损伤的作用，是公认的良好防晒剂。β-胡萝卜素口服后转变为维生素A，用于减轻脂质过氧化性损伤。正常人通过有针对性地补充β-胡萝卜素，数周后可使MED值升高。对那些由于光照所引起的皮肤病，服药后数周症状可逐渐改善。

【临床应用】 用作口服防晒剂，也可用治光敏感性皮肤病，尤其适用于红细胞生成性原卟啉症（erythropoietic protoporphyria，一种暴露在日光下而引起荨麻疹或湿疹的病症）。

【不良反应】 大量摄入胡萝卜素可使血中胡萝卜素水平增高，发生胡萝卜素血症，停用后可在2～6周内逐渐消退。

制剂和用法

二氧化钛　乳剂、软膏：5%。一日2次，局部外用。

对氨基苯甲酸　软膏、洗剂、乳剂、凝胶剂、酊剂：5%～10%（酊剂用50%～60%的乙醇溶液配制）。一日2次，外用，或在日晒前2小时外用。

对氨苯甲酸乙酯　软膏、栓剂：5%～10%（栓剂0.2～0.3g）。外用。

对氨苯甲酸异丁酯　软膏：20%。一日2次，外用。

辛基二甲基对氨苯甲酸酯　乳剂、酊剂：7%。一日2次，外用。

水杨酸甲酯　乳剂、软膏：5%～10%。一日2次，外用。

水杨酸苯酯　乳剂、软膏、溶液：10%～20%。一日2次，外用。

α-乙基-对甲氧基肉桂酸己酯　霜剂、溶液：5%。一日2次，外用。

二苯甲酮　软膏：3.5%。一日2次，外用。

二羟苯甲酮　霜剂、溶液：3%。一日2次，外用。

二羟丙酮　酊剂：3%～5%。一日2次，外用。

全反式维A酸　霜剂：0.05%。一日2次，外用。

维生素E　软膏：0.5%。一日2次，外用。

辅酶Q_{10}　片、胶丸：5mg、10mg、15mg。胶丸：10mg。一次10mg，一日3次，口服。注射液：5mg/2ml，一次5～10mg，一日1次，肌内注射或静脉注射。

乙酰半胱氨酸　颗粒剂、泡腾片：0.2g。一次0.2g，一日3次，口服。注射液：4g/20ml，一次8g，一日1次，稀释滴注。

多烯康　胶丸：1g。一次2～4g，一日3次，口服。

Max EPA　胶丸：1200mg（含EPA 180mg，DHA 120mg）。1次1200～2400mg，一日3次，口服。

β-胡萝卜素　胶囊：6mg。一次6mg，一日1次，口服。

（吴正平）

第六章 皮肤增白药和着色药

学习导航

1. **掌握** 氢醌、壬二酸、曲酸和补骨脂素的药理作用和临床应用。
2. **熟悉** 熊果苷、光甘草定和L-苯丙氨酸的药理作用和临床应用。
3. **了解** 黑素的代谢。

第一节 概 述

一 黑素代谢

(一)黑素的合成、转运及降解

黑素细胞位于表皮和真皮交界处,是合成黑素的唯一细胞。其细胞质内有一种特殊的细胞器,称为黑素体。在黑素体内可合成黑素。一个有活性的黑素细胞,胞浆内含有各期黑素体。根据黑素体黑素化的程度不同,黑素体的发展分为四期:Ⅰ期:黑素体为球形或卵圆形空泡,内有少量蛋白质微丝;酪氨酸酶活性很强,但尚无黑素形成。Ⅱ期:黑素体为卵圆形,其中大量微丝蛋白交织成片;酪氨酸酶活性强,仍无黑素形成。Ⅲ期:黑素体仍为卵圆形,酪氨酸酶活性较小,其中已有部分黑素合成。Ⅳ期:黑素体内已充满黑素,酪氨酸酶已无活性。

黑素细胞对内分泌、日光及各种理化因子的刺激发生反应,表现为黑素体的合成增加,树突增多,输送黑素颗粒的速度加快。每一个黑素细胞与其四周的20~30个角朊细胞相联系,构成一个表皮黑素单元,又称黑素细胞角朊细胞单元。黑素颗粒合成后由黑素细胞树突输送到表皮角朊细胞内,形成皮肤色素并保护机体免受紫外线损伤,因此黑素转运率也是影响肤色的重要因素。此过程受树突长短、分叉的多少及胞内外环境的影响。在角朊细胞分化过程中,黑素体可被酸性水解酶降解,最终随角质层脱落而排出体外,而角质层下的黑素体中的氨基酸、脂类及糖类可被重新吸收,参与表皮代谢过程。此外,黑素还可被白细胞吞噬后进入血液循环。因此,黑素的合成、转运及降解是由黑素细胞和角朊细胞共同完成的。

(二)黑素合成的调控

黑素的生化合成是由多个基因位点编码产物共同调控的复杂级联过程。一般认为有4个酪氨酸酶基因家族成员参与黑素合成的调控,包括酪氨酸酶(TYR)、酪氨酸酶相关蛋白-1(TRP-1)、酪氨酸酶相关蛋白-2(TRP-2)和Pmel-17蛋白(stablin)。其中酪氨酸酶(TYR)

是黑素合成的主要限速酶，该酶活性中心含有两个铜离子，分别与蛋白质分子中的组氨酸结合，另有一个内源桥基将两个铜离子联系在一起，构成该酶催化氧化反应的活性中心（图 6-1）。

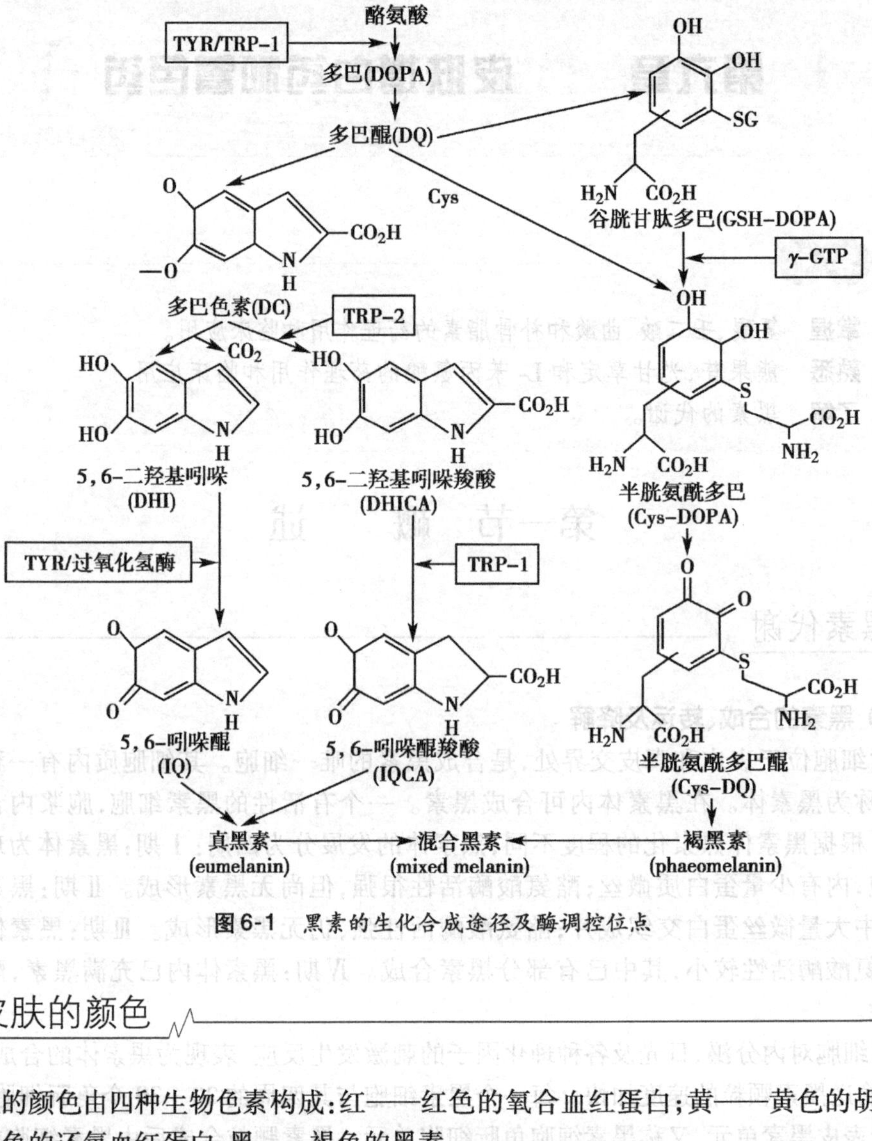

图 6-1 黑素的生化合成途径及酶调控位点

二 皮肤的颜色

皮肤的颜色由四种生物色素构成：红——红色的氧合血红蛋白；黄——黄色的胡萝卜素；蓝——蓝色的还氧血红蛋白；黑——褐色的黑素。

皮肤的颜色分为固有皮肤颜色和可变皮肤颜色。

1. 固有皮肤颜色及其影响因素 固有皮肤颜色是指出生时便具有的皮肤颜色，未受日光照射和其他因素的影响，由遗传基因调控，也称为基础皮肤颜色。固有皮肤颜色与下列因素有关：

（1）皮肤黑素：黑素细胞数量在不同种族之间相对应部位的皮肤内是相同的。因此，各种族之间皮肤颜色的差异，不取决于黑素细胞数目的多少，而是与进入角朊细胞内的黑素体的质与量有关。黑人黑素体数量较黄种人和白种人多。白种人黑素体仅见于基底层细胞内，而且只有Ⅰ期、Ⅱ期和Ⅲ期黑素体，没有Ⅳ期黑素体。黄种人表皮内黑素体为Ⅱ期、Ⅲ期和Ⅳ期黑素体。黑种人表皮细胞内主要为Ⅳ期黑素体，并且分布于表皮全层，包括角质层。黑人的黑素体体积较白种人和黄种人为大，前者长轴为1.0～1.3μm，后者为0.6～0.7μm。此外，白种人和黄种人角朊细胞内，黑素体呈复合黑素体，而单个的黑素体较少见。复合黑素体的外膜有明显的磷酸酶活性，它能吞噬溶酶体以降解黑素。而黑人角朊细胞内的黑素体均为单个散在，很少见复合黑素体。由此可见，黑素体的数量、大小、形状、分布和黑素降解快慢等影响着皮肤的颜色。

(2)皮肤血流的颜色：血流丰富，则皮肤白里透红，颜色靓丽。

(3)皮肤组织学方面的差异：肤色还受皮肤表皮角质层、透明层及颗粒层的厚薄影响。在皮肤较厚的部位，光线透过率较差，皮肤偏黄色。

(4)皮肤中胡萝卜素的含量：皮肤固有的颜色为黄色，主要是由于皮肤中含有该色素。

2. 可变皮肤颜色及其影响因素 可变皮肤颜色是受许多调节因素，如日光照射、内分泌的刺激影响后的皮肤颜色，在影响因素消失后可恢复到固有皮肤颜色。影响可变皮肤颜色的主要因素包括：

(1)紫外线照射：紫外线(UV)是黑素细胞制造黑素的始动因素。UV照射，可使白种人皮肤的黑素体形状变大，其在表皮内分布也从集合型变成单一型，亚洲人种也呈同样型分布。黑素细胞对UV的反应随波长而异。UV照射后，单位面积黑素细胞增多，黑素体生成旺盛，黑素体移动加快。

(2)含巯基的化合物：表皮中正常存在的含巯基化合物主要是还原型谷胱甘肽(GSH)，它能与酪氨酸酶中的铜离子结合而抑制该酶活性。正常时巯基与酪氨酸酶间经常保持一定的平衡关系，任何使表皮内巯基减少的因素如紫外线照射、炎症等均可使黑素生成增多。

(3)维生素：维生素C是还原剂，在黑素代谢过程中可使深色氧化型醌式产物还原，使色素变浅；维生素E为抗氧化剂，可使色素减退；维生素A缺乏使巯基化合物减少而引起色素沉着；烟酸缺乏也可对光敏感而出现色素沉着；泛酸参与酪氨酸酶的合成。

(4)微量元素：在黑素代谢中主要起触酶作用，其中以铜离子和锌离子尤为重要。两者缺乏，可使动物毛变白。某些金属如铁、银、砷、汞、铋、金等可与巯基结合，使酪氨酸酶活性增强，而使色素增加。

(5)内分泌因素：内分泌因素的影响比较复杂，目前尚不完全清楚。

1)促黑素细胞激素：垂体中叶可分泌促黑素细胞激素(melanocyte stimulating hormone，MSH)，角质形成细胞则是其最大来源。MSH可与G_2期黑素细胞膜上的受体结合，使胞浆内的cAMP含量增加及酪氨酸酶活性升高，最终，使黑素合成增加。

2)性激素：人使用丙酸睾酮后会出现肤色加深现象，卵巢功能低下的妇女用雌激素治疗后，可使乳晕、腹白线与会阴等肤色加深，也可使色痣加深。妇女肤色有随着月经而变化的倾向，一般经期肤色加深。妊娠期，黄体酮增加，妇女色素沉着，除形成黄褐斑外，乳头、外阴和腹白线着色也加深。这是由于黑素细胞膜上有雌激素受体，其与雌激素结合而促使色素增加，而孕激素促进黑素体转运和扩散。

三 皮肤色素沉着异常的分类

黑素和(或)黑素细胞的增多、减少或消失导致皮肤颜色异常，可因各种内外因素如遗传、内分泌、营养不良、系统性疾病、日光及其他理化因子所致。临床表现多种多样，大体上可分为色素沉着增多及色素减退两大类。

(一) 色素沉着增多性疾病

黑素沉着于表皮时,呈黑色或褐色,在真皮上层呈灰蓝色,在真皮深层呈青色。临床常见的疾病主要包括如下几类:

1. 黑素细胞活性增加 包括①遗传性雀斑、种族性黑皮肤;②继发性的改变,如UV和X线照射、内分泌改变所致的黄褐斑和妊娠斑;③炎症后色素沉着。

2. 黑素细胞数目增加 包括色痣、咖啡斑和黑痣。

(二) 色素减退性疾病

皮肤呈白色或略浅,与正常皮肤颜色不同。临床常见的疾病主要有:

1. 黑素细胞活性减退 银屑病和麻风病引起皮肤异常改变。

2. 黑素细胞数目减少 白癜风和斑驳病引起皮肤异常改变。

3. 酪氨酸及酪氨酸酶异常 白化病和苯丙酮尿症引起皮肤异常改变。

第二节 皮肤增白药

皮肤增白药主要是通过干扰黑素的生物合成,减轻皮肤色素沉着,增白皮肤。临床用以治疗色素沉着增多性疾病和美白皮肤。角质剥脱药如硫黄、水杨酸等,使角质层脱落,促进或缩短表皮细胞更替,从而加速黑素的移行并随角质一并脱落,也可外用治疗色素沉着增多性疾病。

一 酪氨酸酶抑制型皮肤增白药

(一) 酚类

氢 醌

氢醌(hydroquinone)为白色针状结晶,熔点172~174℃,易溶于乙醇、乙醚和水,遇光和空气容易氧化而变成深褐色,碱性溶液中氧化更快。

【药理作用】 氢醌具有皮肤脱色作用。低于5%的浓度时,不被代谢成细胞毒性基团,也不引起"点彩样"脱色和相邻部位的脱色。

其作用机制为:①抑制酪氨酸酶活性:低浓度(<5%)的氢醌的脱色作用以抑制酪氨酸酶活性为主。氢醌的分子小,易扩散进入黑素细胞的黑素体内,由于氢醌与酪氨酸酶的底物酪氨酸相似,可竞争性抑制该酶活性,从而抑制黑素合成;②抑制黑素体形成和(或)增加其分解;③促使黑素细胞变性、凋亡。高浓度(>5%)的氢醌在酪氨酸酶作用下被氧化成有毒的半醌基物质,后者使细胞膜脂质发生过氧化,细胞膜性结构破坏,导致黑素细胞变性、凋亡。这种方式称作酪氨酸酶介导的细胞毒作用。

【临床应用】 用于黄褐斑,雀斑,色素性化妆品皮炎,里尔黑变病,特发性多发性斑状色素沉着症,炎症后色素沉着,色素性口周红斑,色素性玫瑰糠疹等色素沉着性皮肤病。

氢醌的疗效与其浓度、所用的基质和产品化学稳定性有关。浓度越高,效果越好,但刺激性也越大。因此,氢醌浓度不应大于5%,否则有可能造成不可治愈性皮肤白斑。有关氢醌处方的基质,许多临床研究所用的水醇基质(等量的丙二醇和无水乙醇)是最合适的赋形剂。氢醌易被氧化而失效,因此,常用0.1%的亚硫酸氢钠和0.1%的L-抗坏血酸来保持氢醌制剂的稳定性。近年来,研制出氢醌干乳剂和氢醌衍生物,以提高其抗氧化性能和疗效。氢醌与维A酸和肾上腺皮质激素合用,既可提高疗效,又可避免不良反应。

【不良反应】

1. **皮肤刺激性** 氢醌制剂外用可产生红斑、脱屑、瘙痒和刺痛感等刺激性皮炎症状,也可产生接触过敏性皮炎和炎症后色素沉着。上述不良反应在停药后可恢复正常。

2. 长期使用高于3%浓度的氢醌,可导致斑片状色素沉着和皮肤凹凸不平,即外源性褐黄病。

氢醌单戊酸酯

氢醌单戊酸酯(hydroquinone monopentanoic acid ester)有较好的稳定性,在皮肤表面不易被氧化,增加了经皮肤的吸收。其在皮肤和细胞内被迅速水解而释放出氢醌发挥脱色作用。若制剂中加入抗氧化剂,则可提高其稳定性,实用价值更大。临床用本品3%的霜剂治疗黄褐斑,其有效率和痊愈率明显高于3%的氢醌霜。本品对皮肤几乎无刺激性。

β-熊果苷

β-熊果苷(arbutin),又名熊果苷、熊果素,是从杜鹃花科植物熊果(*Arctostaphylos uva-ursi*)的叶中分离得到的一种具有脱色作用的单体物质,是氢醌的一种天然存在形式。

【药理作用】 本品具有良好的减少皮肤色素沉着和增白皮肤的作用。与氢醌相比,其化学性质稳定,细胞毒性小。其抑制黑素合成的效果强于曲酸和维生素C。

作用机制:①与酪氨酸竞争与酪氨酸酶结合,从而抑制该酶的活性,阻断黑色素的形成;②加速黑素的分解与排泄,从而减少皮肤色素沉积。

【临床应用】 临床用3%的浓度治疗黄褐斑和增白皮肤,其特点是能够穿透基底层进行深度淡化色斑及改善药物过敏遗留下来的色素沉着。另外,用10%的浓度治疗脂溢性角化症。

【不良反应】 浓度过高可致正常皮肤脱色。

α-熊果苷

α-熊果苷(hydroquinone-α-D-glucopyranoside)是β-熊果苷的差向异构体,与β-熊果苷比较,本品具有以下特点:①抑制酪氨酸酶作用强,约为β-熊果苷的10倍左右;②安全性好,在较高的浓度下,也不影响细胞生长;③化学性质更加稳定,与其他药物的配伍性良好,能够更方便地加入到各种美白亮肤化妆品中。推荐添加浓度为0.2%~5%。临床可用于治疗多种皮肤色素异常沉着性疾病,美白皮肤,也可治疗UV灼伤所形成的瘢痕。

N-乙酰-4-S-半胱氨酸酚

N-乙酰-4-S-半胱氨酸酚(N-acetyl-4-S-cysteaminylphenol,NACP)具有皮肤脱色作用,是一种新型脱色增白剂。

【药理作用】 本品仅作用于有黑素合成活性的黑素细胞,对处于休止期无酪氨酸酶活性的黑素细胞无影响。在新的细胞周期中,这些细胞仍能产生黑素。光镜和电镜的观察可见本品治疗后,表皮中的黑素数量明显减少,黑素细胞的树突明显缩小,核周体较小,有功能的黑素细胞数减少,黑素体减少,黑素体转运至表皮细胞的过程减弱。

作用机制：本品在细胞内脱去乙酰基，形成L-半胱氨酸，这是一种合成谷胱甘肽（GSH）的必需氨基酸。故本品可促进GSH的合成，GSH能与酪氨酸酶中的铜离子结合而抑制该酶活性，从而抑制黑素合成。

【临床应用】 用于治疗黄褐斑和黑斑病等色素沉着性疾病，大部分患者症状可明显改善，少数人可使黑斑完全消退。

【不良反应】 本品毒性小，偶有局部皮肤刺激、接触性皮炎和点彩样变色。

壬 二 酸

壬二酸（azelaic acid，AZA），是一种天然的有9个碳原子的直链饱和的二羧酸庚烷，可通过蓖麻油氧化裂解制成，为无色到淡黄色晶体或结晶粉末，熔点106.5℃，微溶于冷水，较易溶于热水、乙醇和乙酸。

【药理作用】

1. 皮肤增白作用 壬二酸可阻滞酪氨酸酶蛋白的合成，从而抑制酪氨酸酶活性，干扰黑素生物合成。其优点是对活性高的黑素细胞有选择地抑制作用，但不影响正常黑素细胞。20%的壬二酸的皮肤增白作用优于2%的氢醌。

2. 抗恶性黑素瘤作用 本品对体外培养的鼠或人恶性黑素瘤细胞有抗增生和细胞毒作用，因此，可以阻止恶性雀斑样痣发展成皮肤恶性黑素瘤。并对恶性黑素瘤化疗药有敏化作用，可使亚硝基脲类抗肿瘤药的作用增强2.5～14倍。其机制可能与本品损伤肿瘤细胞线粒体呼吸酶并抑制DNA合成中的限速酶——核糖核苷酸还原酶有关。

3. 抑制角质形成细胞增殖 本品对正常皮肤和痤疮感染的皮肤有抗角质化作用。用本品治疗前，患者粉刺内充满角质和脂滴，并有许多细菌的卵圆酵母孢子，治疗后，毛囊口虽有脂滴，但角质减少，仅见极少的细菌和孢子。

4. 抗菌作用 本品为外用抗菌剂，对皮肤上的金黄色葡萄球菌、表皮葡萄球菌、铜绿假单胞菌、白色念珠菌、痤疮丙酸杆菌等具有抑制和杀灭作用，局部使用能显著减少皮肤细菌和滤泡内丙酸杆菌类细菌的生长，并使皮肤表面脂质的游离脂肪酸含量下降。其抗菌活性和吸收均受pH影响，pH低时能较快进入细胞内，渗透到病变细胞内的浓度比正常高，抗菌活性也较强。壬二酸外用可减少表皮及毛囊皮脂腺内的菌群，从而减少由细菌产生脂肪酶，使表皮面脂质中游离脂肪酸减少，加上抑制表皮的角化，与治疗痤疮有效相关。

【临床应用】

1. 皮肤色素沉着过多症 用于治疗黄褐斑，与广谱防晒剂合用，疗效增强。治疗黑斑病、老年斑以及物理因素或化学因素引起的皮肤色素沉着也有良好疗效。

2. 恶性雀斑样痣和恶性黑素瘤 外用壬二酸霜治疗，可获得临床与组织学上完全消退的效果。多数患者5～10年后仍无复发。少数复发者，重复治疗又趋缓解。作为联合化疗方案的用药，可治疗恶性黑素瘤。

3. 痤疮 本品外用治疗结节型、聚合型、丘疹脓疱型和粉刺型痤疮均有明显疗效，可减轻炎症性和非炎症性损害。20%壬二酸霜与0.05%维A酸霜、5%过氧苯甲酰凝胶疗效相似，但患者对壬二酸较易耐受。

4. 酒渣鼻 本品对丘疹脓疱型酒渣鼻患者，局部涂药可明显减轻炎症，红斑的严重程度评分降低，但对血管扩张无明显改善。

【不良反应】 本品外用无全身不良反应。少数患者在外用霜剂的初期，可致皮肤刺激和皮肤干燥,发生率为5% ~10%,一般较轻微和短暂,治疗后2~4周逐步消失。

(二) 酪氨酸酶铜离子螯合剂

曲酸及其酯化物

曲酸(kojic acid)的化学名为5-羟基-2-(羟甲基)-4-吡喃酮,是黄曲霉菌、米曲霉菌用糖、无机盐,在30℃条件下培养获得的代谢产物。曲酸酯化后,能改善其对pH变化的稳定性,还能增强其作用,对皮肤的刺激性也小。

【药理作用】 曲酸是安全的、可逆的酪氨酸酶抑制型脱色剂。在培养的B-16黑素细胞内加2.5mmol/L的曲酸,黑素多聚体的含量减少,产生可逆的脱色作用。通过多巴反应检测酪氨酸酶活性时,可见到曲酸处理的黑素细胞酪氨酸酶活性也明显降低(图6-2)。

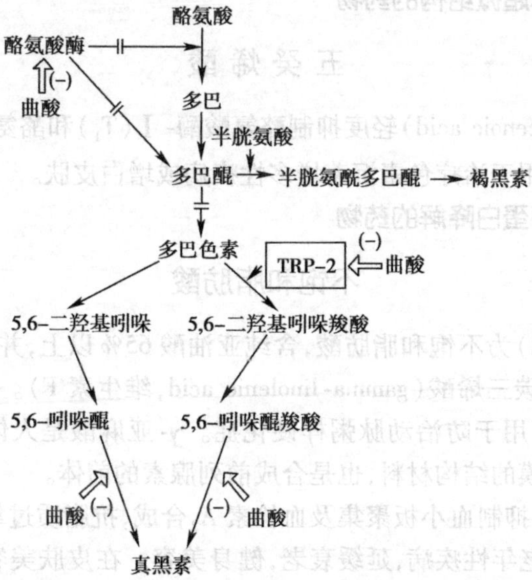

图6-2 黑素的生化合成途径及酶调控位点

由图可知曲酸的作用机制是:①抑制酪氨酸酶活性:曲酸通过5位羟基和4位酮基与酪氨酸酶活性中心上的Cu^{2+}络合,从而抑制酶活力,曲酸对酪氨酸抑制作用表现为可逆效应;②抑制多巴色素互变异构酶的活性:曲酸通过对该酶的抑制减少多巴色素变为5,6-羟吲哚羧酸;③抑制真黑素生成:曲酸可抑制5,6-吲哚醌及5,6-吲哚醌羧酸变为真黑素。

【临床应用】

1. **色素沉着增多性疾病** 本品用于黄褐斑治疗,疗效较好,连续用药3个月,有效率达70% ~80%。其酯化物增白效果更佳,曲酸与α-羟酸类合用,可增加疗效。治疗其他色素沉着增多性疾病也有良好疗效,如蝴蝶斑、妊娠斑、老年斑,光照引起的黑素沉着,继发性色素沉着(痤疮结节治愈后、激光或液氮冷冻后的色素沉着,外伤炎症色斑)。

2. 用于化学剥脱、磨削术后期防止色素反弹的护理。

3. 无斑的皮肤应用本品,可预防色斑形成,润白嫩肤、保持亮泽。

【不良反应】 本品很安全,局部应用的剂量小,无毒性。

（三）阻止酪氨酸酶向前黑素体转移的药物

葡萄糖胺类

葡萄糖胺类包括葡萄糖胺(glucosamine)及其衍生物如四氧乙基葡萄糖胺(tetra-O-acetyl-glucosamine,TAG)、2-脱氧葡萄糖(2-deoxyglucose)和盐酸葡萄糖胺(glucosamine hydrochloride)。本类药物均有脱色素作用,减轻异常色素沉着。其中四氧乙基葡萄糖胺比葡萄糖胺有更高的脱色活性。2-脱氧葡萄糖和盐酸葡萄糖胺由于其第2位的氨基发生改变,均显示较强的脱色能力。该类药物脱色作用是通过干扰酪氨酸酶-Ⅲ(T_3)蛋白在高尔基复合体的糖基化和阻止活性酶分子向前黑素体转移而抑制该酶活性。可用于增白皮肤或色素沉着增多性疾病。

（四）改变前黑素体超微结构的药物

五癸烯酸

五癸烯酸(penta-decenoic acid)轻度抑制酪氨酸酶-Ⅰ(T_1)和酪氨酸酶-Ⅱ(T_2)活性,抑制黑素多聚体的形成。可用于治疗色素沉着增多性疾病或增白皮肤。

（五）促进酪氨酸酶蛋白降解的药物

不饱和脂肪酸

亚油酸(linoleic acid)为不饱和脂肪酸,含纯亚油酸65%以上,并加有维生素E作为抗氧化剂。γ-亚麻酸为十八碳三烯酸(gamma-linolenic acid,维生素F)。亚油酸有降低血浆胆固醇和三酰甘油的作用,可用于防治动脉粥样硬化症。γ-亚麻酸是人体必需的不饱和脂肪酸,是组成人体各组织生物膜的结构材料,也是合成前列腺素的前体。

具有降低总胆固醇,抑制血小板聚集及血栓素A_2合成,抗脂质过氧化和减肥等作用。

临床用于防治某些老年性疾病,延缓衰老,健身美容。在皮肤美容方面,以上两种药物均有抑制黑素合成的作用,能使UVB诱导的色素沉着斑减退,尤以亚油酸的脱色作用最明显,可用于防治色素沉着增多性疾病和增白皮肤。两种药物无明显不良反应。

（六）竞争性酪氨酸酶抑制剂

氨甲环酸

氨甲环酸(tranexamic acid)为抑制纤维蛋白溶解止血药。在美容方面,本品有减轻皮肤色素的过度沉着,增白皮肤的作用。其作用在于抑制酪氨酸酶活性,减少黑素的合成。这可能是由于氨甲环酸和酪氨酸的部分结构相似,都有一个羧基,故可竞争性地与酪氨酸酶结合,从而抑制该酶活性。用于治疗黄褐斑,合用维生素C和维生素E可明显提高疗效。本品口服无明显不良反应,个别患者在服药早期有轻度反酸、恶心、呕吐,不影响继续服药。

氨甲苯酸

氨甲苯酸(aminomethylbenzoic acid)也是抑制纤维蛋白溶解的止血药,外用或口服均有明显的皮肤增白作用,作用与氨甲环酸相同。除治疗纤维蛋白溶解症所致的出血外,也用于治疗湿疹、荨麻疹和口炎。外用或静脉注射治疗色素沉着增多性疾病,如每天静脉注射1.0~1.5g,治疗黄褐斑的总有效率在90%以上。

（七）其他

光甘草定

光甘草定（glabridin）又名甘草黄酮，是光果甘草萃取物疏水部分的主要活性成分。

【药理作用】

1. 减轻皮肤色素的异常沉着 光甘草定能抑制酪氨酸酶活性而减少黑素合成，其效能约为曲酸的25倍，维生素C的80倍；尚可抑制细胞脂质过氧化性损伤[如减少皮肤细胞丙二醛（MDA）的产生]，也能减少黑素合成。

2. 延缓衰老 本品可提高血清超氧化物歧化酶（SOD）活力，MDA生成量减少，具有抗自由基氧化作用，并能明显抑制体内新陈代谢过程中所产生的自由基，降低对氧化敏感的生物大分子（低密度脂蛋白LDL、DNA）和细胞壁等被自由基氧化损伤，从而改善与自由基氧化有关的某些病理变化，如动脉粥样硬化、细胞衰老等。

【临床应用】 用于治疗多种色斑，如黄褐斑、妊娠斑、蝴蝶斑等。与维生素E合用，可提高疗效。

【不良反应】 未见明显不良反应。

胎盘提取物

胎盘提取物（extracts of placenta）为健康人的干燥胎盘精加工而成，含有多种激素，如促黄体激素（LH）、促卵泡激素（FSH）、雌二醇（E_2）、孕酮（P）、绒毛膜促性腺激素（HCG）、睾酮（TeSTO），也含有生长因子、酶类、干扰素、核酸、免疫调节肽、脂多糖等生物活性物质。

本品能抑制酪氨酸酶的生物合成，加速黑素细胞的角质化。还能促进细胞新陈代谢，增加细胞活力，增加血液循环，减轻表皮角质层水分丢失。具有明显的增白作用，还有防晒、保湿和抗皱的作用。临床用于增白皮肤、防治日晒、皮肤保湿、减轻或祛除皱纹；也用于“换肤”、化学剥脱、激光、磨削术后的皮肤修复和护理。

二 非酪氨酸酶抑制型皮肤增白药

（一）抗氧化剂

维生素C

维生素C具有多种美容作用，其可抑制多巴和多巴醌的自动氧化，而抑制黑素合成，并能延缓皮肤衰老。

常用于治疗多种原因引起的色素沉着性皮肤病，如黄褐斑，里尔黑变病（Riehl melanosis），特发性斑状色素沉着，药疹后色素沉着，持久性色素异常性红斑，色素性玫瑰糠疹，各种类型的紫癜性皮肤病，银屑病，创伤愈合不良和痤疮等。静脉给药，疗效明显优于口服。也可负极经皮肤直流电离子导入给药，疗效好而不良反应少。

（二）角质溶解剂

α-羟酸类

α-羟酸类（α-hydroxy acids，AHAs）包括羟基乙酸、乳酸、柠檬酸、苹果酸、苯乙醇酸和酒石酸。其作用广泛(详见第四章第二节)。本类药物外用有脱色美白的药理作用。

1. 消除皮肤异常色素沉着 α-羟酸类可以加速皮肤色素分解代谢,消除皮肤异常色素沉着,美白皮肤,此作用效果虽然缓慢,但持久且不损伤皮肤。

2. 改善皮肤颜色,使皮肤白而红润 α-羟酸类可扩张真皮层毛细血管,增加血流,皮肤营养充足,从而使皮肤美白、细腻、有润泽感。这与α-羟酸类作用于真皮浅层,使肥大细胞脱颗粒、释放组胺有关。

因其水溶性好,能够透过角质层被皮肤吸收,促进表皮细胞的新陈代谢,消除皮肤皱纹,淡化色斑,使皮肤光滑细嫩,又可作为化妆品原料使用,发挥抗皱、延缓皮肤衰老和美白祛斑功效。当皮肤有较严重的色斑及皱纹时,可代替化学剥脱剂(如:苯酚、三氯醋酸等)使表皮完全从真皮层分离而剥落,无剥皮后的色素沉着,作用较温和且有营养皮肤的作用。

维 A 酸 类

维 A 酸类(retinoic acids)有广泛的药理作用和用途(详见第四章第一节维 A 酸类)。维 A 酸霜外用有祛斑和美白皮肤的作用。本类药物与胞质结合蛋白(CRABP)和一系列核受体(例如 RAR)结合后,能调节第二信使系统,改变细胞信号的传递途径,影响酪氨酸酶基因表达或酶蛋白合成中的某个步骤,使酪氨酸酶活性下降;还通过角质松解和加快表皮细胞更新作用,可使皮肤表面的黑素颗粒脱落。临床用于治疗黄褐斑,也用于治疗日光照射后或炎症的色素沉着。

水 杨 酸

水杨酸(salicylic acid)低浓度时(1% ~2%)有角质形成作用;中浓度(5% ~10%)时有角质溶解作用,涂于皮肤可使表皮角质层黏附性减弱,表皮脱落,黑素颗粒也同时脱落,减轻皮肤异常色素沉着,使皮肤美白、细嫩。临床用于化学剥皮术,治疗如下疾病:①色素性皮肤病,如黄褐斑、炎症后色素沉着、雀斑样痣和文身;②光老化性疾病,如日光性角化、日光性弹力纤维变性等;③皮肤皱纹;④其他:痤疮、浅表性瘢痕、酒渣鼻、皮脂腺增生和睑黄瘤等。

(三) 抑制黑素细胞增殖药

内皮素受体阻断剂

内皮素(endothelin,ET)是内皮细胞分泌的一种缩血管活性因子,具有多种生物学效应,如使血管收缩、促进血管平滑肌细胞生长和增殖;提高中枢神经和外周交感神经活性;也参与肾小球滤过率的调控。ET 在多种疾病的发生中有重要作用。ET 受体阻断剂可治疗多种与 ET 有关的疾病。

在美容方面,ET 受体阻断剂也有重要的作用和临床用途。ET 受体阻断剂可阻断黑素细胞的 ET 受体,阻断受体介导的信号传递,从而抑制蛋白激酶(PKC)途径引起的酪氨酸酶活化和细胞内 cAMP 增加,发挥抑制色素沉着的作用。ET 受体阻断剂如母菊的提取物每天外用后立即进行 UV 照射,可明显地抑制 UVB 引起的皮肤色素沉着。

(四) 其他

过 氧 化 氢

过氧化氢(hydrogen peroxide)是无色无臭的澄明液体。其释放的初生态氧有漂白、抑菌、杀菌、防腐、除臭及清洁作用。临床上用于皮肤增白，治疗黄褐斑和雀斑等色素沉着性疾病；也用于漂白牙齿、冲洗或湿敷创面、消毒或灭菌。本品涂在毛发部位，毛发会脱色而变黄。浓度过大时对皮肤黏膜有腐蚀性。

山梨酸钾

山梨酸钾（potassium sorbate）为无色或白色鳞片状结晶、易溶于水，在空气中易氧化分解而变色。本品有皮肤增白作用，治疗色素斑有良好效果。还有抗菌作用，多用于防腐、防霉。

第三节 皮肤着色药

皮肤着色药涂于皮肤后，在角质层产生颜色，治疗白斑，可增加美容效果。

一 增加黑素形成药

补骨脂素及其衍生物

补骨脂素（psoralen）属于呋喃香豆素类。包括8-甲氧基补骨脂素（肤乐仙，8-methoxypsoralen，oxsoralen，8-MOP）和5-甲氧基补骨脂素（5-methoxypsoralen，5-MOP）及人工合成的三甲基补骨脂素（trimethylpsoralen，TMP）。

【体内过程】 口服8-MOP 0.6mg/kg，0.5～2小时后血药浓度可达峰值。皮肤外用补骨脂素类药物易透过皮肤被吸收。10%的8-MOP软膏涂于1/2体表，血浆药物浓度与口服0.5mg/kg的治疗剂量相当。将0.15%的8-MOP的水包油（O/W）型乳剂涂于整个体表（剂量相当于0.18～0.32mg/kg），2～4小时后血药浓度达峰值，与治疗剂量（0.6mg/kg）口服的血药浓度相似。药物吸收入血后，血浆蛋白结合率较高，8-MOP和5-MOP的血浆蛋白结合率为80%～90%。药物主要在肝内受微粒体酶催化而代谢，其主要代谢产物由尿排出。

【药理作用】

1. 刺激皮肤黑素沉着 本类药物不能直接产生黑素，但是为光敏性化合物，用后能增强机体对紫外线的敏感性。注射或内服，再以长波紫外线或日光照射，是使皮肤黑素沉着的一种强力刺激方法，可使受射处皮肤红肿、黑素增加。

其主要作用机制有：①增加功能性黑素细胞数量：补骨脂素及其衍生物可刺激那些尚未完全破坏或正常的黑素细胞，以使功能性黑素细胞数量增加，其细胞内的黑素体数量也增加，而且增加向角质形成细胞内输送的黑素体的数量；②增加黑素合成：使皮肤产生临床或亚临床的炎症反应，可破坏皮肤中的巯基化合物，减少巯基，可增强酪氨酸酶活性，使黑素合成增加；③促进黑素氧化：可促使色淡的还原型黑素转化为色深的氧化型黑素；④改变黑素体聚集的形式：可使复合黑素体减少，单个黑素体增多。

2. 免疫抑制作用 补骨脂素光化学疗法（PUVA）能降低皮肤局部接触性过敏反应。用PUVA疗法治疗的患者，表皮内朗格汉斯细胞（LC）数目比未治疗者明显减少。这种对免疫功能的影响在白癜风的治疗方面可能起重要作用。

【临床应用】 补骨脂素通常制成内服和外用制剂，供作PUVA疗法应用。该疗法是口服或局部应用补骨脂素加照射UVA。

1. 白癜风 PUVA 疗法是目前治疗白癜风最有效的方法。由于白斑中表皮黑素细胞已被破坏，治疗时黑素的恢复主要是靠毛囊外毛根鞘内未受累的无功能黑素细胞储库被刺激，而成为有功能的黑素细胞，而且该细胞沿毛囊外根鞘表面通过化学促动运动和趋化性运动的协同作用，移动至白斑区，形成临床可见的色素斑。化学促动运动是黑素细胞在化学物质刺激后所产生的非定向运动，可使细胞随机运动速率和频率增加。PUVA 疗法可抑制细胞毒性 T 淋巴细胞，并产生诱导化学促动运动的细胞因子，主要包括干细胞生长因子（SCF）、内皮素-1（ET-1）和碱性成纤维细胞生长因子（bFGF）。而趋化性运动是在梯度化学吸引物作用下发生的定向运动。纤连蛋白、白三烯 C_4（LTC_4）、转移生长因子-α（TGF-α）、血管内皮素（ET）均为梯度化学吸引物，表现出明显趋化作用。

PUVA 疗法分为口服光化学疗法（OPC）和局部光化学疗法（TPC）。口服光化学疗法（OPC）适用于泛发型（皮损面积大于 20%）白癜风或局部光化学疗法无效者。局部光化学疗法（TPC）适用于皮损面积小于 20% 的患者。

白癜风应尽早在未完全白斑阶段开始治疗，效果才好。临床上病程短、皮损局限、坚持长期治疗者，疗效较好；反之则差。一般而言，暴露部位比遮蔽部位疗效好。开始见效时间多在 3 周以后，3 个月之内。若持续治疗 3 个月仍无色素再生者可改用其他疗法。若有效应连续做几个疗程。

2. 银屑病 用 PUVA 疗法治疗，可使寻常型银屑病患者的皮损消退或明显减轻。本疗法对脓疱型银屑病和红皮型银屑病以及斑块型副银屑病也有较满意的疗效。大多数病例在皮损消退后，还需进行维持治疗。

3. 斑秃 8-MOP 和 UVA 照射可治疗斑秃，使头发再生，并产生可接受的美容效果。斑秃的类型对疗效的影响不大。PUVA 治疗斑秃所需 UVA 的照射剂量大而且次数多，故当获得了头发完全再生后，不可能再做维持治疗，这是本疗法的主要缺点。

4. 其他 本疗法还可治疗掌跖脓疱病、蕈样肉芽肿第Ⅰ期（浸润前期）和第Ⅱ期（浸润期）、带状疱疹、钱币状细菌性湿疹、寻常型和聚合型痤疮，均有较好疗效。

【不良反应】

1. 胃肠道反应 口服补骨脂素可产生胃肠道反应如恶心、呕吐、食欲不振等。

2. 皮肤反应 常见的有皮肤色素沉着、红斑、瘙痒、干燥等。偶有局限性水疱形成、银屑病突然加重、多形性日光疹、光感性皮炎、痤疮样皮疹、大疱性类天疱疮、甲板压痛、甲床分离、甲下出血等。皮肤干燥可涂润滑油或浴油；有指甲方面的不良反应时，可在照射时戴指套防护。动物实验证明本疗法可引起皮肤肿瘤，对人的致癌性尚未肯定，但应警惕皮肤癌的发生。

3. 对视觉影响 因照射 UVA 后，视网膜上的光感受器发生特殊改变，且晶状体发生浑浊。对人是否诱发白内障，尚不肯定。然而，预防是必须的。患者除在 UVA 照射时戴上墨镜外，在服药后 48 小时内需配戴遮挡 UVA 的太阳镜，且应定期作眼科检查。

4. 其他 本疗法还可能产生白细胞减少、贫血、肝肾功能损害，故治疗期间应定期检查血尿常规和肝肾功能，还应避免饮酒。

【使用注意】 对进展期白斑禁用，以免由于刺激而诱发同形反应，使皮损扩大，甚至泛发全身。PUVA 治疗生殖器部位的皮损效果差，而且容易导致皮肤癌。因此，对生殖器部位的皮损尽量不用此疗法。因 OPC 治疗儿童导致视网膜毒性的可能性较大，故 10 岁以下儿童不宜应用。OPC 的其他禁忌证有糖尿病、肝功能异常、皮肤癌、白内障、黑素瘤、大疱性类天疱疮及光过敏性疾病的患者，以及妊娠、哺乳期妇女。

L-苯丙氨酸

L-苯丙氨酸(L-phenylalanine)为无色至白色片状晶体或白色结晶性粉末，略有特殊气味和苦味，在受热、光照、空气中稳定。

【药理作用】 L-苯丙氨酸具有皮肤着色作用。单用时，可阻止白癜风的发展，加UVA(PUVA疗法)治疗该病时，可增强苯丙氨酸的作用，从而提高疗效。口服加外用本药，也可提高疗效。

作用机制：①增加黑素合成：苯丙氨酸是酪氨酸的前体，经羟化后可形成酪氨酸，进而在酪氨酸酶的作用下合成黑素；②调节免疫功能：本药可改变HLA-DR$^+$、OKT6$^+$表皮朗格汉斯细胞亚群，并抑制抗体合成；③刺激黑素细胞移行：与UVA合用时，UVA可刺激皮损边缘的黑素细胞移行，并使受损还未被破坏的表皮或毛囊中的黑素细胞产生黑素。

【临床应用】 用于白癜风，疗效依次为面部、躯干、四肢。与其他疗法(包括PUVA)相比较，其优点是能增强白斑区皮肤对光耐受性，且无光毒反应和其他副作用。

【不良反应】 本品不良反应较轻。有苯丙酮尿症、皮肤癌及肝肾功能受损者，曾接触过砷、接受过放射治疗或自身免疫性疾病者，孕妇、哺乳期妇女禁用本品。

凯　林

凯林(khellin)是一种从阿密茴果中提取的呋喃类色素——呋喃并色酮，其化学结构类似补骨脂素。两者的光化学、光生物学和光治疗学性质相似。但凯林的光毒性小，对DNA无光动力学影响，体内外均不会使DNA链形成交叉连接。凯林的作用与补骨脂素相似。凯林+UVA(KUVA)可治疗白癜风，疗效比PUVA疗法明显，有效率达70%以上。但无补骨脂素的光毒性反应，基因毒性也小，非白斑区也不出现过度色素沉着，患者乐于接受。

口服本品的不良反应有短期的转氨酶轻度升高、轻度恶心、眩晕与直立障碍等，停药后可恢复。治疗期间应监测肝脏转氨酶活性，若增高，则暂停用药。凯林外用可避免上述不良反应。

米诺地尔

米诺地尔(minoxidil)又名长压定，具有促进毛发再生和降低血压的作用。米诺地尔溶液外用联合PUVA疗法，可治疗白癜风。PUVA可促使黑素细胞储库及皮损边缘的黑素细胞移行入皮损区。米诺地尔可使毛发停留在生长初期，而此期的黑素细胞更活跃，可增强PUVA的作用。局部外用米诺地尔溶液无明显不良反应。

α-促黑素

α-促黑素(α-melanocyte stimulating hormone，α-MSH)是垂体分泌的激素，有α-MSH和β-MSH两种。前者作用显著强于后者，故临床应用从哺乳动物脑组织中提取的α-MSH。α-MSH是十三肽化合物。

【药理作用】 α-MSH外用可使局部表皮色素增加。色素岛首先出现在毛囊口处，呈点状散布于白斑区，逐渐扩大而融合成片，使白斑消失。

其机制：①激活酪氨酸酶活性，增加黑素合成；②刺激毛囊根鞘内黑素细胞的增殖，促进黑素体合成，使其沿毛囊向上移行，形成色素岛，达到病损区色素恢复。

【临床应用】 用于治疗白癜风等白斑性皮肤病。对局限型、病程短及年轻患者见效较快，疗效较好，面颈及胸部皮损表现更为明显。皮损区出现亚临床炎症反应的病例，往往是见效快、疗效好的病例。

【不良反应】 本品外用安全而有效。治疗过程中仅少数患者可出现一过性红斑肿胀，无全身反应。

二 免疫调节剂

肾上腺皮质激素类

肾上腺皮质激素类（adrenocortical hormones）有广泛的药理作用和临床用途。这里仅介绍其皮肤着色作用。

【药理作用】 本类药物局部外用，皮损内注射和口服均可使白癜风白斑区出现色素沉着。其确切的作用机制尚不清楚。白癜风的发病与自身免疫有关。研究证明在治疗前、后检测患者的免疫功能，淋巴细胞转化试验和自然杀伤细胞（NK）活性在治疗后均接近正常，白斑也相应好转或痊愈，提示该类药物可能系通过调节机体免疫功能而产生治疗作用。也可能与增强对皮肤黑素细胞的保护有关。

【临床应用】 用于白癜风，对一些不适合PUVA疗法或进展期患者，可全身应用该类药物使白斑好转或痊愈；对进展期、病程短、暴露部位、局限型或散发型白斑者疗效显著；对稳定期、病程长、非暴露部位、节段型或泛发大片型白斑则疗效差。

【不良反应】 局部用药时，应用时间过长或次数过多，可产生局部痤疮样皮疹、毛囊炎、毳毛增粗及增多、皮肤萎缩或毛细血管扩张等，且长久不愈，故面部白斑忌用。采用间歇、交替用药的方法，可减少、减轻上述不良反应的发生。

环孢素

环孢素（cyclosporin）又名环孢素A（cyclosporin A），是从多孢木霉菌和柱孢霉菌的代谢产物中提取的由11个氨基酸组成的环化多肽。有强大的免疫抑制作用。其主要优点是无其他细胞毒类免疫抑制剂对骨髓的抑制作用。临床主要用于防治异体器官移植的排斥反应和治疗某些自身免疫性疾病。

皮肤美容方面可用于治疗白癜风，可使毛囊色素再生，对白斑的治愈率较高；还可治疗严重斑秃，银屑病，板状鱼鳞病，掌跖脓疱病，寻常性大疱性表皮松解症等。

常见的不良反应有恶心、呕吐、厌食、震颤等。用药时间过长或剂量过大可能引起可逆性肝肾损伤，故用药期间应监测肝肾功能。孕妇及哺乳期妇女慎用，对本品过敏者禁用。

异丙肌苷

异丙肌苷（isoprinosine）是肌苷与乙酰胺基苯甲酰二甲胺基异丙醇酯以1∶3比例组成的复合物，其生物活性需依赖复合物形式。本品有免疫增强和抗病毒作用。在美容方面，其对白癜风色素缺失区有促使毛囊性及（或）融合成斑片的色素再生作用。临床上用于治疗病毒性和免疫功能低下或免疫缺陷病。美容方面用于治疗白癜风、雄激素型脱发和斑秃。

左旋咪唑

左旋咪唑(levamisole,LMS)有免疫调节作用,能使异常的细胞免疫功能恢复正常,如增强或恢复免疫功能低下或缺陷者的迟发型皮肤过敏反应,促进 PHA 诱导的淋巴细胞增殖反应,增强单核巨噬细胞的功能。还有促进白癜风患者色素恢复的作用。

临床用于治疗局限的、缓慢发展的白癜风,效果较好,可使病变停止发展,并使病变区色素出现不同程度的恢复。口服本品联合外用糖皮质激素制剂,可提高疗效。本品的其他用途包括治疗慢性反复感染,如口唇疱疹、生殖器疱疹、多发性寻常疣、扁平疣、细菌和真菌感染;自身免疫性疾病,如类风湿性关节炎和系统性红斑狼疮等;肿瘤的辅助治疗;其他皮肤病,如银屑病、家族性慢性良性天疱疮等。

不良反应较少,有轻微恶心、呕吐等,偶可产生腹部隐痛及味觉减退、过敏反应、白细胞及血小板减少等。肝功能不全及消化道溃疡者慎用。

三 纠正细胞内钙紊乱药

钙泊三醇

钙泊三醇(calcipotriol)为维生素 D 的衍生物,活性代谢产物骨化三醇的类似物。Calverley(1988 年)首先报道合成出钙泊三醇,后作为新的抗银屑病药物开发上市。钙泊三醇为白色或近白色结晶粉末,不溶于水,溶于 96% 的乙醇,微溶于二氯甲烷,对热和光敏感。在体内能迅速转化成为无活性的代谢产物,故仅限于外用。

【药理作用】

1. 纠正细胞钙代谢紊乱或调节细胞钙代谢 本品可纠正黑素细胞内钙紊乱,使受抑制的酪氨酸酶活性恢复正常,从而增加白癜风皮损区黑素的合成。

作用机制:细胞内钙减少导致硫氧还蛋白浓度增加,从而导致酪氨酸酶活性受抑制。钙泊三醇可通过作用于黑素细胞内的维生素 D_3 受体而纠正细胞内钙紊乱。

2. 调节角质形成细胞分化和增殖 钙泊三醇是角朊细胞分化和增殖的强调节剂,它能抑制皮肤细胞(角朊细胞)的过度增殖和诱导其分化。

3. 抑制免疫 本品外用可抑制单核/巨噬细胞的功能,抑制表皮的 T 淋巴细胞的增殖和活化,也抑制活化的 B 淋巴细胞的功能,从而抑制细胞免疫和体液免疫。

【临床应用】

1. 白癜风 可促进色素恢复,对手、足皮损疗效尤好。

2. 银屑病 外用本品,可使大多数患者症状明显好转。大规模的多中心临床研究表明本品疗效优于外用 17-戊酸倍他米松和短期外用蒽林。

3. 其他 还可用于鱼鳞病、表皮松解型掌跖角化症、炎性线状疣状表皮痣和毛发红糠疹等。

【不良反应】 主要为局部皮肤刺激,严重时应停止治疗,偶致接触性皮炎。

四 减轻氧化应激药

假过氧化氢酶和氯化钙

假过氧化氢酶和氯化钙(pseudocatalase and calcium chloride)的乳膏外用于白癜风皮损处，并配合 UVB 照射，可促进色素恢复。由于白癜风患者皮肤中钙离子浓度低于正常，合用氯化钙，可增强疗效。用 UVB 照射也可活化假过氧化氢酶，从而使疗效增强。临床用于治疗白癜风，合用 UVB 照射，促使大多数患者色素恢复，面部和手背效果好；但节段型白癜风生效慢，手指和足部皮损未见色素恢复。治疗期间病变停止发展，停止治疗后，也有不复发者。本品外用，无明显不良反应。

五 其他

黑素前体物

黑素前体物主要有 3,4-二羟苯丙氨酸(3,4-dihydroxyphenylalanine)、5,6-二羟基吲哚(5,6-dihydroxyindole)、N-甲基-5,6-二乙基吲哚(N-methyl-5,6-diacetylindole)及其衍生物。任何一种或多种黑素前体物，配制成溶液或霜剂，涂于皮肤，可使皮肤着色。无明显不良反应。

氢醌单苯醚

氢醌单苯醚(monobenzone)为白斑性疾病的反治疗法用药。

【药理作用】 可使黑素细胞发生不可逆的永久性破坏。

【临床应用】 用于白斑面积大于 50% 并对治疗无反应的患者，或者有泛发性皮损而不愿接受色素再生治疗者，可用本药治疗。通过反治疗法将残存的正常色素全部脱掉，从而达到美容目的。由于脱色是不可逆的，应慎重选择病例。

【不良反应】 可致皮炎及瘙痒，同时外用或口服肾上腺皮质激素可减轻。可引起严重的皮肤干燥、斑秃、头发早白及淋巴增殖反应抑制；也可导致结膜黑变病及角膜色素沉着，但不影响视力。全量氢醌单苯醚有刺激性，起始应用浓度以 10% 为宜，如无刺激反应，可在 2～3 个月内将浓度提高到 20%。为减少本品吸收，应分区脱色，全部脱色需 6～24 个月。脱色过程中及脱色后，患者是永久性光敏者，故应尽量减少日光照射，并用广谱防晒剂。

制剂和用法

氢醌　霜剂:3%、2%。3% 外用，持续数月。维持治疗用 2% 的浓度，以减少刺激性。

氢醌单戊酸酯　霜剂:3%。下班后和晚睡前各外用 1 次，连用 3 个月以上。

熊果苷　霜剂、洗剂:1%～3%。一日 2 次，外用。

N-乙酰-4-S-半胱氨酸酚　乳剂:4%。一日 2 次，外用，连用 6 个月。

壬二酸　霜剂:10%～20%。一日 2～3 次，外用，可长期使用。

曲酸　霜剂:1%～3%。一日 2 次，外用，3 个月为一疗程。

氨甲环酸　片剂:0.125g、0.25g。胶囊:0.25g。一次 0.25g，一日 3 次，口服。注射剂:

0.1g/2ml、0.25g/5ml。一次0.25g，用25%葡萄糖液稀释，静脉注射；也可用5%～10%葡萄糖液稀释，静脉滴入，一日1～2次。

氨甲苯酸　注射剂：0.1g/10ml。一次0.1～0.2g，与葡萄糖液10～20ml混合后，缓慢静脉注射。

维生素C　片剂：50mg、100mg。一次50～100mg，一日3次，口服。注射剂：0.1g/2ml、0.25g/2ml、0.5g/5ml、2.5g/20ml。一次1g，静脉注射，一日1次；或一次2～5g，加入液体中静脉滴注，一日1次，20次为一疗程。也可用5%～10%的浓度，负极经皮肤直流电离子导入。

水杨酸　杰森溶液含水杨酸14%。用于美容嫩肤。

过氧化氢　水溶性软膏：基质为无水羊毛脂和聚乙二醇，含10%～20%的3%过氧化氢水溶液，外涂。水溶液：3%过氧化氢水溶液的原液或3倍稀释液，外涂。只能涂于色素沉着处。10分钟后拭去，再涂以冷霜。3%～6%的水溶液用作消毒剂；10%～25%溶液用作灭菌剂。

山梨酸钾　溶液剂：1%。一日2～3次，外用。

补骨脂素　注射液（油溶液）：1mg/2ml；外用溶液：25mg/50ml；胶囊剂：40mg。

8-甲氧基补骨脂素（8-MOP）　白癜风药水：含0.1%～1% 8-MOP；白癜风软膏：含0.3% 8-MOP；敏白灵：一套包括2瓶药，一瓶是口服的8-MOP药片，另一瓶是外涂的药水，是0.75%的8-MOP乙醇溶液，为减轻不良反应，可用乙醇稀释10、5或2倍后再用。片剂：10mg。

5-甲氧基补骨脂素（5-MOP）　片剂：10mg。

三甲基补骨脂素（TMP）　片剂：10mg。

治疗白癜风、银屑病进行局部光化学疗法时，患处外搽上述酊剂或软膏，涂药0.5～2小时后，再照射UVA或晒太阳。进行口服光化学疗法者，先口服下列任一制剂：8-MOP 0.3～0.6mg/kg，5-MOP 0.6～1.2mg/kg，TMP 5～40mg，服后2小时左右，再照射UVA。照射剂量应根据皮肤色素的深浅和对光的敏感程度而定，一般达到皮肤红斑或亚红斑反应为度。首次照射剂量Ⅰ、Ⅱ、Ⅲ、Ⅳ、Ⅴ、Ⅵ型皮肤分别为0.5、1.0、1.5、2.0、2.5和3.0J/cm^2。每周进行2～3次治疗。多数患者在皮疹消退后，需进行维持治疗，每周或2周1次。治疗斑秃时，可先外搽上述任何一种外用药，45分钟后，照射UVA，每周2次。UVA开始剂量为0.25J/cm^2，如能耐受，则可增加。

L-苯丙氨酸　片剂：50mg、100mg。凝胶剂：10%。50～100mg/kg，早餐后口服，一日1次；15分钟后，10%凝胶剂，外搽；30分钟后接受30分钟的日光照射（4～10月份在11～15点），秋冬季仅口服药物加日光照射，不外用凝胶剂。

凯林　片剂：100mg。一次100mg，早餐后口服，一日1次。服药2.5小时后照射UVA，3次/周，UVA剂量为5～15J/cm^2。凝胶剂：1%。凝胶基质为水：2-丙醇：丙二醇（2：2：1）。将凝胶剂搽至患处皮肤，30分钟后，用清水洗净，照射UVA（0.3J/cm^2），开始5分钟，逐渐增加照射剂量直至出现轻微红斑，照射时间最长可达90分钟。一周3次，可连续照射6个月。

米诺地尔　溶液剂：2%。治疗白癜风时，隔日口服8-MOP，不服药的日子里用7.5～10.5J/cm^{2}的UVA照射，直至出现轻度持久的红斑，外搽米诺地尔溶液。

硫汞白癜风搽药　溶液剂：每套两瓶药，一瓶是甘油5ml和75%乙醇95ml的混合液；另一瓶是混匀的等量白降汞（氯化氨基汞）与硫黄粉末。用时将毛笔在甘油乙醇液中浸湿，蘸取药粉，涂于白斑处，轻轻揉搽皮损片刻，一日2次，3个月左右见效。

α-促黑素　溶液剂：用生理盐水配成0.001%，外涂皮损外，每日早、晚各涂1次，涂时轻轻揉搽，以利药物浸入皮内，3个月为一疗程。

倍他米松　片剂:0.5mg。一次5mg,每周连续2日,早餐后口服,总疗程为6个月至2年。霜剂:0.2%。一日2~3次,外搽。

醋酸泼尼松　片剂:5mg。一次5mg,一日3次,或一次15mg,一日1次,早8点口服。见效后每月递减5mg,至每日5mg,维持3~6个月。如服药4~6周无效,停止治疗。

氯倍他索　软膏:0.02%(含2%月桂氮䓬酮)。乳剂:0.05%。一日2次,涂搽患处,连用6周为一疗程,停药2周,若需要,可继续下一疗程。

曲安西龙　霜剂:0.1%。一日2~3次,外搽。

醋酸地塞米松　软膏:0.05%。一日2~3次,外搽。

醋酸氟轻松　软膏、霜剂:0.025%、0.1%。一日2~3次,外搽。

醋酸泼尼松龙　混悬注射剂:125mg/5ml,用1%普鲁卡因1:1以上稀释后做皮损内局部注射,一周1次,每次用量不超过2ml,4次为一疗程。

醋酸氢化可的松　注射剂:125mg/5ml,用1%普鲁卡因1:1以上稀释后做皮损内局部注射,一周1次,每次用量不超过2ml,4次为一疗程。

环孢素　胶囊剂:25mg、100mg;口服油溶液5g/50ml;静滴浓缩液:250mg/5ml。一次3~12mg/kg,一日1次,于饭前分次服,视病情连用数日至数周。静脉注射(仅用于不能口服者):一次3~5mg/kg,用生理盐水或5%葡萄糖液稀释20~100倍,于4~6小时内缓慢滴入,一日1次。

异丙肌苷　片剂:0.5g。一次1~1.5g,一日2~3次,口服。

盐酸左旋咪唑　片剂:25mg、50mg。治疗白癜风时每周连服2日,一次50mg,一日3次;6~12岁,一次50mg,一日2次;6岁以下,一次25mg,一日2次。可连续治疗3~4年。

钙泊三醇　软膏:50μg/g。治疗白癜风时,口服8-MOP,一次0.6mg,2小时后照射日光,一周3次,皮损处外用本品,一日2次。

N-甲基-5,6-二乙基吲哚　溶液剂:2.5%。外搽白斑处。

二羟丙酮　溶液剂:10%。可涂于白斑处。霜剂:外涂白斑处。每天涂搽,快者1日,慢者3~4日,可见患处皮肤着色。药液涂于白斑处,勿流至周围正常皮肤。

氢醌单苯醚　溶液剂:10%、20%。一日2次,涂搽色素残留区。

(吴正平)

第七章 延缓皮肤老化药

学习导航

1. **掌握** 促进表皮细胞生长药和保湿剂的药理作用和临床应用。
2. **熟悉** 改善微循环的药物和化学剥脱术用药的药理作用和不良反应。
3. **了解** 皮肤老化的表现及机制。

第一节 概 述

一 皮肤老化的表现

随着年龄的增长,人体逐渐衰老,皮肤老化是人体衰老的外在表现。皮肤老化的临床表现主要有:①皮肤干燥、粗糙、脱屑,沟纹加深、松弛、弹性降低,皱纹增多;②皮肤晦暗、无光泽;③老年白斑或褐色斑增加,且逐渐加重或明显,呈广泛性全身性分布;④皮肤表层血管日趋暴露、扩张,毛细血管扩张时呈细红丝或片状红斑,小静脉扩张时略微增粗且呈蓝色或紫黑色;⑤眼睑下垂和黑眼袋。

其组织细胞学变化主要有表皮、真皮、皮下组织和皮肤附属器都发生衰老性变化,表现为全层厚度降低,表皮轻度变薄,细胞大小不一、表层厚度不均匀、分裂增殖减少,角质层通透性增加,真皮层结缔组织减少,胶原性物质弹性减弱浓缩变硬,弹力纤维变性、缩短、增厚成团,皮下组织逐渐发生退行性变化等。皮肤附属器官随年龄增长也发生老化,皮脂腺功能降低,毛囊数目逐渐减少,残留毛变细,毛球部黑色素细胞逐渐减少乃至最后消失而产生白发。

二 皮肤老化的机制

皮肤老化是一个漫长而复杂的演变过程,是内源性生理变化和外源性环境因素共同作用的结果。主要的机制是:

1. 角质层水合能力降低,皮肤表面的水脂乳化物含量减少 水是角质层重要的塑形物质之一,角质层中水分含量约为10%~15%,它的相对恒定主要依赖天然保湿因子(natural moisturizing factor,NMF),包括尿素、氨基酸、脯氨酸及有机酸的作用。老年人的皮肤角质层中因NMF减少而使水合能力降低,约为正常的75%。因此,角质层难以保持正常的水分含量,而使老年人皮肤干燥。此外,老年人皮肤表面的水脂乳化物(hydrolipid emulsion,HE)含量也减少。HE 是由外泌汗腺所分泌的汗液与皮脂腺所分泌的皮脂在皮肤表面形成的一层乳状膜,对保持角质层的柔润、防止干裂起着重要的作用。HE 的减少使皮肤中和碱性物质的能力明显降低,这种改变不但增加了皮肤干燥的严重程度,使变硬的角质层容易形成裂口,而且使皮肤表面变得粗糙。导致 NMF 和 HE 减少的重要原因是老年人外泌汗腺和皮脂腺萎缩,分泌功能减弱。

2. 真皮胶原纤维合成减少和弹力纤维变性 真皮变薄缺乏细胞和血管成分,真皮层乳头变低,胶原纤维更新缓慢出现变性,弹力纤维失去弹性而断裂,细胞间质透明质酸减少;真皮含水量降低使皮肤变薄、干燥、失去弹性而产生皱纹、皱襞、萎缩、松弛、毛细血管扩张等老化的外貌。

在长期暴露于阳光下的部位,真皮成纤维细胞合成胶原纤维的能力下降;真皮上部的胶原蛋白在受到损伤的表皮释放的胶原酶降解的同时,也受到蛋白水解酶的降解。胶原酶活性增强与阳光照射损伤表皮导致细胞因子的释放,以及花生四烯酸代谢产物的生成有关。蛋白水解酶是由紫外线(UV)照射所引起的炎症浸润细胞分泌的。由于上述变化,使浅静脉及毛细血管壁失去周围胶原纤维的支持作用,加上 UV 对血管壁细胞的直接损伤,使这些血管发生永久性膨胀和扭曲,而出现肉眼可见的毛细血管扩张。弹力纤维能吸收穿透真皮的长波紫外线(UVA)而发生变性,使弹性变小,甚至消失,导致皮肤松弛。在面颈部初起的皱纹可以通过横向过度伸展使其消失,称为“暂时性皱纹”。经日光暴露多年后,皱纹周围部位的弹性组织变性加剧而使皱纹加深,即使过度伸展也不能消失,称为“永久性皱纹”。松弛的皮肤在地心引力长期作用下,可形成皱襞,如形成眼睑下垂、眼袋,耳垂、下颌、颈及臂部皮肤形成皱褶等。

在非曝光部位,如臀部和腹部皮肤,真皮成纤维细胞的寿命缩短,胶原纤维合成减少,真皮乳头部垂直弹力纤维随着年龄增长而减少或消失,产生皮肤皱纹。通常在 70 岁后可发生皮肤萎缩,这是由于真皮纤维网中无数空隙消失,使皮肤变得紧密的结果。

第二节 治疗药物

延缓皮肤老化药是一类可为皮肤提供适量的水分和油脂,以保持皮肤的水合状态和皮肤的完整性,通过改善皮肤血液循环、促进皮肤组织代谢和细胞新生,从而延缓皮肤自然老化的药物。

常用的药物具有:①促进表皮细胞生长药:生长因子、蛋白及酶类等;②保湿剂:黏多糖、神经酰胺和鲨烯等;③改善微循环的药物:银杏叶提取物、红花、蚯蚓提取物和白桑树精华等;④化学剥脱术用药:α-羟酸类、三氯醋酸、苯酚和间苯二酚等。

一 促进表皮细胞生长药

促进表皮细胞生长药主要有生长因子、蛋白及酶类。

(一)生长因子

是存在于人体中的一种极微量的活性物质,在美容药物中主要有表皮生长因子(EGF),碱性成纤维细胞生长因子(bFGF),转化生长因子(TGF),肝细胞生长因子(HGF)和胰岛素样生长因子(IGF)等,对促进表皮的生长有很大作用,目前已用于化妆品中的主要有表皮生长因子

(EGF)和碱性成纤维细胞生长因子(bFGF)。

表皮生长因子

表皮生长因子(epidermal growth factor,EGF)是美国 Cohen 博士于 1962 年在实验中偶然发现的。这一重大发现使人们能更好地了解皮肤生长、成熟、衰老及其他生理和病理变化的规律。为此,Cohen 博士获得 1986 年的诺贝尔生理学或医学奖。

EGF 是一类广泛存在于人和动物体内的单链多肽,由 53 个氨基酸残基组成。它有 3 个二硫键,这是它具有生物活性所必需的。不同种属的 EGF,其氨基酸结构及组成有一定的差异,人表皮生长因子(hEGF)与小鼠表皮生长因子(mEGF)的同源性是 70%。研究表明,不同来源的 EGF 都能促细胞增殖和组织生长,其能力大小与生物同源性密切相关。

【药理作用】

1. 延缓皮肤老化作用 人体皮肤随着年龄增长,基底细胞分裂能力逐渐降低,而细胞凋亡增加。其主要原因是:

(1)由于细胞多次分裂,染色体端粒变短,使多种功能性结构丧失,DNA 减少且甲基化的程度降低,稳定性变小,使 DNA 复制的保真率降低,差错率增加。

(2)由于细胞自分泌以及旁分泌的生长因子减少,受体表达和信号转导能力降低,使细胞功能和存活能力均降低。

(3)细胞外信号调节激酶(extracellular signal regulated kinase,ERK)活性降低,使周期蛋白(cyclin)和细胞周期蛋白依赖激酶(cyclin dependent kinases,CDKs)呈低表达。

EGF 诱导表皮干细胞增多,沿基底层排列成层,在颗粒层和棘层聚集成团(干细胞岛),激活干细胞以促进表皮细胞增殖既发生在基底层,也发生在表皮的其他层面上,从而迅速地增加表皮细胞数量和表皮厚度,改善皮肤结构,延缓皮肤衰老。

抗老化的主要机制为:

(1)上调细胞 cyclin/CDKs 的表达,恢复 DNA 合成及基因表达的能力。

(2)抑制凋亡信号途径的活性,降低皮肤细胞对凋亡因素的反应性。

(3)抑制老年皮肤血管退化,促进血管新生,增加皮肤供血。

2. 使皮肤美白和红润的作用 EGF 可减轻老年血管退化,也能使皮肤血管扩张,增加血流量,改善微循环。使皮肤美白、红润,对颜色较深的皮肤效果更加明显。还可避免皮肤细胞外基质氧分压过低和胶原酶活性丧失而导致皮肤张力和弹性降低;避免辅酶 Q 脱离呼吸链发生自动氧化和黄嘌呤氧化酶活性增加,从而抑制细胞氧自由基生成,避免 SOD 和 GSH-Px 等活性降低。减少自由基在皮肤的蓄积,从而延缓皮肤老化或癌变。

扩张血管的机制:EGF 与其受体结合,使酪氨酸激酶(RTK)活性增强,激活磷脂酶 C(PLC),启动肌醇磷脂信使系统生成 PGE,PGE 可使血管扩张。

3. 抑制皮肤癌的作用 EGF 对癌细胞的生长和增殖呈双向调节:低浓度(1ng/ml)促进癌细胞的增殖;高浓度(100ng/ml)抑制鳞状上皮癌细胞的增殖。

4. 促进伤口愈合的作用 EGF 应用于创面后可明显地促进伤口上皮化,缩短伤口愈合的时间,增强伤口组织抗拉力强度。促使外胚层细胞和毛细血管生长,促进伤口愈合,加速移植表皮及移植角膜的生长。

作用机制与促进肉芽组织细胞形成,增加肉芽组织中 DNA、RNA、脯氨酸、羟脯氨酸、蛋白质以及细胞外大分子物质的合成有关。

5. 减肥作用 美国专家认为,人体胖瘦与 EGF 有关。动物实验也显示体内表皮生长因子含量多少与脂肪的积累有着密切关系。

【临床应用】

1. 防治皮肤老化 EGF 配制的化妆品可用于美容,可促进人体皮肤新陈代谢,重组皮肤表皮和内层,改进皮肤结构,延缓皮肤衰老,减少皮肤皱纹。我国学者发现:在 EGF 作用下,成熟的表皮细胞能可逆分化为具有增殖分化功能的"干细胞",增加其屏障功能。加快表皮更新,使表皮细胞年轻化,获得护肤美容效果。

2. 皮肤色素沉着 EGF 可促进皮肤新生细胞替代、更新衰老细胞,从而降低皮肤细胞中黑色素和有色细胞的含量,减轻皮肤色素沉着,即在皮肤的细胞水平上改善皮肤色素状况,达到美白祛斑的目的。对颜色较深的皮肤效果更明显。

3. 烧伤创面、溃疡创面(口腔、胃肠等)、新鲜创面(外伤、手术伤、整容、角膜外伤等)、褥疮、糖尿病足坏疽及放射治疗引起的皮炎等,可明显地促进表皮细胞增殖,加速伤口和溃疡面的愈合。

4. 防治皮肤癌。

【不良反应】 较少,偶见轻微皮肤刺激反应和一过性的轻微疼痛。使用剂量过大,时间过长,可使皮肤角化过度,应注意避免。

碱性成纤维细胞生长因子

碱性成纤维细胞生长因子(basic fibroblast growth factor, bFGF)是一种水溶性非糖基化蛋白质。主要分布在脑组织、垂体、神经组织、视网膜、肾上腺和胎盘等,以垂体含量最高。bFGF 不耐热、不耐酸,在酸性条件下(pH = 2)作用约 2 小时,加热至 56℃, 5 分钟即被灭活。bFGF 与肝素结合后,生物活性增强 20 ~ 100 倍。bFGF 为来源于中胚层和神经外胚层的多功能细胞因子,是作用极强的有丝分裂原。对皮肤细胞分裂增殖、再生有广泛而强大的调节作用。

【药理作用】

1. 消除皮肤皱纹,使皮肤细嫩而有光泽 人到中年以后,皮肤由于水分的丢失,以及皮肤特别是结缔组织,局部萎缩,使皮肤产生皱纹。bFGF 能够促进表皮细胞的代谢、生长和再生,不断更新表层老化细胞,使细胞大小、形态和功能恢复正常。本品也可促进真皮层成纤维细胞分裂增殖,使胶原纤维、弹性纤维和网状纤维增加,并能保持皮肤弹性和厚度。同时调节基质中胶原酶、透明质酸、肝素、硫酸软骨素的含量和活性;维持皮肤水分和电解质代谢;改善萎缩细胞的缺水状态;使皮肤滋润、有光泽、皱纹消退。由于弹性纤维功能增强,从而使面部皮肤富有弹性。

2. 改善皮肤颜色,使皮肤美白而红润 bFGF 可促进皮肤血管新生,使皮肤中萎缩、堵塞或消失的毛细血管内皮细胞新生,皮肤血管网增多,血流量增加,皮肤营养充足,从而使皮肤红润,充满生机和活力。

3. 消除暗疮和黑斑,抵御生物病原体对皮肤的侵袭 bFGF 可加速细胞的代谢和更新,使细胞内各种有害的代谢产物不容易堆积形成暗疮和黑斑。由于本品能改善皮肤微循环,促进皮肤各种组织的新陈代谢,有效地抵御各种微生物和寄生虫等生物病原体对皮肤的侵袭,从而防止发生与其相关的某些皮肤病。

4. 促进神经细胞生长 bFGF 还是一种神经营养因子,能促进神经细胞生长和神经纤维再生，迅速修复细胞。

作用机制目前尚不十分清楚，一般认为 bFGF 对起源于中胚层的细胞和组织的生长有精细的调节作用。皮肤由来自外胚层的表皮和来自中胚层的真皮及皮下组织所构成。bFGF 与细胞上相应受体结合后，导致受体构象的改变，从而激活腺苷酸环化酶和酪氨酸激酶等，将信号传导至细胞核，而对细胞生长进行调控，引起广泛的生理效应：促进细胞增殖和分化，减慢皮肤老化速度。在皮肤受到损伤后，可诱发一系列组织修复的细胞反应。如：吸引某些重要的细胞到达损伤部位，刺激细胞在损伤部位分泌基质降解酶——胶原酶。并能促进纤维细胞的增殖和合成新的细胞外间质，如胶原、糖蛋白和其他蛋白质，从而促进伤口愈合。

【临床应用】

1. 皮肤皱纹与皮肤护理 应用 bFGF 制剂后，可延缓皮肤老化，消除皮肤皱纹。细小皱纹者，使用 3 周后，可使皮肤厚度增加，有弹性，细小皱纹变浅或消失。对减少鱼尾纹及改善黑眼圈有显著效果。还可使皮肤红润、有光泽；面部皮肤晦暗、泛黄、苍白、干燥、脱水者使用 1 周后，即可有明显的改变。

2. 修复创面 可用于创伤性美容术后，如换肤、文眉、洗纹、磨皮、祛痣和整形术；也可用于治疗一般性皮肤创伤、烧伤和皮肤溃疡等。均能快速、高质量地促进皮肤创面的修复，从而使皮肤光滑、细嫩，不遗留瘢痕和色素异常。

3. 面部局限性萎缩、皮肤发育障碍 应用 bFGF 后，通过刺激皮肤细胞增殖、而使缺损的组织细胞再生，使皮肤恢复弹性，改善面部局限性萎缩和皮肤发育障碍。

4. 痤疮，瘢痕等 bFGF、EGF 等能刺激皮肤肉芽组织的形成和促进肉芽组织的上皮化；还可调节胶原降解及更新，使胶原纤维以线性方式排列，防止结缔组织异常增生；因此有缩短创伤愈合时间以及减少瘢痕形成的作用，对预防和护理痤疮有较好的效果。

【不良反应】 bFGF 用在皮肤上安全。一般认为是无刺激、无毒、无致突变作用的物质。生长因子不是致敏原，不会引起过敏反应。

（二）蛋白及酶类

蛋白是维持机体结构和功能的最重要物质。是天然的真皮基质，许多生物活性的成分，如激素、酶、载体蛋白、抗体等，都是由蛋白质所构成。蛋白质缺乏时，可患恶性营养不良，表现为明显消瘦、皮肤干燥、无光泽、产生皱纹、毛囊角化等。在儿童，还有生长发育迟缓等表现。在美容药物中常用的蛋白主要有水解蛋白、胶原蛋白和木瓜蛋白酶等。

水 解 蛋 白

水解蛋白（protein hydrolysate）是以酸或酶水解的酪蛋白、动物血浆或卵蛋白制成的化妆品原料。

【药理作用】

1. 营养和润泽皮肤 水解蛋白制成的护肤品含有多种氨基酸，可被皮肤吸收而增加皮肤营养，促进新陈代谢，增加皮肤含水量，使皮肤润泽、亮丽。

2. 保护核糖体，促进皮肤细胞再生 含有蛋白水解产物的护肤品外用，氨基酸类被皮肤吸收以后，可增强核糖体活性，对受损伤的核糖体有修复作用。可促进损伤或衰老的皮肤细胞蛋白质的生物合成以及皮肤细胞再生，延缓皮肤老化，减轻或消除皱纹和眼袋。

【临床应用】 用于美肤、润肤，除皱和除眼袋等。

【不良反应】 外用，未有不良反应的报道。

胶原蛋白

胶原蛋白(collagen)是细胞外基质最重要的组成成分,也是动物结缔组织中最主要的一种结构性蛋白质。广泛存在于动物细胞中,在动物细胞中起黏结作用。

胶原蛋白的氨基酸组成与其他蛋白质有区别:如胶原蛋白含有甘氨酸25%~30%、脯氨酸约12%和羟脯氨酸约10%,而一般动物性蛋白质中羟脯氨酸含量甚微。此外,还含有约11%的丙氨酸和0.5%的羟赖氨酸。

人体成分中有16%左右是蛋白质,而蛋白质中的30%~40%是胶原蛋白,因此,成年人体内大约含有3kg左右胶原蛋白。胶原蛋白主要存在于皮肤、肌肉、牙齿、骨骼、内脏(心、肺、胃、肠、血管与食管)与眼睛等。

胶原蛋白来源甚广,目前工业生产的主要原料来自牛、猪、鱼及鸟的皮肤、骨骼与筋肉等。

【药理作用】

1. 保湿作用 胶原蛋白含有大量亲水基团(羟基、氨基、羧基等)位于分子立体结构的表面,可吸收大量的水分,在皮肤表面形成保护膜,对皮肤具有良好的保湿性。其保湿作用不受环境(温度、湿度)影响。

2. 促进表皮细胞的生长、分化及基底膜形成 胶原蛋白参与改善皮肤细胞的代谢,使皮肤中胶原蛋白的活性增强,从而保持角质层水分和纤维结构的完整性,改善皮肤细胞生存环境和促进皮肤组织的新陈代谢,增强血液循环,使面部皮肤滋润。

3. 抗衰除皱 补充皮肤中流失的胶原,重整肌肤纤维组织结构,而促进细胞新陈代谢,延缓细胞老化,使皮肤柔润光滑,弹性增加,细小皱纹得到舒展。

4. 改善晦暗肤色美白肌肤 胶原蛋白能抑制酪氨酸酶的活性,减少黑素生成。

5. 抗刺激 本品与皮肤有良好的相容性,可舒缓镇静肌肤,增强皮肤抗刺激能力。

【临床应用】

1. 皮肤护理 长期使用,可使皮肤柔软,有光泽,消除皮肤皱纹,修复皮肤瘢痕,淡化色斑和美白。

2. 皮肤损伤 配合生长因子一起使用,能加速损伤部位的皮肤修复,使皮肤细嫩,不留瘢痕。

3. 面部局限性萎缩和皮肤发育障碍 通过补充皮肤组织的胶原蛋白,可很好地恢复皮肤弹性。

4. 注射除皱,矫正面部不对称 胶原蛋白注射剂适用于老年面部除皱,对眉间皱纹、鼻唇沟过深等有良好的治疗作用。对面部畸形也可注射矫正。

【不良反应】 胶原蛋白外用安全无刺激。在注射时可能发生过敏反应,注射前必须做皮试。过敏反应常发生在注射后几天,通常不需治疗。局部反应可持续数月,最终自行消退,也可短期服用糖皮质激素类和抗组胺药,以改善症状。

木瓜蛋白酶

木瓜蛋白酶(papain)是从未成熟番木瓜的果实中提取的酶。它是一种含有巯基(-SH)的肽链内切酶,具有蛋白酶和酯酶的活性,对动物蛋白、多肽、酯、酰胺等有较强的水解能力。同时还具有合成功能,可将蛋白水解物合成为类蛋白质。木瓜蛋白酶可溶于水和甘油,水溶液无色或淡黄色,有时呈乳白色,几乎不溶于乙醇、乙醚和氯仿等有机溶剂。最适pH5.7(3~9.5

皆可），最适温度55～60℃（10～85℃皆可），等电点18.75，耐热性强，在90℃时不会完全灭活，可被氧化剂抑制，被还原剂激活。

【药理作用】

1. 延缓皮肤老化 木瓜蛋白酶能催化蛋白质合成，提高皮肤再生能力，加快角质层新陈代谢，促进成纤维细胞增生，使弹性蛋白、胶原蛋白和基质生成增加，增强皮肤弹性，祛除老化角质，使皮肤变得光亮细腻，呈现年轻化的外观。

2. 消除异常色素沉着，增白皮肤 木瓜蛋白酶可加速皮肤色素分解代谢，使异常沉着的色素逐渐淡化直到消退，同时促进老化角质细胞脱落和更新，使皮肤黑素脱离皮肤表面，从而增白皮肤。

【临床应用】 以乳酸和木瓜蛋白酶为主要成分，可组成牛奶换肤乳剂。此乳剂不仅有角质剥脱作用，而且能激发上皮细胞的新陈代谢，使皮肤细腻、润滑、健康红润，并有持久的美容抗衰老效果。主要用于：

1. 皮肤松弛 用此乳剂换肤后，皮肤显得润滑而富有弹性。中年妇女使用以后，有年轻3至5岁的效果。

2. 皮肤皱纹及晦暗 随着年龄的增长，角质形成细胞间的内聚力加大，表皮代谢周期延长，过多堆积的角质层使皮肤暗淡无光，形成细小皱纹。牛奶换肤乳剂能使表皮代谢周期趋于正常（25～28天），使过多堆积的角质形成细胞脱落，皮肤细小皱纹消失，变得光亮细腻。

3. 皮肤粗黑 本乳剂通过增白皮肤、缩小真皮乳头的作用，使皮肤细腻光亮。

4. 暗疮瘢痕、皮肤色素不均匀及色斑 本乳剂通过促进皮肤新陈代谢及色素分解作用，对暗疮遗留的瘢痕、先天性色素不均匀和后天形成的色斑均有很好的治疗效果。牛奶换肤乳剂的优点是：以加速色素分解代谢的方式，使色素逐渐淡化直至消退。不损伤皮肤，作用温和，安全无刺激。

5. 皮肤瘢痕及凹凸洞 牛奶换肤乳剂使凹洞周围的皮肤剥脱，并促使洞底部产生胶原蛋白，从内、外两方面减少了凹洞的深度。对于瘢痕皮肤，本乳剂可使细胞代谢重新活跃。瘢痕中间残存的正常上皮组织被激活，合成和分解代谢加速，形成新生的上皮组织，而纤维瘢痕组织被转化、分解、甚至被清除，最终平复瘢痕。临床实践证明：对于浅表烫伤瘢痕效果好，对于手术瘢痕或完全纤维化瘢痕效果欠佳，对瘢痕体质者的瘢痕无效。

二 保湿剂

皮肤深层保湿剂的作用机制：吸收水分，防止皮肤内部水分的丢失。保湿剂能保持皮肤水分，减少并阻止表皮水分的蒸发和丢失，使本来干燥失去弹性并干裂的皮肤变得柔软，延缓皮肤老化。

（一）防止水分蒸发的保湿剂

常用的是脂类（甘油糖脂、鞘糖脂、磷脂等）和油类（鲸油、肝油、水貂油、大豆油、月见草油等）。

脂 类

脂类（lipid）是脂肪酸和醇形成的酯及其类似物的总称。包括简单脂质和复合脂质。简单脂质为脂肪酸、脂肪醛与醇类结合形成的酯或醚，如：中性脂肪、固醇酯等。复合脂质包括脂肪酸和醇类(丙三醇、肌醇等),此外,还含有酸、糖、氮和硫等,如磷脂、糖脂和硫脂。广义而言,复合脂质也包括脂蛋白和脂多糖。

脂质是皮肤的重要成分,起着调节水分、防止水分蒸发的作用。脂质缺乏可导致皮肤病理变化,引起许多皮肤疾病,如异位性炎症、痤疮等。特别是干燥性皮肤,在冬季可发生皮肤皲裂,使用以脂类为主的护肤品能明显改善皮肤功能,减少皮肤干燥现象。

【药理作用】

1. 增加皮肤含水量、减少皱纹,使皮肤润泽、靓丽 在皮肤老化过程中,含水量明显减少。含水量与皮肤角质层的脂质如N-脂酰鞘氨醇(CER)减少密切相关。CER是角质层中的极性脂质,对维持皮肤角质层含水量尤为重要。其中N-脂酰鞘氨醇$_1$(CER_1)起着至关重要的作用。它拥有一个末端羟基(ω·OH),其中80%被亚油酸酯化,这样延长的碳链足以使亚油酸通过疏水区延伸至邻近双层脂膜形成屏障。

用提取法将皮脂去掉后,皮肤的屏障功能受损,表现为经皮肤水分流失值(TEWL)升高,皮肤因含水量减少而变得干燥。涂搽CER可促进含水量的恢复。

2. 减轻皮肤角化 皮肤角质层中脂质的减少,可使表皮角化过度而发生某些皮肤病。如CER总量减少,可能发生大疱性鱼鳞病样红皮病;CER_1明显减少,可能发生非红斑性板层状鱼鳞病。在特殊性干燥皮肤和异位性皮炎患者中,出现CER总量减少和CER_1/CER值下降。另外,角质层的鞘脂类含量减少可引起水屏障功能减弱,因此,常引起毛囊表皮角化过度,产生黑头粉刺。

3. 抑制皮肤表层水分的蒸发,防止皮肤干燥和皲裂 用油脂类化合物制成的霜剂和膏剂,涂抹皮肤表面,可在皮肤表面形成油脂膜,而防止皮肤表层水分的丢失。油脂可以软化角质,减少因角质失水、变硬而产生裂痕。

4. 赋予皮肤柔软、滋润和光泽 油脂类使用后可使皮肤表面洁净,减少皮肤表面的摩擦。抑制皮肤发生炎症,增强皮肤吸水能力,使皮肤富有弹性。

【临床应用】 本品作为护肤化妆品的基质原料,如霜剂、膏剂、乳剂和香波等,常用于护肤、美肤,使皮肤润泽靓丽,并可护发。外用脂质,用于干性皮肤,防治大疱性鱼鳞病样红皮病、非红斑性板层状鱼鳞病和黑头粉刺等。

【不良反应】 本类药物配制成的霜剂、乳剂、洗剂和软膏外用,未见不良反应的报道。

脂肪酸类

脂肪酸类(fatty acids)常用的有多元不饱和必需脂肪酸(polyunsaturated essential fatty acid),为18~22碳多元不饱和必需脂肪酸三酰甘油、游离多元不饱和必需脂肪酸或其碱金属盐及其铵盐。

人和哺乳动物体内不能合成必需脂肪酸,如亚麻二烯酸、亚麻三烯酸,而必须从食物中摄取。人体缺乏必需脂肪酸时,可发生皮肤鳞屑增多、变薄、毛发稀疏等皮炎症状。

脂肪酸

脂肪酸为脂肪的组成部分,是人体必不可少的营养成分之一,以游离和结合状态存在。结合态的脂肪酸与甘油结合所形成的酯称为油脂,又叫酯酰甘油。1分子甘油与3分子脂肪酸生成的叫三酰甘油,旧称甘油三酯。脂肪酸分为饱和脂肪酸和不饱和脂肪酸两类,其中不饱和脂肪酸在营养上占有重要地位。绝大多数能在体内合成,而亚麻酸和亚油酸是人体不能合成的，同时又是维持正常生命活动必不可少的，必须由食物供给，它们是营养上必需的脂肪酸(EFA)。

用于延缓皮肤老化的脂肪酸类药物主要是多元不饱和必需脂肪酸：包括三酰甘油、游离多元不饱和必需脂肪酸或其碱金属盐及其铵盐。人体缺乏必需脂肪酸，尤其是多元不饱和必需脂肪酸，可导致皮肤鳞屑增多、皮肤变薄和毛发稀疏，加速皮肤的老化。

必需脂肪酸主要由食物提供。亚油酸在植物油中的含量相当丰富。亚麻酸在海产品（鱼类、贝壳及海藻类）中含量较高。坚果类的食品，尤其是核桃以及核桃油含有丰富的亚麻酸。日常生活中可有目的地摄入富含亚油酸和亚麻酸的食物，如果是严重的亚麻酸缺乏，可服用含有亚麻酸的保健品。

油　类

常用的动物、植物油有鲸油、鱼油、鲨鱼肝油、水貂油、月见草油、杏仁油等。

【药理作用】

1. **营养皮肤**　赋予皮肤以柔软、滋润和光泽性，增强皮肤的吸水能力。

2. **清洁皮肤**　因油具有溶剂作用，能使皮肤表面清洁。

3. **保护皮肤**　减少皮肤受机械或药物的伤害，抑制皮肤的炎症。

4. 抑制皮肤表层水分的蒸发，防止皮肤干燥或皲裂。

【临床应用】　用于干性皮肤，护肤。还常作为高级护肤化妆品的基质原料。

月见草油

月见草油(evening primrose oil)是从月见草成熟果实中提取的油，富含不饱和必需脂肪酸，如棕榈酸、硬脂酸、油酸、亚油酸和γ-亚麻酸。

【药理作用】

1. **减少皮肤水分丢失，润泽皮肤**　在表皮中与鞘脂类酯化的亚油酸不足，或者被油酸置换，均可导致角质层屏障通透性异常，经皮肤水分流失值(TEWL)升高，而使皮肤干燥。本品外用可减少水分经皮肤流失，使皮肤润泽具有弹性。用于润肤和美肤。

2. **美白皮肤**　月见草油中所含的油酸和γ-亚麻酸与曲酸反应生成的曲酸单γ-亚麻酸酯是酪氨酸酶的抑制剂，能抑制黑素合成，可作为增白化妆品的有效成分。

3. **改善痤疮**　月见草油局部外用可补充角质层必需脂肪酸的不足，缓解毛囊角化过度而使毛囊口堵塞。

4. **调血脂和减肥作用**　口服月见草油可降低血浆中胆固醇、三酰甘油，升高高密度脂蛋白，抑制血小板聚集。此外月见草油中γ-亚麻酸可增强线粒体的活性，消耗多余的热量而产生减肥的作用。

5. **强身养颜、延缓衰老**　月见草油γ-亚麻酸具有明显的抗脂质过氧化作用，对保持人体健康、延缓衰老有独特的作用。

6. **前列腺素E样作用**　月见草油中所含的γ-亚麻酸在人体内能自动分解并生成前列腺素E，可改善前列腺素E缺乏的遗传性湿疹。

7. **催眠作用**　富含亚麻酸的月见草油有良好的催眠作用。可作为营养性天然催眠药使用。

【临床应用】　本品润肤和护肤而用于皮肤干燥，并能防治痤疮，高脂血症和治疗单纯性肥胖;治疗遗传性湿疹。

【不良反应】 口服可产生轻度腹泻、头晕、头痛、恶心、便秘等不良反应,继续用药症状可减轻。外用未见不良反应的报道。

水貂油

水貂油(milk oil)是由水貂的脂肪提炼而来,富含不饱和脂肪酸,无毒、无臭、无刺激,常温下稳定,熔点低,无黏性,易乳化,对人体皮肤的渗透性好。

可滋润皮肤,常用于膏霜、乳液等一切护肤用品中,皮肤感觉舒适、柔软、滑润而无油腻感。对干燥皮肤、黄褐斑、痤疮、干性脂溢性皮炎、手足皲裂、过敏性皮炎和湿疹有一定疗效。还能调节头发生长,使头发柔软、有光泽和弹性。

玉米胚芽油

玉米胚芽油(corn plumule oil)为脂肪酸甘油酯,属亚油酸类,富含天然维生素 E 和人体必需不饱和脂肪酸等天然抗衰老物质,作为化妆品的油性原料用于护肤及护发。使皮肤和头发润泽,防止衰老。

杏仁油

杏仁油(almond oil)为天然抗氧剂,有润滑营养皮肤作用,可延缓皮肤老化,使皮肤光滑和柔嫩。

鲨鱼肝油

鲨鱼肝油内含高纯度的角鲨烯,其分子中含有多个不饱和双键,易被皮肤吸收,作为皮肤防水物质具有如下优点:①无刺激、可促进皮肤呼吸,防止水分损失;②有优良的润滑性使皮肤具有柔软感、无油腻;③有抗皮肤衰老作用;④可增强其他化合物对皮肤的渗透,提高疗效。

(二) 吸湿保湿剂

常用的有天然保湿因子(NMF),如神经酰胺、透明质酸、黏多糖、吡咯烷酮羧酸、乳酸及其盐类、尿素、硫酸软骨素、几丁质和几丁聚糖,以及化学保湿品,如甘油、丙二醇、山梨醇、聚乙二醇等。此类保湿剂能增强角质层的吸水性和结合水的能力。

本类保湿剂共同的药理作用有:①保持皮肤屏障功能:可提高皮肤的水合能力,增强屏障功能,滋润皮肤;②减少皮肤水分丢失:由于保湿因子的深层保湿作用,使皮肤水分与汗腺、皮脂腺分泌的脂类形成水脂乳化物,从而使水分不易丢失;③补充皮肤表面水分的损失:保湿剂的吸湿作用,以及与之平衡的饱和水蒸气压较高可提供连续的蒸汽流,通过角质层(SC)以补充皮肤表面水分的损失,保持皮肤光滑、柔软和富有弹性。主要临床应用包括:①抗皱防衰老:使用此类护肤化妆品后,可使皮肤皱纹减少,弹性增加,皮肤红润,有光泽;②治疗皮肤干燥症:保持皮肤水分,使皮肤水分增加,常与其他营养物质合用治疗皮肤干燥症,如老年性冬季皮肤瘙痒症等;③护肤、修复皮肤创伤:配合细胞生长因子等药物使用,可用于创伤性美容术等,减少皮肤刺激症状,加速皮肤的修复。

神经酰胺

神经酰胺(ceramide)约占表皮细胞总脂质的 50%,是 NMF 的主要成分,既有极佳的保湿功能，又有抗炎、抗细胞分裂和止痒的作用。

【药理作用】

1. 屏障功能 神经酰胺具有迅速恢复皮肤屏障功能的能力，可独立地维持皮肤屏障自身的稳定性。其分子结构中的不对称性能大大增加膜状双层结构的内聚力，与细胞表面的蛋白质通过酯键相连接，可加强角质细胞间黏附力，从而进一步提高表皮屏障功能。

2. 吸水与保湿功能 神经酰胺局部外用后，皮肤电导率明显升高。其具有很强的结合水分子的能力，可通过在角质层中形成巨大的网状结构来维持皮肤的水分。

3. 抗衰老作用 神经酰胺可使表皮角质层的保水能力提高，角质层的更新加快，角质形成细胞之间的黏附力增强。作为细胞活动的第二信使，神经酰胺参与细胞的生长、分化、增殖、衰老和凋亡的一系列活动。对调节人体皮肤的新陈代谢，缩短衰老表皮角质形成细胞的更新周期，促进真皮胶原纤维和弹性纤维的蛋白合成等具有重要意义。

4. 抗敏作用 神经酰胺可降低其他活性物质如视黄酸和羟基羧酸等死皮剥离剂的刺激作用，增强皮肤对外界刺激的抵抗力，使皮肤的敏感性降低。神经酰胺可使皮肤角质层明显增厚，避免细菌、病毒等的侵入，从而增强皮肤对外界环境的适应能力。

5. 对毛发的作用 神经酰胺是毛发脂的主要成分，可增加毛小皮细胞与细胞之间的黏附力，减少水溶性多肽的丢失，并能有效地防止由紫外线引起的毛发损伤，修饰毛发表面，增加毛发的疏水性和光滑感。这不仅是因为其在细胞间质中含量大，而且富含大量的长链脂肪酸特别是亚油酸，可很快地维持屏障结构的完整性。神经酰胺优越的保湿性还表现在它的生物调节作用：低温时吸潮，而高温时吸湿性自然下降，从而使皮肤组织的湿度保持在最佳状态。

【临床应用】

1. 皮肤保湿 神经酰胺护肤品的保湿性能是通过影响人体生理功能、修复角质层来发挥作用的。由于神经酰胺存在于人体皮肤角质层中，用于护肤产品中的各种来源的神经酰胺的结构及功能均与人体相近，可良好地吸收入皮肤，充分发挥其促进皮肤更新、恢复角质层自然吸水保湿及其自身强大的缔合水分子能力，故保湿性能强而高效。

2. 抗皮肤老化，祛除皱纹等 神经酰胺护肤品在发挥高效保湿性能的同时还具有明显的抗皮肤衰老、除皱的作用。因干燥、缺水、疲劳等原因所产生的细纹，可通过神经酰胺的高效吸水及保湿功能而消除，真性皱纹也可得到减轻，皮肤呈现出光滑、润泽、细腻及弹性增加等变化。神经酰胺还可通过促进表皮细胞的新陈代谢和更替过程来进一步达到延缓皮肤老化的效果。

3. 防晒和防日光性皮炎 神经酰胺对光老化的抵抗作用来源于其具有清除自由基、抗氧化及细胞修复等功能，可由此明显减轻紫外线对皮肤的强烈促衰老作用。

透明质酸

透明质酸（hyaluronic acid，HA）是葡萄糖胺聚糖（GAGs）的主要组成成分。为组织基质中具有限制水分及其他细胞外物质扩散作用的重要成分。

【药理作用】

1. 保湿护肤 HA大量存在于真皮中，占体内总量的多一半，表皮中亦有。HA维持真皮结缔组织中的水分，使结缔组织处于疏松状态，防止胶原蛋白由溶解状态转变为不溶解状态，从而使皮肤饱满光滑、柔软细嫩。一旦HA降解或减少则皮肤会变得干瘪和无弹性。

HA因其分子结构的特性像“分子海绵”，可以吸收和保持其自身重量上千倍的水分。当这种饱含水分的分子网络遍布在皮肤表面时，可形成一层水化膜，时刻对角质层保持湿润作用，防止皮肤干燥。HA 这种成膜特性是在所有水结合性保湿剂中独一无二的。

此外，HA 还具有吸湿性润肤剂的功能，赋予皮肤润滑的感觉。HA 可根据环境变化自动调节，发挥最佳保水量的作用，从而使角质层的含水量保持在最佳生理状态，令皮肤感觉自然舒适。

2. 防晒和美白 HA 水解物有抑制酪氨酸酶活性和吸收紫外线的作用，能减少黑素合成，可用于配制防晒和美白化妆品。

3. 填充美容作用 HA 减少是面部皮肤老化出现皱纹和局部组织吸收萎缩产生凹陷的最主要因素之一。在面部皱纹或凹陷部位注射 HA，可起到填充美容作用。

4. 预防面颈部外伤及术后瘢痕 动物实验显示：将 HA 外敷于手术切口表面，创口愈合后形成的愈合线不明显。电镜观察发现：HA 组比对照组的成纤维细胞细胞体积小，其周围胶原纤维细小且排列整齐。对照的临床试验证明：创口局部注射 HA 能有效地抑制创面瘢痕的形成。

5. 其他 HA 具有较强的促进和稳定乳化功能。HA 作为药物的载体，具有缓释药物作用和促进药物透皮吸收的功能。

【临床应用】其保湿、护肤、防晒等，可用于皮肤干燥，日光性皮炎等。临床作为填充美容，常用以对额纹、眉间纹、鱼尾纹、鼻唇沟纹、口周皱纹、颈部纹和下眼睑凹陷的处理，以及丰唇、隆下颌、丰颞部和额部等。绝大多数受术者可获得满意的效果。临床将 HA 注射于面颈部外伤和手术后的局部创面，可抑制创面瘢痕的形成，使瘢痕变细小，且易软化，从而提高愈合质量。也可用 HA 软膏外敷，治疗增生性瘢痕，效果佳。

此外，还可用于眼科显微手术、眼干燥症、防止眼睛疲劳和隐形眼镜（接触镜）对眼球的摩擦损伤和润滑眼球；还作为润滑剂注射于关节腔治疗骨关节病；亦可用于妇科及外科手术预防术后粘连和对软组织的修复作用；诱导靶向技术治疗癌症和促进溃疡面得愈合；以及一些特殊功能，如辅助诊断肝硬化和恶性肿瘤等疾病、减少妊娠纹的出现及促进产后妊娠纹的恢复。

【不良反应】透明质酸制剂无或仅有极少使用者发生过敏反应。临床应用的透明质酸制剂（由合成的透明质酸和丙烯酸水凝胶微粒混合物构成）是一种可注射的皮肤填充剂，用于软组织填充术，该制剂比短期注射的填充剂效果持久。据报道，不良反应的发生率较低，极少数患者在注射 6 个月后出现局部的明显肉芽肿反应。

黏 多 糖

黏多糖（mucopolysaccharide，heteropolysaccharide，杂多糖）是广泛而大量存在于人和动物结缔组织以及动物和植物黏液中的一类物质。又称氨基葡聚糖，大多数与蛋白结合。成年人皮肤内黏多糖约为 1% ~1.5%（干重），其中透明质酸占 60% ~70%，硫酸皮肤素占 10% ~20%，4-硫酸软骨素和 6-硫酸软骨素占 10% 以内，还有少量的肝素和硫酸角质素。

【药理作用】

1. 保持细胞间的水分和输送营养物质 黏多糖分子带有大量负电荷，可吸引分子周围带正电荷的钠离子，从而保持大量水分。1g 透明质酸可保持水约 200 ~500ml，在结缔组织中则为 80 ~100ml。因此，可使皮肤的弹性和柔软性增加。黏多糖，尤其是透明质酸，不仅在结缔组织间具有输送能力，而且在表皮内也可成为来自真皮毛细血管的水、电解质、葡萄糖和代谢物质的通路。

2. **抑制皮肤角化** 低分子量黏多糖或其盐可抑制皮肤角化，促进角质形成细胞更替，从而使皮肤变得润泽而光滑。

3. **促进胶原纤维成熟并引导纤维的排列方向** 糖蛋白分子的多阴离子链与存在于胶原纤维640nm亚段的阳离子部分（赖氨酸、精氨酸）形成牢固的共价键。此外，糖蛋白在胶原纤维间伸出支链，使其间的水分子不能移动，保持细纤维之间稳定，进而聚合为纤维。硫酸皮肤素可促进皮肤胶原纤维成熟，形成粗纤维，并引导纤维的排列方向。

4. **形成胶质的作用** 硫酸黏多糖带有大量阴电荷（SO_4^{2-}），对二价阳离子（如Ca^{2+}、Mg^{2+}）具有较强亲和力。结缔组织内富含磷酸和钙。胶原分子能促进磷灰石的形成而有发生钙化的倾向。硫酸皮肤素蛋白可灭活钙，抑制组织内的（PO_4^{3-}），形成磷灰石，从而形成胶质。

5. **防御作用** 高分子量的透明质酸可抑制移植物的抗宿主反应，延长移植物的存活时间。

6. **促进毛发生长** 黏多糖类具有促进毛发生长的作用，羧甲基壳质作用更突出。

【临床应用】

1. **除皱、滋润和营养皮肤** 常用透明质酸及其衍生物、甲壳质和硫酸软骨素等。小分子量的透明质酸（分子量<10kD）或其钠盐，对皮肤的润泽效果尤其明显。合用忽布酸钙，可刺激皮肤细胞生长，促进角蛋白更替，使皮肤柔软而光滑。水解胶原和低分子量透明质酸共聚物，能增加表皮角质层内保湿成分，不影响皮脂排泄，可用于滋润皮肤。用透明质酸酶处理透明质酸盐，可获得四糖、二糖己糖、脱氧二糖或开环二糖等低聚糖，均有良好的润肤效果；还可抑制酪氨酸酶活性和吸收紫外线，可用于润肤、增白和防光。

硫酸软骨素，根据其硫酸酯在碳原子上的位置可分为4-硫酸软骨素和6-硫酸软骨素。在皮肤内，两者均在轴蛋白上形成混合分子，有20～100个二糖重复，分子量8～50kD。低分子量硫酸软骨素（分子量2000～20000）或其盐与维生素E及其衍生物合用，可使皮肤滋润和平滑，并能改善皮肤代谢。

甲壳质也是一种天然黏多糖。常将其制成羧甲基甲壳质与其他种类的黏多糖配伍供临床使用，具有长效润肤和护肤效果。

2. **角化性皮肤病** 低分子量黏多糖或其盐，特别是与γ-氨基丁酸或其衍生物配伍应用治疗角化性皮肤病时，可改善皮肤的角化过程，使皮肤光滑润泽。

3. **异体皮肤移植** 异体皮肤移植时，植皮床及其周围注射高分子透明质酸，可延长移植物的存活时间。

4. **护发和美发** 黏多糖可用于配制生发液、护发和养发制品。用于治疗脱发以及护发、养发。

【不良反应】 本类药物制剂外用，未见不良反应的报道。

芦荟提取液

【药理作用】

1. **润湿和柔润皮肤** 由于芦荟含有多糖类、糖醛酸及其衍生物氨基糖，能增强皮肤角质层吸附和结合水分子的能力，使皮肤润湿；同时能使失去弹性的干燥皮肤的角质层水化，并恢复皮肤原有的光滑、柔软和弹性，产生柔润皮肤的作用。

2. **祛斑和美白皮肤** 芦荟富含多种有效成分，能淡化或消除皮肤色斑，美白皮肤。

3. **防晒作用** 芦荟含有芦荟素、芦荟大黄素、糖苷和肉桂酸酯等。对紫外线有一定的屏蔽作用。

【临床应用】

1. 外用含有芦荟的化妆品可治疗雀斑,黄褐斑,痤疮,美白皮肤和防晒。

2. 口服芦荟汁、饮料、酒和食用芦荟菜肴,可以消除因肝肾疾病引起的面部色素斑,保持头发秀美。

【不良反应】 极少数人可引起接触性皮炎,与个体差异有关。

甘 油

甘油(glycerin)结构为丙三醇,是无色、无味、无臭、黏稠性良好的液体,有较强的吸湿性。因纯的甘油会从皮肤中把水吸出。故应按水:甘油 =3:1 比例配制才能起保湿作用。

丙 二 醇

丙二醇(propylene glycol)与甘油很相似,但黏稠度明显比甘油低。而且略有甜味,也是无色、无臭、无毒、无刺激性的液体。使用后皮肤有舒适感,可与甘油配合使用。

山 梨 醇

山梨醇(sorbitol)为一种己六醇,白色结晶粉末。无臭、无毒,易溶于水,化学性质稳定,具有良好的保湿性,保湿能力与甘油相同。因有微甜、清凉的良好口感也常用于牙膏中。

聚 乙 二 醇

聚乙二醇(polyethylene glycol)的分子量 0.2 ~2kD 不等。分子量越小保湿性能越好,它可替代甘油和丙二醇。国外著名外用药均用它作基质,故广泛应用于保湿化妆品中。

几丁质和几丁聚糖

几丁质(chitin)和几丁聚糖(chitosan)是从甲壳纲动物(虾、蟹)和昆虫的硬壳中提取出来的甲壳质。有良好的吸水性,为化妆品中天然添加剂。它们都属于海洋生物中贝壳的提取物,是最新一代保湿剂。

吡咯烷酮羧酸钠

吡咯烷酮羧酸钠(pyrrolidone carboxylic acid-Na)是 NMF 中主要成分,为无色、无臭、略带咸味的液体。有良好的吸湿性,其吸湿能力远优于甘油、丙二醇、山梨醇。对皮肤无刺激性,故广泛应用。

乳 酸 钠

乳酸钠(sodium lactate)本身是皮肤中存在的 NMF 之一,有极好的保湿性。法国著名品牌外用药中加有乳酸钠。市售原料为 50% ~60% 的水溶液。

(三)修复角质细胞的保湿剂

鲨 烯

鲨烯(squalene)类是从生活在无污染的深海中的鲨鱼肝脏中提取的含有 6 个双键的不饱

和脂肪酸。深海鲨鱼生活在500~1000米的海底。由于没有阳光，浮游生物和植物难以生存。没有植物进行光合作用，氧气十分稀少。深海鲨鱼能在这样严酷的环境下生存，保持旺盛的活力和抗病能力，几乎不会患癌症和免疫系统疾病。主要原因是由于鲨鱼的肝脏具有足以应付深海恶劣环境挑战的能力。鲨鱼的肝脏占其内脏的80%，肝脏中含有大量活性物质——鲨烯。它能向细胞提供大量氧气，使细胞恢复活力，也能提高机体的自然治愈能力。虽然鲨烯外观酷似油脂，但因其结构缺少有机酸的官能团（—COOH），不能归为油脂类。鲨烯没有一般鱼油的鱼腥味，凝固点约-20℃以下，因而可通过低温测试观察是否有凝固或变色现象，来初步判断鲨烯制品的纯度。鲨烯也是人体组织器官的重要成分之一，分布在表皮、皮下、肌肉、骨骼、肝脏、心脏、肾脏和脑等组织。

【药理作用】

1. 软化皮肤、消除皱纹、使皮肤光亮润滑　鲨烯为人体皮肤和皮脂的重要组成部分。如果人体肝脏分泌的烯类物质不足，将会导致皮肤粗糙、失去弹性和过早老化。鲨烯分子量小，透皮吸收性能极佳，能快速渗透并广泛分布到皮肤组织深部。若能摄取足够的天然鲨烯，就可帮助软化皮肤、活化细胞、使皮肤光亮润滑，避免皮肤因粗糙、干燥而产生皱纹。

2. 促进皮肤呼吸和再生、使皮肤年轻化　鲨烯的烯键有很强的携氧能力，可促进皮肤呼吸和新陈代谢。促进表皮再生和更新，使皮肤"年轻化"。鲨烯本身具有稳定的结构，不易遭受自由基攻击而被破坏，同时，其具有超强的自由基清除能力。鲨烯涂在皮肤表面可保护皮肤细胞不受自由基的侵害。

3. 皮肤保湿作用　鲨烯是皮脂的重要组成部分。涂在皮肤表面，可形成一层保护膜，防止机体水分蒸发，使皮肤含水量增加，产生良好的润肤作用。

4. 增强心血管系统功能和强身养颜作用　由于鲨烯能够提供充足的氧气，增强心肌代谢能力，增加心肌收缩力和心输出量，使各组织器官血液灌流量增加，新陈代谢增强。即使在不良环境中，也能使全身保持最佳状态。使人体保持旺盛的精力和生命力，产生良好、持久的美容、抗衰老效果和养颜作用。

5. 促进伤口愈合　本品能激活皮肤细胞，促进新陈代谢，加快伤口愈合。

【临床应用】

1. 美容护肤　鲨烯是一种优良的护肤原料，可以应用在多种化妆品中：

（1）按摩用品：由于鲨烯具有优良的润滑性，能被皮肤迅速吸收，可以直接作按摩油使用。与高级醇、乳化剂和单甘油酯配合，可制成水包油型（O/W）按摩乳。这种按摩乳不油腻，吸收快，易于去除。

（2）护肤用品：与保湿剂（甘油、山梨醇、乳酸钠），乳化剂等配合，可以配成保湿率高达40%以上的高保湿护肤品，如高保湿霜、保湿日霜、晚霜等。

（3）特殊化妆品：与一些抗衰老的药物配合，可制成眼角祛皱霜等，具有显著的效果。

2. 强身养颜、防治疾病　本品为很有价值的保健用品，用于强身养颜、防治某些疾病，如胃肠溃疡，各类肝炎，头痛，头晕，神经痛，糖尿病等。

【不良反应】　本品涂在皮肤上，无刺激性，不引起过敏反应，也无油腻感。

三　改善微循环的药物

皮肤的微循环可以为皮肤组织代谢提供养料，并能调节体温，对皮肤的养护和防止老化大有裨益。在皮肤老化过程中真皮乳头层的微血管发生萎缩，血管数目减少。电镜观察发现血管壁变薄，壁细胞减少。血管脆性增加易出血，血流量减少，皮肤微循环减弱，降低了组织灌流量和减慢氧化过程，出现面色晦暗枯槁；同时由于皮肤微循环血流量减少，不能提供皮肤代谢所需营养成分，皮肤变薄，弹性消失，产生皱纹。因此，改善皮肤微循环的药物能有效地延缓皮肤的老化。

常用药物有：银杏叶提取物（GBE）、蚯蚓提取物、红花、白桑树精华等。

（一）共同特点

【药理作用】

1. 扩张皮肤毛细血管，促进血液循环，改善皮肤血液供应，使皮肤细腻有光泽，达到显著的美容效果。

2. 抑制血小板聚集，产生抗凝作用，减少凝血块对血管壁的损伤。

3. 扩张皮下毛细血管，增加其血流量，加速皮肤营养物质和水分的吸收，从而补充皮肤营养物质和水分，防止皮肤老化。

【临床应用】 临床常用于神经性皮炎、斑秃、银屑病、痤疮等的辅助治疗。

（二）常用药物

银杏叶提取物

银杏叶提取物（ginkgo biloba leaf extract，GBE）含有山柰酚，异鼠李素，槲皮素，槲皮苷，芸香苷，白果双黄酮，白果萜内酯 A、B、C 和儿茶精等成分。

【药理作用】

1. **改善皮肤血流供应，使皮肤靓丽，延缓老化** GBE 具有扩张血管，降低血液黏稠度和阻止血小板聚集的作用，从而改善皮肤血液供应，增加皮肤营养。银杏叶中的黄酮和萜类有美容和延缓皮肤老化的作用。

2. **调节血脂** 银杏叶能降低血清胆固醇和三酰甘油，提高高密度脂蛋白的含量。

3. **调节血压** GBE 中的黄酮醇可强化动脉、静脉和毛细血管，也能增强末梢血管的抵抗能力。

4. **延缓大脑衰老** GBE 为强自由基清除剂和代谢增强剂，能阻止自由基对脑细胞的氧化，促进脑细胞代谢，显著增强大脑功能。

【临床应用】 用于皮肤老化，并防治高脂血症和动脉粥样硬化，大脑衰老。

【不良反应】

1. **出血** 过量口服 GBE 可引起颅内出血、蛛网膜下腔出血、自发性眼前房出血和双侧硬膜下血肿。

2. **过敏反应** 少数使用者出现急性荨麻疹、剥脱性皮炎和过敏性紫癜等过敏反应。

3. **中枢神经兴奋** 表现为烦躁、失眠和多汗，停药以后症状消失。

红花油

红花（safflower）是近年来世界上发展很快的油料作物，种子含油量为 35% ~47%，高于大豆。红花油中富含油酸、亚油酸、棕榈酸、豆蔻酸和丰富的维生素 E。其中亚油酸含量高达 84%，居食用油之首。红花油外用能扩张血管，改善循环，促进皮肤新陈代谢，有利于表皮细胞的再生，还可对抗氧自由基，延缓皮肤老化。红花油食用可降低血脂和防治动脉粥样硬化，是高级的烹饪油和营养油。红花油可用于养肤、护肤和预防冻伤。还能广泛地用作氧化剂和维生素A、维生素D的稳定剂。

蚯蚓提取物

蚯蚓提取物内含多种蛋白质和氨基酸，尤其是核酸和亮氨酸，以及天然的维生素A、B、C、D、E等，此外，还含有多种醇。蚯蚓提取物具有扩张毛细血管和抑制血小板聚集作用；还能促进成纤维细胞的增殖和合成胶原蛋白；同时，可提高机体免疫功能；促进老化细胞再生，修复受损细胞；使皮肤细腻、光滑、白嫩，从根本上改善肌肤的生理功能；它还可以在皮肤的表层形成一种天然保护膜，防止水分蒸发。用于养肤和护肤。

白桑树精华

白桑树精华与红花相似，具有促进微循环，改善血液供应，有较好的美白皮肤效果。用于护肤，改善肤色。

四 化学剥脱术用药

本类药物对表皮产生分解作用，使皮肤发生角质层分离和角蛋白凝固，表皮和真皮乳头不同程度坏死、剥脱，随之被新生表皮代替，从而达到改变皮肤颜色、光滑度和张力，祛除皱纹的作用。

（一）共同特点

【药理作用】 化学剥脱术用药可破坏表皮细胞，使蛋白质凝固溶解，引起皮肤炎症，诱发皮肤创伤的修复过程；促进表皮细胞分裂，使胶原纤维排列规则均一，改善变性的弹性纤维，减少皮肤皱纹；还可抑制皮脂分泌，改善毛孔阻塞，淡化色素，从而达到改善皮肤质地，美化皮肤的目的。对面部皮肤瑕疵、皱纹和不均匀的色素有良好的改善效果。

应用较高浓度有机酸和酚类化学物质可使表皮形成浅表的化学性灼伤，软化表皮角质层，降低角质层粘连性，使过厚、老化、粘连的角质层剥脱，使新生的角质层细胞重新排列，祛除表皮色素。

【临床应用】

1. 防治皮肤老化 此类药物能使角质软化、剥离，表皮变薄，皱纹减少，尤其对颈部、眼周和前额的细微皱纹及口周的垂直纹最有效。同时可使老化皮肤的色素减少，改善肤色，并有利于营养物质和水分的吸收。以聚乙二醇为基质的水杨酸化学剥脱剂在临床上常用于改善长期日光照射引起的皮肤外观的光老化，还可能对皮肤肿瘤的发生、发展具有一定的防治作用。

2. 寻常型痤疮 痤疮的主要发病机制是毛囊皮脂腺导管角化异常造成的皮脂淤积。应用化学剥脱术能改善皮脂腺导管和毛囊的阻塞，达到治疗痤疮的目的，在一定程度上改善痤疮瘢痕。同时改善皮肤的呼吸功能，并可促使抗菌消炎药进入真皮内达到更好的抗菌治疗效果。

3. 黄褐斑、炎症后色素沉着 化学剥脱术是治疗黄褐斑的常用方法，局部化学剥脱术可明显改善皮肤炎症后色素沉着。

4. 皮肤干燥症 软化角质，增加皮肤水分，常用于老年性冬季皮肤瘙痒症。

【不良反应】

化学剥脱术用药的不良反应的发生与药物的种类和浓度密切相关，浓度越大，刺激性越强。常见的不良反应有：

1. 局部刺激 术中、术后可出现刺激感、红斑、肿胀、水疱形成、糜烂、溃疡、结痂、鳞屑、色素变化、瘢痕形成，严重者可诱发感染，一时性痤疮加重等。

2. 色素改变 由于炎症可产生色素沉着，有时比原来损坏更加严重，不但色素加深，而且皮肤粗糙、增厚等，发病率高，持续时间长。因此在使用此类药物时，应从低浓度开始，敏感性皮肤的人最好不用或者少用。对色素斑使用化学剥脱术时，应加以控制。当使用高浓度做剥脱术时，皮肤角质层发生凝固、坏死，此时不需作任何处置，令其自然与皮肤分离、剥脱。但需倍加护理，以防止遗留瘢痕和发生细菌感染。操作后不要用毛巾擦，不能风吹日晒，更不能搔抓，此时可外敷营养霜。

3. 浅表性瘢痕 使用浓度过高的化学剥脱术用药或者操作不当均可能引起严重的皮肤损伤，甚至遗留瘢痕。

禁忌证：①不能坚持剥脱术后避光者；②6 个月以内局部施行外科手术者；③免疫功能低下者；④单纯疱疹等病毒感染者；⑤妊娠、哺乳者；⑥接受过放射治疗者；⑦瘢痕体质；⑧两周内局部施行过化学剥脱术者；⑨湿疹患者，尤其是异位性皮炎者；⑩精神、情绪紊乱者。

（二）常用药物

主要是有机酸类和酚类。代表性药物有：

α-羟酸类

α-羟酸类（α-hydroxy acids，AHAs）主要包括柠檬酸、酒石酸、乳酸、甘油酸和 δ-羟基丁酸等（详见第四章第二节 α-羟酸类），具有多种美容作用，有皮肤角质层剥脱作用，能改善皮肤质地，延缓皮肤老化，并有皮肤保湿等作用。

临床常用低浓度（<8%）的果酸作为化妆品长期使用，使皮肤柔嫩、靓丽，消除细小皱纹。还用于防治痤疮，皮肤干燥症，老年性皮肤瘙痒症和毛发苔藓，鱼鳞病和掌趾角化症以及脂溢性角化症，光化性角化症，老年斑和疣瘊等损容性皮肤病。也常用作皮肤外用药的赋形剂和促透剂。如：

（1）AHAs 加维 A 酸：用于除皱、祛斑和治疗痤疮，可增效。

（2）AHAs 加防晒剂（芦荟、对氨苯甲酸）：防晒又可护肤。

（3）AHAs 加增白、脱色剂：与氢醌或熊果苷合用，提高治疗黄褐斑等色素性皮肤病的疗效。

（4）AHAs 加糖皮质激素：治疗银屑病、鱼鳞病和湿疹等皮肤科顽症。

（5）AHAs 加咪唑类抗真菌药：它们的亲角质性、促透性可用于治疗甲癣。

（6）AHAs 加角质剥脱剂：治疗鸡眼、胼胝、疣瘊和老年疣。

（7）AHAs 与抗生素合用：AHAs 制剂与新霉素、克林霉素合用治疗以脓疱、脓肿和囊肿为主的痤疮。

不良反应：对皮肤产生刺激，表现为皮肤发红、烧灼和不适。严重时发生皮炎，如皮肤潮红、肿胀、渗出、起鳞屑。故使用含有 AHAs 的化妆品应从低浓度开始。

三 氯 醋 酸

三氯醋酸（trichloroacetic acid，TCA）为中强有机酸，无毒，性质稳定，常温下可保存 2 年。高浓度三氯醋酸可产生蛋白质凝固作用。常用浓度为 10% ~50%，剥脱深度限于表皮全层和真皮乳头层。使用三氯醋酸除了剥去表皮的色素斑、痣以外，还可以利用其新生的表皮比较细密、皱纹较少的特点，来祛除老年皮肤浅表的皮肤皱纹，如口周、眼周的放射皱纹等，但对于较深的皮肤皱纹无效。通常需要使用多次，以获得理想效果。使用三氯醋酸剥脱时，在第一周内可能有轻度肿胀，大约发生在使用后的7~10天，新皮已经形成，患者可恢复正常活动。尽可能避免日晒。

苯　酚

苯酚(phenol，石炭酸)为无色针状结晶或白色结晶块。溶于水、醇等，水溶液呈酸性。腐蚀性随液体的pH不同而异，高浓度腐蚀性强。是能产生深层剥脱的成分中最强的，剥脱深度可达真皮的网状层。其作用与水杨酸相似，常与维A酸、三氯醋酸等合用。具有抗氧化作用，不良反应较常见，因此，必须由医师使用，并从低浓度用起。苯酚经皮吸收后可引起全身毒副作用，不建议推广使用。

间苯二酚

间苯二酚(resorcinol，resorcin，雷琐辛)为白色针状结晶，有强还原性，置于空气中逐渐变红，易溶于水、醇、醚。有杀菌作用，常与水杨酸等配合使用，治疗痤疮、黄褐斑等，也用作防腐剂添加在化妆品和皮肤病药外用制剂中，在化妆品工业中用于染发剂配方。但间苯二酚和水杨酸均有毒性，可引起全身中毒反应。剥脱术中、术后疼痛明显。

制剂和用法

生物精华素：一日2~3次，外用。

劳动保护霜：一日2~3次，外用。

酿酒酵母润肤膏：一日2~3次，外用。

剥脱药液：50毫升/瓶。使用时先清洗皮肤，然后用小毛刷蘸取剥脱液从皮肤中心开始向外环状涂抹，自然干燥后再使用第二遍，使用次数根据皮肤反应而定。

蛋白揭剥面膜：一日2~3次，外用。

弹性硬蛋白乳：一日2~3次，外用。

黏蛋白护肤液：一日2~3次，外用。

抗皱乳液：一日2~3次，外用。

祛皱营养面乳：40毫升/支。一日2~3次，外用。

牛奶换肤乳剂：40毫升/瓶。一日2~3次，外用。

复方氨基鞘氨醇洗剂：一日数次，外用。

角质脂质润肤乳：一日数次，外用。

SOD复合酶美容霜：用于美容，一日3次，外用，可长时间应用。

SOD复合酶外用霜剂：用于治疗皮肤病，一日2~3次，外用。

全效青春眼霜：15克/瓶，一日2~3次，外用于眼部周围皮肤。

壳质低聚糖乳：一日数次，外用。

壳质洗剂：一日数次，外用。

壳聚糖润肤液：一日数次，外用。

忽布酸钙透明质酸润肤乳：一日数次，外用。

透明质酸氨基丁酸乳：一日数次，外用。

透明质酸整肤液:一日数次,外用。

透明质酸　注射剂:0.5ml、1ml、2ml。用于预防创面瘢痕时,可在手术清创后,根据创口大小,立即在创口周围真皮乳头层注射0.5~2ml。一般4cm左右的创口注射0.5ml,注射时针头距创缘约0.5cm,斜行插入创缘真皮层内,进针后,从创口一端向另一端缓慢边退边推边均匀注射,较长伤口可分多点注射,使创缘微突出皮肤,从缝合针孔或创缘渗出少许HA最好。于术后1、7、14天重复注射。

果酸霜:1号为1.5%,2号为3.0%,3号为4.5%,4号为6.0%。化妆外用,一日数次。从低浓度开始应用,循序渐进至高浓度,以便使皮肤逐渐适应,防止出现不良反应。

甘醇酸溶液剂:20%、35%、50%和70%。由医师外用,用于化学剥皮术。

硫酸软骨素维生素E润肤乳:一日数次,外用。

糖族化合物霜:一日数次,外用。

鲨烯按摩油:一日数次,外用。

鲨烯保湿日霜:一日数次,外用。

鲨烯保湿晚霜:晚上外用。

鲨烯高保湿霜:一日数次,外用。

鲨烯眼角祛皱霜:一日数次,外用。

芦荟　防晒霜、护肤霜、营养蜜、营养霜、芦荟人参胎盘霜、芦荟人参紧肤水、芦荟洗发精、护发素、染发剂和芦荟唇膏等,其中含有芦荟大多为1%~3%。

（王　红）

第八章　治疗痤疮药

学习导航

1. 掌握　常用治疗痤疮药物的分类及药理作用，掌握过氧苯甲酰、螺内酯等的临床应用和不良反应。

2. 熟悉　痤疮的发病机制和分类，抗生素、雌性激素的临床应用和不良反应。

3. 了解　锌制剂和硫化硒的临床应用和不良反应。

第一节　痤疮的形成

痤疮是发生于毛囊皮脂腺的一种慢性炎症性疾病，多发于15～30岁青年男女，近年来发病年龄范围有明显扩大趋势，尤其30岁以上成年女性发病率上升。痤疮好发于面部，尤其是皮脂分泌较旺盛的额部、鼻部、颏部等处，也可见于背部及上胸部等。痤疮皮损呈多形性，包括丘疹、脓疱、结节、囊肿等炎性损害，以及皮脂溢出、粉刺等非炎性损害。可破坏皮肤的正常质地和颜色，严重影响人的容貌，导致患者产生相应的审美心理障碍，是近年来常见的损容性皮肤疾病。

根据皮损可将痤疮分为寻常性痤疮和重度痤疮两种。其中寻常性痤疮最为常见，皮损以粉刺、炎性丘疹和脓疱等为主，愈后可遗留不同程度的色素沉着或瘢痕。重度痤疮多发于男性，包括聚合性痤疮和暴发性痤疮两种类型，在寻常性痤疮的基础上出现经久不愈的严重脓肿、囊肿、结节等损害，愈后形成严重瘢痕。

痤疮的发病机制较为复杂，目前认为主要与以下因素有关：

1. 内分泌影响——皮脂分泌增多和毛囊皮脂腺导管的异常角化　睾酮(T)为主要的循环雄激素，在皮肤内5-α还原酶的作用下转化为5-α二氢睾酮(DHT)。DHT为雄激素的主要组织活性形式，可与皮肤及其附属器中雄激素受体(AR)结合，从而刺激皮脂腺增生、肥大和脂类合成，使皮脂分泌增加。

雄激素也可影响皮脂腺导管的角化过程。皮脂腺导管开口于毛囊上部，皮脂可通过导管，继而从毛囊在皮肤表面的开口毛孔排出。而雄激素分泌过多可使毛囊漏斗部及皮脂腺导管异常角化，导致毛囊口狭窄甚至闭塞。皮脂腺分泌的皮脂发生排泄障碍，淤积于毛囊口而形成脂栓。

2. 微生物的作用　皮肤及毛囊内的常驻菌有痤疮丙酸杆菌、表皮葡萄球菌等。毛囊皮脂腺导管的异常角化及毛囊口脂栓的形成造成了相对缺氧的环境，使厌氧的痤疮丙酸杆菌大量繁殖，产生溶脂酶、蛋白分解酶及透明质酸酶等。溶脂酶将皮脂中三酰甘油分解为甘油和游离脂肪酸，其中甘油成为细菌自身生长所需的营养物质，而游离脂肪酸、蛋白分解酶及透明质酸酶可侵蚀、破坏毛囊壁及周围组织，引起毛囊炎及毛囊周围炎。若继发其他细菌感染，则形成炎性丘疹、脓疱、结节、囊肿及瘢痕等。

3. 其他因素 遗传因素也会影响痤疮的类型、损害分布和严重程度。过多食用辛辣、高糖、高脂食物，不恰当使用化妆品，情绪因素，应用溴、碘和激素类药物等均可诱发痤疮或加重痤疮症状。

第二节 治疗痤疮药物

针对痤疮发生的各个环节，治疗痤疮的药物可分为以下四类：①抗雄激素药；②抑制毛囊皮脂腺导管角化异常药；③抗皮脂溢出药；④抗微生物药。

一 抗雄激素药

螺内酯

螺内酯(spironolactone)又名安体舒通(antisterone)，是人工合成的甾体化合物。本品为类白色或淡黄色晶体粉末，无臭或有轻微硫醇臭，味微苦。几乎不溶于水，溶于乙醇，易溶于苯、氯仿。

【体内过程】 口服后90%以上被吸收，其主要代谢产物为坎利酮(canrenone)。坎利酮90%以上与血浆蛋白结合。口服2～4小时后，血浆坎利酮水平达高峰。本品在肝脏代谢，主要经肾脏排泄，部分经胆汁排泄。

【药理作用】 本品具有明显的抗雄激素作用，可抑制皮脂分泌，改善痤疮的临床症状。

1. 减少雄激素的生成 可选择性地抑制睾丸及肾上腺皮质的微粒体细胞色素 P_{450} 酶系统，从而使雄激素合成酶活性降低，雄激素的生成减少。

2. 竞争性抑制5α-还原酶 可抑制5α-还原酶的活性，阻断睾酮转化为DHT。

3. 阻断皮脂腺的雄激素受体 可阻断DHT与受体结合，阻断DHT的作用。

【临床应用】

1. 寻常性痤疮 本品能缓解痤疮病情，使皮疹消退或消失。口服给药指征为：①成人女性患有炎症性面部痤疮；②提示有内分泌影响者：月经前期发作、25岁以后发病、面部油脂增多、合并面部多毛症等；③对常规局部治疗，全身用抗生素或异维A酸不耐受或疗效不佳者；④合并月经不调、月经前体重增加或其他月经前综合征症状者。

本品亦可局部外用，可单独使用，或与黄体酮联合外涂患处。

2. 多毛症 口服本品治疗女性特发性多毛症，安全有效。疗效优于雌激素，且不干扰排卵周期性和正常月经周期，能使多囊卵巢综合征无月经的患者恢复周期性月经。

3. 雄激素型脱发 口服本品可取得较好疗效。男性患者优于女性。

【不良反应】 不良反应较轻，少数患者可引起头痛、困倦、精神错乱等。久用可引起血钾升高，肾功能损害、少尿、无尿时易发生。常以心律失常为首发表现。与含钾食物、血管紧张素Ⅱ受体拮抗药、库存血等合用时，可增加高钾血症发生的机会。此外，还有性激素样副作用，可引起男子乳房女性化和性功能障碍、妇女多毛症等，停药后可消失。

【使用注意】 高钾血症患者禁用。无尿、肾功能不全、肝功能不全、低钠血症、酸中毒、乳房增大或月经失调者慎用。用药期间如出现高钾血症，应立即停药。本药可透过胎盘屏障，但对胎儿的影响尚不清楚。孕妇应在医师指导下用药，且用药时间应尽量短。

西咪替丁

西咪替丁(cimetidine)又名甲氰咪胍，为 H_2受体阻断剂。本品为无色或类白色晶体粉末，几乎无臭，味苦。在甲醇中易溶，在乙醇中溶解，在异丙醇中略溶，在水中微溶，在稀盐酸中易溶。具有抗雄激素作用，可用于痤疮的治疗。

【体内过程】 本品口服吸收迅速而完全，主要由小肠上端吸收，由于首过代谢，生物利用度约为58%～89%。空腹给药后约1小时血浆浓度达峰值，3小时后可见第二个峰。部分在肝脏代谢，代谢产物为亚砜(sulphoxide)和羟甲基西咪替丁(hydroxymethylcimetidine)。主要经肾排泄，尿中排出44%～70%原形物。由胆汁排泄的药物，经过肝肠循环再吸收，故口服本品后血浆浓度出现两个峰值，$t_{1/2}$约为1.9小时。能透过胎盘屏障，乳汁中药物浓度可高于血浆浓度。

【药理作用】 可与DHT竞争雄激素受体而抑制皮脂腺的分泌，但并不影响雄激素水平。

【临床应用】 用于治疗寻常性痤疮，妇女多毛症，荨麻疹，皮肤瘙痒症等。口服、外用对痤疮均有效，局部外用常用2%西咪替丁霜。

【不良反应】不良反应轻微，少数可有头晕、头痛、疲乏、口干、轻泻、皮肤潮红、皮疹、肌痛、轻度男性乳房发育等。

【使用注意】 孕妇、哺乳期妇女、儿童忌用。

丹参酮

丹参酮(tanshinone)是唇形科鼠尾草属丹参根提取的脂溶性活性成分。为红棕色粉末或樱红色针状结晶，易溶于乙醇、丙酮、乙醚等有机溶剂，微溶于水。

【药理作用】 丹参酮可通过多环节、多靶点阻断痤疮的发生。

1. 激素调节作用 本品具有雌性激素样活性，可使增高的雄性激素水平恢复正常，减少皮脂分泌。

2. 抑菌作用 对痤疮丙酸杆菌、葡萄球菌等有较好的抑制作用，且不易产生耐药性。

3. 抗炎作用 具有降低渗出、抑制白细胞过度趋化的作用，可减轻病变部位的炎症反应。

4. 其他 本品还具有活血化瘀、清热散结的作用，可有效改善结节性和囊肿性痤疮患者病灶局部的血液循环，促进皮损消退。

【临床应用】 本品对炎症为主要表现的寻常性痤疮疗效明显，适用于任何年龄组的痤疮患者，尤其对抗生素过敏或有不良反应的痤疮患者。还可用于治疗皮肤脓肿、疖、痈等。

【不良反应】 少数有皮肤干燥、口干，及胃部灼热、腹胀等胃肠症状，偶见皮肤过敏反应，停药后迅速消失。

雌性激素

雌性激素包括雌激素和孕激素两大类。

由女性卵巢成熟的卵泡细胞分泌的天然雌激素中，活性最强的是雌二醇(estradiol)，但其口服效果差。目前临床常用的雌激素类药多为雌二醇的合成衍生物，如炔雌醇；非甾体类药物己烯雌酚也较常用于痤疮的治疗。

孕激素主要由卵巢黄体的黄体细胞合成和分泌，天然的孕激素为黄体酮（progesterone）。临床多用其人工合成品，按化学结构可分为17α-羟孕酮类和去甲基睾酮类两类。

此外，含有植物雌激素天然食品或药品，如大豆、枸杞、山药、当归等也可改善痤疮症状。

【体内过程】 天然雌激素口服经胃肠道吸收，在肝内迅速破坏，生物利用度低。其代谢产物大部分形成葡萄糖醛酸或硫酸酯，随尿排出，部分通过胆汁排泄，形成肝肠循环。人工合成的炔雌醇、己烯雌酚等在肝内代谢缓慢，其中炔雌醇吸收后贮存于脂肪组织中，因而口服疗效好，维持时间长。

黄体酮口服后在胃肠道和肝脏迅速破坏，在肝脏代谢，代谢产物多与葡萄糖醛酸结合，经肾排出。人工合成的孕激素及其衍生物在肝脏破坏较慢，可口服给药。

【药理作用】 雌性激素的抗痤疮作用主要有以下三个方面：

1. 外源性雌激素和孕激素可反馈抑制下丘脑促性腺激素释放激素（GnRH）和垂体促黄体生成素（LH）的分泌，从而减少性腺和肾上腺皮质雄激素的产生。

2. 低水平的雌激素作用于肝脏，可增加性激素结合球蛋白（SHBG）的合成，使循环血中游离的睾酮（T）水平下降。

3. 醋酸环丙孕酮可阻断雄激素受体，减少DHT的生成，从而降低内源性雄激素的作用。

【临床应用】 用于女性严重或顽固性痤疮，尤其是对全身应用抗生素或异维A酸效果不明显或不耐受者，或伴月经紊乱、多毛、雄激素性脱发等的患者。雌性激素全身用药可引起男性难以接受的副作用，故目前仅用于女性。

雌激素和孕激素治疗痤疮有协同作用，通常以口服避孕药（复方口服避孕药常含有雌激素和孕激素成分）的形式给药，并按避孕药的服用方法使用。

【不良反应】 可引起月经紊乱、恶心、食欲不振、乳房胀痛及皮肤色素沉着等。不规律服药还可引起子宫出血。

【使用注意】 男性患者、孕妇、哺乳期妇女、严重肝损害者、有血栓栓塞史者禁用。

二 抑制毛囊皮脂腺导管角化异常药

抑制毛囊皮脂腺导管角化异常的药物，按化学结构可分为维A酸类药物和α-羟酸类药物。

（一）维A酸类药物

维A酸类药物具有多方面的药理作用及应用（详见第四章第一节维A酸类），本类药物有效抑制毛囊皮脂腺导管的异常角化、抑制皮脂分泌和皮肤表面痤疮致病菌的作用，使其成为临床上常用的痤疮治疗药物。常用药物有全反式维A酸、异维A酸、阿达帕林和维胺酯等。

（二）α-羟酸类药物

α-羟酸类（α-hydroxy acid，AHAs）有多方面的药理作用和应用（详见第四章第二节α-羟酸类），其显著的抗角化作用和抑制皮脂分泌作用可用于寻常性痤疮的治疗。

三 抗皮脂溢出药

痤疮患者常伴皮脂溢出过多，皮脂可促进痤疮的发生和发展，加重皮损症状。抗皮脂溢出药通过减少皮脂分泌而发挥治疗痤疮的作用。临床可用硫酸锌、葡萄糖酸锌、甘草锌等锌制剂。

硫 酸 锌

硫酸锌(zinc sulfate)为无色透明的结晶或颗粒状结晶粉末,无臭,味涩。本品在水中极易溶解,易溶于甘油,不溶于乙醇。

【体内过程】 主要在小肠吸收,经粪便排泄,微量由尿、汗、皮肤脱屑及毛发脱落排出。

【药理作用】本品有多方面的药理作用和临床应用,下面仅介绍其抑制皮脂分泌的药理作用和临床应用。

硫酸锌等锌制剂抑制皮脂腺分泌的机制可能为:①锌有皮肤收敛作用,可吸收局部皮脂并减少皮脂分泌;②青春期可由锌的相对或绝对缺乏,影响到与锌相关的酶-雄激素系统的正常功能,使雄激素分泌增多,从而诱发或加重痤疮。补充锌可调节该系统,使之恢复正常功能;③锌能改善上皮细胞的异常角化,提高对维生素 A 的利用,改善皮脂腺导管的堵塞;④锌能促进细胞免疫,提高人体免疫力,减少皮肤感染。

【临床应用】 用于治疗寻常性痤疮,尤其对丘疹性、脓疱性和囊肿性痤疮疗效明显,可减轻皮肤油腻,改善皮损症状;对聚合性痤疮疗效则较差。口服给药的同时合用其他外用药物,可提高疗效。此外,还用于脂溢性皮炎,神经性皮炎,湿疹,银屑病,脂溢性脱发等。

【不良反应】 口服易引起消化道反应,如食欲减退、恶心、呕吐、腹痛、腹泻等,宜饭后服用。外用有局部刺激性。

葡萄糖酸锌

葡萄糖酸锌(zinc gluconate)为白色结晶性或颗粒性粉末,无味或略带涩味,可溶于水,极易溶于沸水,不溶于无水乙醇、氯仿或乙醚,对光、热稳定。

【体内过程】口服后主要由小肠吸收,血清锌浓度于 1 小时后达高峰,约 2 小时开始下降。可广泛分布于肝、肠、脾、胰、心、肾、肺、肌肉及中枢神经系统等。主要由粪便排泄,少量通过尿液、乳汁排泄。在含锌量相似的情况下,本品的生物利用度为硫酸锌的 1.6 倍。

【药理作用】 药理作用同硫酸锌。

【临床应用】 用于痤疮。也适用于缺锌引起的营养不良,口腔溃疡,厌食,异食癖及儿童生长发育迟缓等。

【不良反应】 口服可引起消化道不适,较硫酸锌轻微而少见。偶见过敏性皮炎。

【使用注意】不宜空腹服用。过量服用会影响铜、铁离子的代谢。忌与四环素、多价磷酸盐、青霉胺、植物酸盐等同时服用。

甘 草 锌

甘草锌(licorzinc)为甘草提取物(如甘草酸)与锌结合的有机锌制剂,含锌 5%。本品为棕褐色粉末,味微甜、略涩。极微溶于水,微溶于沸水,不溶于氯仿,易溶于碱性溶液。

【体内过程】 在十二指肠和近端小肠内吸收,主要排泄途径为肠道。口服后 2~4 小时达血浆峰浓度,6 小时后恢复正常,不会造成蓄积。

【药理作用】本品有锌和甘草的双重药理作用,除了作为锌制剂的抗痤疮作用外,还通过糖皮质激素样作用,即抗炎、抗过敏和免疫调节作用辅助痤疮的治疗。此外,本品尚有改善味觉、促进胶原和成纤维细胞的增生的作用。

【临床应用】 用于治疗痤疮。

【不良反应】 口服偶见血压增高、恶心、呕吐等消化道症状。连续服用，个别患者可出现保钠排钾及下肢轻度水肿现象。

【使用注意】 心功能不全、肾功能不全及高血压患者慎用。

巯氧吡啶锌

巯氧吡啶锌(zinc omadine)即吡硫锌，为灰白色粉末，有轻微臭味，不溶于水，略溶于乙醇，可溶于二甲基亚砜。

【药理作用】 巯氧吡啶锌具有减少皮脂溢出和抑制痤疮丙酸杆菌生长的作用，亦可抑制局部真菌。

【临床应用】 用于寻常性痤疮，脂溢性皮炎和皮肤真菌病。局部外用，常用其散剂或药皂。

【不良反应】 反复使用有一定毒性，但在完整皮肤上极少被吸收。

硫 化 硒

硫化硒(selenium sulfide)为橙色或红褐色粉末，不溶于水，微溶于氯仿。

【药理作用】 硫化硒可抑制痤疮丙酸杆菌的生长，杀灭浅部真菌和寄生虫；并能抑制表皮细胞及滤泡上皮细胞过度生长；外用可减少皮脂产生，降低皮脂中脂肪酸的含量。

【临床应用】 用于治疗痤疮，脂溢性皮炎，干性皮脂溢出，花斑癣等；也可用于消炎，减少皮脂溢出，止痒和脱屑等。

【不良反应】 外用可有局部皮肤刺激，少数可见接触性皮炎、皮肤干燥、脱发等，停药后3～5天症状可改善。

【使用注意】 禁用于发炎皮肤、眼、外生殖器等黏膜部位。本品有毒性，切勿口服，中毒者口中有蒜气和金属味，出现厌食、呕吐和贫血症状，误食时应洗胃，并用硫酸钠导泻。

四 抗微生物药

米诺环素

米诺环素(minocycline)又称二甲胺四环素、美满霉素，是人工半合成的四环素类广谱抗生素，常用其盐酸盐。本品为黄色结晶粉末，味苦；可溶于水，微溶于有机溶剂。在碱性溶液中效价降低，遇光易变质，遇金属离子失去抗菌活性。

【体内过程】 口服吸收迅速完全，且几乎不受食物影响。分布广泛，在肝、肾、肺等组织中浓度较高，脑及脑脊液中浓度比其他四环素族抗生素为高。本品具有高度亲脂性，渗透力强，能很好地透入毛囊和皮脂腺，并在皮脂腺中达到有效浓度。在体内代谢较多，主要经尿和粪便排泄。$t_{1/2}$为14～18小时。

【药理作用】 本品可有效抑制痤疮丙酸杆菌的生长和细菌内脂肪酶的合成及活性，减少皮脂的分泌，从而降低游离脂肪酸的水平。且可抑制白细胞的趋化和淋巴细胞的活动发挥抗炎和免疫抑制作用。

【临床应用】 用于治疗痤疮,是目前治疗痤疮的首选药物之一。对炎症性痤疮效果良好,尤其适用于中、重度痤疮患者。可使皮损区痤疮丙酸杆菌减少,炎症明显减轻。也可用于毛囊炎,酒渣鼻及皮肤软组织感染的治疗。

【不良反应】 不良反应较轻,可有胃肠道症状如恶心、呕吐、腹部不适和腹泻,并常有头昏、头痛症状,偶见固定性药疹、荨麻疹,罕见过敏性休克。长期使用,皮肤可出现局限性蓝灰色色素沉着。

【使用注意】 较易引起光感性皮炎,用药后避免日晒。钙、铝及其他金属离子会影响本品吸收,故应在饭前1小时或饭后2小时服用。肝肾功能不全者慎用。孕妇禁用。

红霉素

红霉素(erythromycin)是从链霉菌培养液中分离而得的碱性大环内酯类抗生素。

【药理作用】 红霉素能抑制痤疮丙酸杆菌的生长,减少局部游离脂肪酸,且可抑制白细胞的趋化而减轻痤疮的炎症反应。

【临床应用】 本品治疗痤疮效果确切,对炎性丘疹及脓疱等炎性损害效果尤佳。多局部外用,因痤疮丙酸杆菌对红霉素的耐药性强,必要时与过氧苯甲酰联合使用。还可用于某些革兰阳性菌所致的尿路感染如淋病等的治疗。

【不良反应】 局部外用少数有局部刺激症状和过敏反应。

【使用注意】 孕妇及哺乳期妇女慎用。

阿奇霉素

阿奇霉素(azithromycin)为新一代大环内酯类抗生素,是红霉素的9-甲基衍生物。本品为白色或类白色结晶性粉末,无臭,味苦。易溶于甲醇、无水乙醇、丙酮、氯仿或稀盐酸,几乎不溶于水。

【体内过程】 本品口服后吸收迅速,血浆达峰时间约为2~3小时,生物利用度约为40%。体内分布广泛,在各组织内浓度可达同期血浓度的10~100倍,在巨噬细胞及成纤维细胞内浓度高,前者能将阿奇霉素转运至炎症部位。组织半衰期为68~76小时,为长效的大环内酯类抗生素。本品大部分以原形由粪便排出体外,少部分经尿排泄。

【药理作用】 本品抗菌谱较广,抗菌活性强。对炎症组织有亲和力,并可渗透入细胞内,有效抑制细胞内病原菌,对痤疮丙酸杆菌有效。

【临床应用】 用于中、重度痤疮的潮红、炎性丘疹、脓疱、囊肿;并用于其他抗生素治疗无效或不耐受的痤疮患者。

【不良反应】 本品不良反应轻,胃肠刺激性小,少数可有恶心、呕吐、腹泻、上腹不适等。偶有肝功能损害、皮疹,及耳鸣、前庭功能障碍等神经系统损害等。

【使用注意】 对大环内酯类抗生素过敏者禁用,严重肝肾功能不全者慎用;孕妇慎用。

克林霉素

克林霉素(clindamycin)为林可霉素的衍生物,抗菌谱与红霉素相似,能有效地抑制痤疮丙酸杆菌,降低游离脂肪酸。适用于对红霉素耐药或炎症明显、皮损严重而无肠道疾病的痤疮患者。本品口服可引起假膜性肠炎及严重腹泻。局部外用可有皮肤干燥、接触性皮炎等反应。与林可霉素有交叉耐药,与红霉素有拮抗作用。对克林霉素有过敏史的患者,曾发生肠炎、溃疡性结肠炎的患者禁用。

过氧苯甲酰

过氧苯甲酰(benzoyl peroxide,BPO)即过氧化苯酰、过氧化二苯甲酰,为白色结晶粉末,有特殊臭味,在水中或乙醇中微溶,在丙酮、氯仿或乙醚中溶解。含水量约26%。

【药理作用】

1. 抗菌作用 本品为广谱抗菌药,对厌氧菌作用强,可有效抑制痤疮丙酸杆菌的生长,对浅表真菌也有作用。BPO为强氧化剂,作用于皮肤后,分解为苯甲酸,并释放出新生态氧(每克BPO 24小时释放氧量约为4ml),从而发挥强效杀菌、除臭作用;且能透入毛囊和皮脂腺滤泡深部,使厌氧的痤疮丙酸杆菌不能生长繁殖,从而减少局部游离脂肪酸,减轻对毛囊壁的损伤,缓解毛囊周围炎症。

2. 溶解角质作用 本品可使角质软化和剥脱,对粉刺等异常角化过程也有抑制作用,其作用弱于维A酸。

3. 刺激肉芽组织和上皮细胞增生 有促进细胞修复和伤口愈合的作用。

【临床应用】

1. 痤疮 本品对痤疮的炎性和非炎性损害均有治疗作用,且以炎性损害为主的痤疮疗效更佳。脓肿性痤疮常伴有其他细菌感染,治疗中最好与抗生素合用,即外用BPO的同时,内服四环素或红霉素等,炎症得到控制后,逐渐停用抗生素,用BPO维持治疗,或与1%磷酸克林霉素溶液交替外用。

2. 酒渣鼻 本品对酒渣鼻也有良好疗效。

3. 皮肤溃疡 对创伤皮肤和溃疡伤口有治疗作用,并能预防伤口感染。褥疮性溃疡患者用药后,可迅速长出肉芽组织而痊愈。

4. 皮肤真菌病 本品对浸渍性足癣有良好疗效,可缓解趾间皮损,减轻瘙痒。对皮肤花斑癣也有显著疗效,用药后皮屑真菌镜检显示圆形糠状芽孢菌菌丝呈阴性,可达临床治愈。

5. 疖肿 本品可抑制革兰阳性菌及革兰阴性菌,对疖肿有一定的治疗作用。

【不良反应】 外用有局部刺激症状,部分患者可出现刺激性皮炎,其发生率与药物浓度呈正比。主要表现为用药初期患者自觉局部痛、痒和烧灼感,出现红斑、水肿、干燥和脱屑,停药后3~5天症状消失。

【使用注意】 不可用于炎症部位、表皮剥脱和敏感处。避免与眼、口唇及黏膜部位接触。儿童不宜使用。过敏者慎用。

制剂和用法

螺内酯 片剂、胶囊剂:20mg。一次20mg,一日3~4次,口服。搽剂:0.05%或0.5%。0.05%的浓度可与0.025%的黄体酮搽剂联合搽涂患处,一日2次,40日为1疗程;5%的浓度单用,涂于患处,一日2次,40日为1疗程。

西咪替丁 片剂、胶囊剂:200mg。一次200mg,一日3次,饭时服,4~6周为1疗程。

丹参酮 片剂、胶囊剂:0.25g。一次1g,一日3次,口服。4周为1疗程,共治疗2个疗程。

阿达硫酸锌 溶液剂、糖浆剂:10%。片剂、胶囊剂:25mg、50mg、100mg。一次100~200mg,一日2~3次,12周为1疗程。外用水溶液剂:0.1%~0.5%,一日3次,冷湿敷。

葡萄糖酸锌　片剂:含锌10mg,胶囊剂:含锌25mg,口服液:含锌10mg/10ml。治疗痤疮:一次25mg(以锌计算),一日2次,3周为1疗程,疗程间停药1周。

甘草锌　片剂:0.25g(相当于元素锌12.5mg)、0.08g(相当于元素锌4mg);颗粒剂:每小袋1g、5g;胶囊:0.25g(相当于元素锌12.5mg)。治疗痤疮:片剂、胶囊剂一次0.5g,一日2~3次。颗粒剂一次5g,饭后口服,4~6日为1疗程;愈后改为一次0.25g,一日1次,继续服用2~3个月,以减少复发。

巯氧吡啶锌　霜剂:0.5%;散剂、混悬剂:2%。一日2~3次,涂搽患处。

硫化硒　混悬剂:2.5%。治疗痤疮:以本品混悬剂涂搽患处,5分钟后以大量清水冲洗干净,隔日一次,2~4周为1疗程。治疗头皮脂溢出性皮炎:以本品揉搓毛发和头皮,5分钟后以大量清水冲洗,一周2次,使用2周后减为一周1次,再用2周。

过氧苯甲酰　洗剂:2.5%~5%;乳膏剂:5%~10%。一日2次,涂搽患处,可连用数月。

米诺环素　片剂、胶囊剂:0.05g、0.1g。一次0.05~0.1g,一日2次,口服,可连续服用6~24周。

阿奇霉素　片剂、胶囊剂:250mg。一次500mg,一日1次,口服,每月连续用药4日,共12周,对中、重度痤疮的潮红、炎性丘疹、脓疱、囊肿改善明显。

红霉素　肠溶片:0.1g、0.2g、0.125g、0.25g。一次0.25~0.5g,一日3次,口服;4周后减为一日1次,早晨顿服;8周为1疗程。

克林霉素　片剂、胶囊:0.15g、0.075g。开始剂量为一次0.15g,一日2次,病情控制后减为一日1次,平均疗程为3个月左右。

克林霉素　溶液剂(特丽仙痤疮液)、凝胶剂:1%。一日2次,涂搽患处。

(王真子)

第九章 减 肥 药

学习导航

1. **掌握** 奥利司他的药理作用、临床应用、不良反应及使用注意事项。
2. **熟悉** 肥胖的诊断标准及主要治疗方法,减肥药物的分类及各类药物作用特点。
3. **了解** 减肥药的合理应用。

第一节 概 述

肥胖是指由于能量的摄入超过能量消耗,致使体内脂肪过多堆积而体重超过正常的一种疾病状态。肥胖的发生率在发达国家中迅速增长,美国肥胖的流行比例最高,达35%,全世界总共有2.5亿以上的人口遭受肥胖。我国肥胖的发生率也日益增加,与1992年全国营养调查资料相比,成人超重率上升三分之一,肥胖率上升一倍。肥胖不仅影响形体美观,而且给生活带来极大的不便,更严重的是肥胖容易引起多种并发症,如高血压、糖尿病、冠心病、脂肪肝、胆囊炎等,严重危害人类健康。对肥胖的防治工作迫在眉睫,已成为全世界关注的重要公共卫生问题。

一 肥胖及其病因

(一)肥胖的判断

一般用来判断肥胖的指标及标准主要有以下几种:

1. 体重指数(BMI)法 体重指数是通过计算人体体重与身高之间的比值大小来判断是否肥胖的一种方法。

$$BMI = 体重(kg)/身高(m^2)$$

世界卫生组织(WHO)推荐:BMI在25.0~29.9kg/m^2为超重,≥30kg/m^2为肥胖。肥胖又分为三个级别,BMI在30~34.9kg/m^2称为Ⅰ级肥胖,BMI在35.0~39.9kg/m^2称为Ⅱ级肥胖,BMI≥40kg/m^2称为Ⅲ级肥胖。根据我国的实际情况,专家制定出我国的肥胖标准:BMI在24.0~27.9kg/m^2称为超重,≥28.0kg/m^2称为肥胖。

2. 肥胖度判断法

$$肥胖度 = (实际体重 - 标准体重)/标准体重 \times 100\%$$

$$标准体重(kg) = [身高(cm) - 100] \times 0.9$$

肥胖度在10%内为正常,超过10%为超重,超过20%~30%为轻度肥胖,超过30%~50%为中度肥胖,超过50%为重度肥胖,超过100%为病态肥胖。

3. 体脂百分率(F%)测定法 主要通过皮下脂肪厚度测定判断患者体内是否有脂肪堆积,以帮助肥胖症的诊断。常见的有皮褶厚度测量法以及生物电阻抗法等。皮褶厚度测量法是通过测定肱三头肌和肩胛下角部的皮褶厚度,推算出体密度,然后计算出全身体脂含量;生物电阻抗法是20世纪80年代末发展起来的一项新技术,可通过特殊仪器测定人体的阻抗值,并换算成为身体脂肪含量。男性F值在15%~18%为正常,≥25%可诊断为肥胖。女性F值在20%~25%为正常,≥30%可诊断为肥胖。

4. 腰围(WC)和腰臀比(WHR)测量法 腰围常用来衡量腹部肥胖程度,有些人体重指数虽然正常,但腹部脂肪过多,腰围超标可被视为肥胖。WHO建议男性腰围>94cm,女性>80cm作为肥胖的标准。但这一标准适宜于欧美人群。对于亚太地区,建议男性>90cm,女性>80cm作为肥胖的标准。腰臀比也是测量腹部肥胖的指标,男性>0.95,女性>0.8,认为有腹部脂肪堆积,可视为腹型肥胖。

5. CT和MR测定法 应用CT和MR等影像技术可间接测量不同层面的皮下及内脏脂肪的分布,但设备复杂、费用昂贵,难以广泛应用,主要用于科研中精确测量局部脂肪的面积。

(二)肥胖的分类及病因

肥胖有多种不同的分类方式,其病因也非常复杂。按照患者有无明显的内分泌与代谢性疾病的病因,可以将其分为单纯性肥胖、继发性肥胖。

1. 单纯性肥胖 单纯性肥胖也叫原发性肥胖,是指无明显的内分泌和代谢性疾病的病因引起的肥胖,约占肥胖人群的95%左右。单纯性肥胖的确切发病原因还不十分清楚,一般认为与遗传、营养过剩、运动不足和社会环境因素有关。众多研究表明肥胖有显著的遗传倾向,因体内有导致肥胖的遗传因子,60%~80%肥胖者的家族史均呈现阳性;营养过剩是导致肥胖的外部因素,由于营养摄入量高于需要量而以脂肪形式储存在体内导致肥胖;运动不足使机体能量消耗减少,引起体内脂肪积聚而肥胖;肥胖的发病原因中,社会环境因素的重要性不可忽略,人群的基因库是相对稳定的。但随着生活条件的改善,多吃少动现象普遍,使全球大多数国家肥胖的发病率都在迅速升高,体现了环境因素的巨大作用。

2. 继发性肥胖 继发性肥胖往往源自某种疾病,是由内分泌或代谢紊乱所致,大约5%的肥胖患者属于这种类型。继发性肥胖据病因不同可再分为:①下丘脑性肥胖:当下丘脑发生病变,使下丘脑饱食中枢与摄食中枢功能失调,出现易饿、多食而导致肥胖;②高胰岛素性肥胖:由于胰岛素分泌过多,使血糖太低,多吃甜食而肥胖,多见于胰岛素瘤患者;③甲状腺功能减退性肥胖:由于甲状腺功能低下,代谢率降低而造成脂肪积聚;④皮质醇性肥胖:由于血浆皮质醇增高,体脂重新分布,形成向心性肥胖;⑤性腺功能减退性肥胖:性腺功能低下时,脂肪代谢发生紊乱,体内脂肪分解减慢而合成增多,使脂肪堆积引起肥胖。

二 肥胖的治疗

目前,肥胖治疗的方法主要有三种:饮食控制、运动疗法、药物疗法。节食和运动是最重要的方法。对于不同原因引起的肥胖，首先分析原因，如果以饮食不当为主，则饮食结构和摄入量的调整是首要的。对于缺乏运动导致的肥胖，则需要养成合理的运动习惯，选择合适的运动方式。当饮食控制及运动疗法未能奏效时，可采用药物辅助治疗，但不能仅靠药物治疗。继发性肥胖应针对病因进行治疗。特别严重的肥胖可考虑手术治疗。总之，肥胖的治疗最好采取综合措施。

1. 饮食控制 肥胖多因营养过剩所致，因此控制饮食以减少能量摄入是十分有效，也是非常安全实用的减肥方法。做到科学安排一日三餐，控制主食和限制甜食、油炸食品，适量饮水或喝汤，多吃新鲜蔬菜、水果，减慢进食速度以增加饱腹感减少进食量。

2. 运动疗法 运动可以提高基础代谢率，促使体内脂肪燃烧而消耗掉多余脂肪。在所有减肥方法中，运动减肥法被誉为最健康的减肥方法，其副作用少，还能达到健身的功效。比较常用的运动减肥方法有跳绳、游泳、跑步、登山、骑自行车以及做减肥操等，均具有简便易行、安全有效等特点。不过，由于运动减肥法疗效较慢，因此必须持之以恒。

3. 药物疗法 理想的减肥药应该是减肥有效，并能改善患者代谢紊乱状态，缓减并发症，用药安全无明显头晕、腹泻、厌食、乏力的副作用。至今尚未发现完全符合这些要求的理想药物。因此药物疗法在肥胖的治疗中不占主导地位，只作辅助治疗。目前减肥药物品种丰富，令人眼花缭乱，但所有的减肥药都存在着这样那样，或轻或重的副作用，不能盲目追随广告，胡乱服用减肥药。中、重度肥胖患者当采用饮食控制、运动疗法减肥效果不佳时，可凭医生处方购买指定的减肥药，并且根据医生制定的减肥方案进行有计划的治疗。切记不要长期使用减肥药，以免产生耐受性和成瘾性。

第二节　肥胖的治疗药物

根据药物作用机制不同，减肥药主要分为三类：食欲抑制药、抑制消化吸收药、增加能量消耗药。

一、食欲抑制药

（一）中枢作用的食欲抑制药

本类药物通过影响神经递质而兴奋饱食中枢，抑制摄食中枢。服药后可增加饱胀感，降低食欲，减少食物摄入从而减轻体重。

1. 影响中枢儿茶酚胺类的药物 本类药物通过置换作用而促进去甲肾上腺素的释放，同时阻断神经末梢对去甲肾上腺素的再摄取，使突触间隙去甲肾上腺素的浓度增加而兴奋饱食中枢，抑制摄食中枢，引起食欲减退。药物有苯丙胺类（amphetamines），但因中枢兴奋作用可引起失眠、不安、心悸、血压升高等副作用，尤其是具有成瘾性，目前已禁止使用。非苯丙胺类的安非拉酮（amfepramone），副作用比苯丙胺类小。

2. 影响中枢5-羟色胺类的药物 本类药物可促进5-羟色胺的释放，并阻断5-羟色胺的再摄取，使突触间隙5-羟色胺的浓度增加而兴奋饱食中枢，引起食欲减退。药物有芬氟拉明（fenfluramine）、氟西汀（fluoxetine）和舍曲林（sertraline）。芬氟拉明可能会引起心脏瓣膜损害、心动过速和肺动脉高压，1997年美国FDA宣布禁用。2009年我国宣布禁用。氟西汀和舍曲林主要用于治疗抑郁症，亦可抑制食欲，对伴有抑郁的肥胖患者效果好。

3. 同时影响中枢儿茶酚胺和5-羟色胺的药 本类药物可同时抑制去甲肾上腺素和5-羟色胺的再摄取而增强饱食感，使食欲下降，但对两种神经递质的释放没有影响。代表药物为西布曲明(sibutramine)，但因其有严重的加重心血管疾病的风险，故已停用。

安非拉酮

安非拉酮(amfepramone)别名安非泼拉酮、二乙胺苯酮。

【体内过程】 口服容易吸收，$t_{1/2}$为2小时。主要代谢产物为马尿酸，从尿中排泄。

【药理作用】 通过促进去甲肾上腺素释放和抑制其再摄取，使下丘脑腹内侧的饱食中枢兴奋，摄食中枢抑制，达到控制食欲、降低食量的作用。其中枢兴奋作用比苯丙胺小，对心血管系统无明显影响。

【临床应用】 用于伴有轻度心血管疾病的肥胖症患者。

【不良反应】 可有激动、失眠、口干、恶心、便秘或腹泻等反应。

【使用注意】 治疗期间应采用低热量饮食，甲状腺功能亢进症患者慎用。不宜长期过量服用，以免产生依赖性。孕妇、哺乳妇禁用。

瘦　素

瘦素(leptin，LP)又称脂肪抑制素，是由脂肪细胞所合成和分泌的一种肽类激素。

【体内过程】 人血清瘦素水平有明显的昼夜节律，午夜至早晨较高，中午至下午较低。瘦素释放的频率及昼夜节律与性别、肥胖程度、胰岛素水平有一定关系。瘦素与血浆蛋白的结合率是80%，$t_{1/2}$为2小时，大约30%的瘦素由肾脏排泄。

【药理作用】 瘦素进入血液循环后会参与糖、脂肪及能量代谢的调节，抑制食欲，减少能量摄取；提高代谢率，增加能量消耗；抑制脂肪合成，使体重和脂肪量明显降低而具有减肥作用。其减肥的确切机制尚不清楚，可能通过影响黑皮质素(抑制食欲)和神经肽Y(刺激食欲)来调节食欲及能量平衡。

【临床应用】 用于肥胖。

【不良反应】 最常见的不良反应是注射部位反应。

纳洛酮

纳洛酮(naloxone)为阿片受体拮抗剂，主要用于阿片类药物急性中毒及阿片类药物成瘾者的鉴别诊断。有研究报道，肥胖症患者血清β内啡肽水平明显增高，内源性阿片类系统对饮食行为具有兴奋作用，阿片系统的κ受体参与控制进食和进水。肥胖病志愿受试者在餐前或进餐时摄入纳洛酮能明显减少进食量，可能与其阻断阿片受体有关。

二 抑制消化吸收药

此类药物通过抑制消化酶而减少营养物质从胃肠道吸收，促进能量负平衡而达到减肥效果。主要药物有奥利司他、阿卡波糖。

奥利司他

奥利司他(orlistat,xenical)是由链霉菌 *S. toxytricini* 产生的内源性脂抑素的羟化衍生物——四氢脂抑素。结构中β-内酯环是其发挥脂肪酶抑制效应所必需的。

【体内过程】 奥利司他口服很少吸收,97%随粪便排出,其中约83%为原形药物,小部分药物在胃肠道壁内代谢后排出。其消除半衰期为14~19小时。

【药理作用】 奥利司他结构与三酰甘油相似,故能进入脂肪酶的活性部位,并与其丝氨酸残基发生共价结合,从而抑制脂肪酶的活性,使饮食中大约30%三酰甘油不被分解和吸收,随粪便排出体外。由于脂肪摄入减少会对体重控制产生明显作用;三酰甘油的分解产物甘油、游离脂肪酸的产生减少,胆固醇在小肠的吸收亦相应减少,故具有调节血脂的作用;另外,奥利司他还可提高胰岛素的敏感性,改善血糖水平,从而延缓或阻止肥胖患者2型糖尿病的发生和发展。

【临床应用】 用于肥胖症、2型糖尿病、高脂血症。

【不良反应】 由于口服吸收少,此药的不良反应较少,主要是胃肠道反应,表现为胃肠胀气、排便紧急、脂肪泻等。因此患者服药时应避免进食过量的脂肪。长期服用可影响脂溶性维生素的吸收,导致脂溶性维生素缺乏,因此当维生素水平低于正常值时,适当予以补充。

阿卡波糖

阿卡波糖(acarbose)是α-葡萄糖苷酶抑制剂,可减慢胃肠道碳水化合物的水解而延缓葡萄糖的吸收,由于葡萄糖的吸收减少达到降糖和减肥的效果。可用于治疗糖尿病及有糖代谢异常的肥胖病。主要副作用为肠胀气、腹痛、腹泻等胃肠道反应,个别患者可能出现红斑、皮疹和荨麻疹等皮肤过敏反应。

三 增加能量消耗药

此类药物通过刺激脂肪氧化、增加能量消耗,从而减轻体重。主要药物有咖啡因、麻黄碱。

咖啡因

咖啡因(caffeine)是茶叶、咖啡中所含的一种生物碱。主要作用为兴奋中枢神经系统,用于对抗各种原因引起的中枢抑制状态。一些研究表明,咖啡因能加快机体产热,加速能量消耗,并能增加体内多余水分排出而对肥胖者有减肥作用。但大剂量应用可引起失眠、头痛、肌肉抽搐、心动过速等严重不良反应,故需要在医生指导下,慎重使用。

麻黄碱

麻黄碱(ephedrine)是从麻黄中提取的生物碱,也可人工合成。主要作用为收缩血管、松弛支气管平滑肌,用于哮喘的治疗。其也有刺激产热,增加能量消耗,抑制食欲作用,所以一些专家提议用麻黄碱与咖啡因合用治疗肥胖病。由于长期应用麻黄碱可引起头痛、失眠、不安、心悸和血压升高等严重的副作用,故尚未广泛用于临床,有待于进行进一步的临床验证。

第三节　减肥药的合理应用

一　明确治疗目的

肥胖对健康有害,减肥治疗的目的是为了改善健康状况,但现在好多人减肥是为了更好的形象,吸引更多人的目光,满足自己的虚荣心。所以一些并不肥胖的人盲目使用减肥药,这是很危险的,有时还会带来意想不到的副作用。因此,要想减肥,最好先咨询专科医生,看是否有必要减肥和该采取什么样的方式减肥。

药物减肥不仅仅是为了减轻体重,主要目的是为了预防肥胖并发症,降低疾病危险因素,提高肥胖者的生活质量,使机体维持良好的功能状态。非要达到所谓理想体重对大多数肥胖者既不现实也无必要。

二　严格掌握药品的适应证和禁忌证

用减肥药物一定要严格掌握适应证和禁忌证,一般认为,有下列情况的患者可服用减肥药:BMI 达到 $30kg/m^2$ 的肥胖者;经过饮食控制和运动治疗失败的肥胖患者;患有消化性溃疡,进行饮食控制有困难的肥胖者。但有冠心病、高血压、充血性心衰、心律失常、青光眼、甲亢的患者及孕妇、哺乳期妇女禁用食欲抑制减肥药。

减肥药物的选择对减肥效果和安全性非常关键,哪些人使用何种药物最好应在专科医生的指导下进行。选择减肥药时必须弄清楚各种减肥药物的成分,各成分的作用、作用机制、适应证及禁忌证,才能确定服药的种类、服药的剂量以及服药的时间;选择减肥药物时也要注意其有无国家卫生部的生产许可标志、生产日期、保质期,以保证购买合格的产品,尽量选用那些经临床验证疗效高的减肥产品;减肥药应用中应密切观察和及时评价药物的药效和对患者躯体及精神健康的影响,适时调整药物剂量及用药的种类。

三　防止药物的不良反应

减肥药都有不良反应,食欲抑制药及增加能量消耗的减肥药可以产生不同程度的中枢神经刺激作用,表现为失眠、易怒、欣快及随后的疲劳、抑郁,也可导致血压增高和心动过速,长期用药可产生依赖性及成瘾性,尤以苯丙胺易成瘾,故苯丙胺和含有苯丙胺的复方制剂现已禁用于减肥。抑制消化吸收药物奥利司他、阿卡波糖往往引起胃肠道反应如肠胀气、腹痛、腹泻等。为避免不良反应,一般应先从小剂量开始服药,逐渐加量,找到一个既能有效减轻体重,又不会产生明显副作用的合适剂量。将作用机制不同的减肥药合用,以增强减肥疗效,减少各药用量,降低不良反应的发生率。不要盲目地自行服用减肥药,最好在医生的指导下服用。

总之,肥胖已经成为全世界共同面对的一个公共卫生问题。然而,目前市场上的减肥药物疗效都有限,不良反应比较严重,不适合长期用药。减肥药应该与合理膳食、增加运动等同时进行,以达到保持减肥并促进健康的效果。

制剂和用法

安非拉酮　片剂：25mg。一次25mg，一日2～3次，饭前0.5～1小时服用，如疗效不明显，而耐受良好时，可增加剂量至每日100mg，即傍晚加服1次25mg。1.5～2.5个月为一疗程，必要时可间隔3个月重复疗程。

奥利司他　片剂、胶囊剂：60mg、120mg，一次120mg，一日3次，口服。

（白建平）

第十章　消除瘢痕药

学习导航

1. 掌握　肾上腺皮质激素类药物、积雪苷、干扰素、胶原酶、H_1 组胺受体阻断药和硅酮的药理作用和临床应用。

2. 熟悉　瘢痕的形成与分类。

3. 了解　瘢痕增生的生物学基础。

第一节　概　　述

瘢痕是人体创伤修复过程中的必然产物，是人体修复功能的一部分。从广义上讲，没有瘢痕也就没有创伤的愈合，任何创伤的愈合均伴有不同程度的瘢痕形成。但瘢痕组织如果生长超过一定限度，形成病理性瘢痕（瘢痕疙瘩或增生性瘢痕），就会导致人体容貌外观的损害及功能障碍，影响患者的生活质量。目前瘢痕的发生机制尚未十分清楚，瘢痕的防治主要是抑制成纤维细胞的生长和胶原的合成、分泌及过度沉积。

一　瘢痕的形成与分类

瘢痕的形成主要与烧伤、外伤、手术、感染、异物、遗传及免疫功能等多种因素有关。皮肤经手术缝合的闭合性创口，或因外伤或化脓性感染所形成的开放性创口，都需要依靠瘢痕组织的形成覆盖表面，以恢复皮肤的连续性。

（一）瘢痕的形成过程

瘢痕的基质由纤维结缔组织组成，不含弹力纤维，表面仅覆盖一层菲薄的瘢痕上皮，缺乏正常的皮肤结构。其形成一般需要六个月到一年左右。

皮肤的瘢痕愈合，是人体自卫体系的一个重要组成部分。外科手术缝合的闭合性创口，一般无皮肤软组织缺损，或缺损不多，皮肤瘢痕愈合历经三个阶段。

1. 渗出阶段　历经 4～5 天，主要为急性炎症的表现，局部微显红肿。

2. 胶原阶段　主要是胶原纤维的形成，在第 2～3 周时达到高峰，成为瘢痕组织的主要构成成分。

3. 成熟阶段　经一个月后，合成代谢与分解代谢渐趋平衡，成纤维细胞转变为纤维细胞，胶原纤维逐渐排列有序。皮肤瘢痕开始发生退行性变化。

开放性创腔、创面一般都有皮肤软组织的缺失，由于创缘互相远离，不能直接对合。其瘢痕愈合过程比较复杂，病理变化除与闭合性创口基本相同外，根据形态观察，还主要包括肉芽组织的形成、创缘的向心性聚缩和上皮再生三个步骤。

创面愈合和瘢痕形成受到患者机体内外因素的影响。患者的内在因素包括种族、年龄、体质、遗传、代谢状态和受伤部位局部情况等。研究表明瘢痕形成在有色人种发生率高；青少年和孕妇较易形成瘢痕，甲亢患者也容易发生瘢痕增生，这可能与其代谢旺盛有关；瘢痕疙瘩常呈家族性多发倾向，已被公认为与家族遗传有关；此外，有瘢痕体质，极易发生瘢痕的增生；同一个体的不同部位，由于皮肤张力不同、软组织多少及血流是否丰富、活动量多少不同，瘢痕的发生情况也不同。

影响瘢痕形成的机体外在因素主要包括伤情和治疗因素。伤情与组织损伤的严重程度有关，治疗因素与医师的技术水平有关。如伤口与手术切口方向平行于皮肤张力松弛线（朗格线）者，伤口两侧组织所受的张力就小，瘢痕的发生率低；反之，垂直于该线者，瘢痕的发生率高。伤口与手术切口直线形者易出现瘢痕挛缩。伤口与手术切口呈90度角垂直于皮肤平面裂开或切开，利于创口的愈合，瘢痕小而轻，相反，斜形伤口和切口则愈合后形成的瘢痕较为明显。

（二）瘢痕的分类

一般根据瘢痕组织学和形态学的区别，可将其分为以下几类。

1. 浅表性瘢痕（superficial scar） 因皮肤受轻度擦伤，或皮肤受浅Ⅱ度灼伤，或皮肤受浅表的感染后所形成的，一般累及表皮或真皮表层。除外表稍异于正常皮肤、表面粗糙或有色素沉着外，一般都无功能障碍。

2. 增生性瘢痕（hypertrophic scar） 凡损伤累及真皮深层，如深Ⅱ度以上灼伤、切割伤、感染、切取中厚皮片后的供皮区等，均可能形成增生性瘢痕。增生性瘢痕表现为突出表面，外形不规则，高低不平，潮红充血，质实韧。有灼痛及瘙痒感。环境温度增高，情绪激动，或食辛辣刺激性食物时症状加重。增生性瘢痕的形成，主要是由于胶原蛋白的合成代谢超常持续进行，超过分解代谢的速度，在相当长的时间内，大量形成胶原纤维所致。

3. 瘢痕疙瘩（keloid） 实质上是皮肤的一种纤维组织肿瘤，主要病理表现为瘢痕组织内胶原及基质成分的大量沉积，病损侵犯周围正常皮肤，且短期无自愈倾向。最易出现在前胸部、上颈部、耳部、肩部及上肩部等部位，妇女胸骨部是好发部位，临床上瘢痕疙瘩多见于30岁以下的青壮年，色红，坚硬，突出皮肤表面，有时成蟹足状，名为蟹足肿。

4. 萎缩性瘢痕（atrophic scar） 其损伤累及皮肤全层及皮下脂肪组织，可发生于大面积Ⅲ度灼伤、长期慢性溃疡愈合后，以及皮下组织较少部位如头皮、胫前区等的电击伤后。瘢痕坚硬、平坦或略高于皮肤表面，与深部组织如肌肉、肌腱、神经等紧密粘连。瘢痕局部血液循环极差，浅表覆盖一层萎缩的上皮细胞，易受外力作用而破裂出现溃疡，经久不愈或时愈时溃，晚期有发生恶变的可能。萎缩性瘢痕具有很大的收缩性，可牵拉邻近的组织、器官而造成严重的功能障碍。

5. 挛缩性瘢痕（contracted scar） 是以其引起的功能障碍特征而命名的瘢痕，多见于深度烧伤愈合后，由于瘢痕收缩，常导致外形改变和功能障碍，长期的瘢痕挛缩可影响骨骼、肌肉、血管、神经等组织的发育，临床上常见的因瘢痕挛缩造成畸形有睑外翻，唇外翻、颌胸粘连，手部瘢痕挛缩畸形及各关节的屈侧或伸侧挛缩畸形等。

6. 凹陷性瘢痕（depressed scar） 瘢痕表面明显低于四周正常皮面，呈现凹陷畸形。多由皮肤组织深部缺损或较广泛的组织损伤所引起。

7. 线状（linear scar）**、蹼状**（webbed scar）**、桥状**（bridged scar）**及赘状**（pedunculated scar）**瘢痕**

此类瘢痕是以其形状命名。线状瘢痕常出现在创伤或外科手术切口瘢痕，部分呈蜈蚣样外观，一般无功能障碍，蹼状瘢痕呈皱襞状，形似鸭蹼，引起蹼状瘢痕常见原因有烧伤、皮肤的切割撕裂伤、化脓性感染、手术切口位置不当等。瘢痕两端以带与四周皮肤相连，下有通道与基底分离，其状似桥，称为桥状瘢痕，常与状似垂赘样的赘状瘢痕出现在同一部位。桥状瘢痕和赘状瘢痕常由于皮肤组织的化脓性或特异性感染，形成皮下潜行扩展的腔隙，自发多处破溃，或经几个切口引流后，潜行腔隙顶方的皮下创面与腔隙的基底创面各自在不同时间内先后愈合所致。桥状、赘状瘢痕发生于局限瘢痕者较简单，发生于大面积瘢痕者情况复杂多影响外观和功能。

8. **瘢痕癌**(carcinoma of scar，Marjolin ulcer)　瘢痕组织可以发生恶化成为瘢痕癌。多发生于不稳定瘢痕，尤其是瘢痕溃疡破裂，经久不愈时。恶性溃疡为马乔林(Marjolin)溃疡；一般发生于中老年人，平均年龄在50岁以上；瘢痕癌变前一般都有较长的慢性溃疡病史和奇痒的症状，发展缓慢，多数不发生扩散与转移；组织学检查多为鳞状细胞癌，少数为基底细胞癌。一旦确诊后应及早手术切除癌变，必要时术后配合放疗或化疗。

二 瘢痕增生的生物学基础

增生性瘢痕和瘢痕疙瘩是人体皮肤组织损伤后的一种纤维过度增生性疾病，其发病机制涉及众多因素，是各种细胞及细胞因子相互作用、调控的结果。其最主要的组织病理学特征是病变部位以胶原为主的细胞外基质(ECM)成分过度沉积。在皮肤组织中，成纤维细胞是胶原的主要来源，因此瘢痕增生与成纤维细胞的生长和代谢有密切的关系。

成纤维细胞是创面愈合、瘢痕形成和增生的功能性细胞，其增殖、活化和分化的异常可以导致病理性瘢痕的形成。由于皮肤病理性瘢痕的成纤维细胞对环境要求较低，因此它能比正常皮肤的成纤维细胞产生更高水平的细胞外基质(如胶原等)。

近年来，随着细胞生物学和分子生物学在瘢痕形成和增生机制方面研究的深入，内源性细胞生长因子与瘢痕增生的关系愈来愈受到人们的重视。转化生长因子(TGF)、成纤维细胞生长因子(FGF)和表皮生长因子(EGF)均可刺激皮肤病理性瘢痕中成纤维细胞的增殖。

TGF-β是目前已知与病理性瘢痕关系最密切的细胞因子，包括TGF-β_1、TGF-β_2和TGF-β_3，其中TGF-β_1和TGF-β_2是促进ECM过度密集的最密切的正性调控因子之一，参与瘢痕形成；TGF-β_3则具有抗纤维化作用。α-促黑素细胞雌激素(α-MSH)、肿瘤坏死因子α(TNF-α)、源于早期血小板和巨噬细胞的血小板衍生生长因子(PDGF)、胰岛素样生长因子-1(IGF-1)、白细胞介素(IL)、FGF、EGF等细胞因子及细胞骨架基因相关蛋白、缝隙连接细胞间通信在病理性瘢痕的形成和增生过程中均发挥重要作用。而干扰素(IFN)则有抑制正常的成纤维细胞增生和胶原合成等多种作用，称为负性调节因子。

第二节　消除瘢痕药

瘢痕尤其是增生性瘢痕和瘢痕疙瘩常影响美观，甚至可导致功能障碍，严重影响患者的身心健康。目前临床上瘢痕的治疗方法很多，其中手术切除是最迅速有效的方法之一。根据不同的情况，采用切除缝合、植皮、磨削术、皮瓣转移等手术治疗方法，对一般瘢痕及瘢痕恶变的治疗效果肯定。但瘢痕手术后复发率极高，一般不主张单一手术治疗，而主张药物注射治疗、手术治疗与放疗的联合应用。目前，药物治疗占有重要地位。

一 促进瘢痕胶原降解，抑制胶原合成药

肾上腺皮质激素类药物

糖皮质激素(glucocorticoid)用于瘢痕的治疗始于20世纪50年代，是目前国内外广泛应用的治疗增生性瘢痕和瘢痕疙瘩的药物，多采用病损局部注射的方法，可单独应用也可联合其他疗法。糖皮质激素具有广泛的药理作用和临床应用，本章节仅介绍其抑制瘢痕的药理作用和应用。

【药理作用】 糖皮质激素能抑制成纤维细胞的增殖，降低瘢痕组织中毛细血管的增生。其作用机制是通过使成纤维细胞 mRNA 下降，抑制成纤维细胞增殖及其合成胶原和其他细胞外基质的能力；另一方面使诱发瘢痕增生的 TGF-β_1、胶原酶抑制剂 α_2 巨球蛋白减少，使胶原酶分解胶原能力增强，抑制胶原产生与堆积。从而抑制瘢痕增生，使已有瘢痕变平变软，痒痛消失。

【临床应用】 糖皮质激素是目前治疗增生性瘢痕，特别是治疗瘢痕疙瘩效果肯定的药物。采用瘢痕内注射。近年有主张激素治疗与其他疗法联合使用的趋势。如将病灶内注射与冷冻疗法结合进行；或者采用手术切除，术中局部注射激素，术后继续局部用药。最常用的糖皮质激素有曲安西龙(triamcinolone)、曲安奈德(triamcinolone acetonide)、倍他米松(betamethasone)等。

【不良反应】

1. **疼痛** 加入局麻药可减轻疼痛(复方倍他米松注射液无痛)。

2. **局部反应** 药液误注皮下，可发生皮肤萎缩、色素减退或色素沉着、毛细血管扩张、局部坏死、甚至引起溃破。采用无针头注射器，可避免药液误注皮下。

3. **全身反应** 若皮下吸收过多，极少数女性患者可影响月经周期和月经量。少数男性患者可能出现阳痿。停药后恢复正常。

【使用注意】 在治疗瘢痕疙瘩时，应注意如下几点：

1. **严格无菌操作** 注射部位以2.5%碘酒消毒再以75%乙醇脱碘，注射完成后针孔有出血点时应彻底压迫止血，而后用无菌纱布包扎创区或用创可贴将各注射针孔密封，以防止细菌感染。

2. **注射时应严格掌握层次** 只能将药液注入瘢痕实体中，此时，瘢痕会明显膨隆呈苍白色，表面呈核桃皮样外观，当药液开始向周围组织浸润时应及时停止加压并拔出针头；若注射的层次过浅时在高压作用下瘢痕表面易发生水疱、破溃，并造成新的创面，易致感染，拔针时先将注射器减压，否则易使药液喷出。

3. 注射时若瘢痕过大，应分点注射，点间距1cm左右，每点注射药液浸润的范围可为0.5~1cm，进针时最好与瘢痕表面垂直。

4. **采用逐渐减量的原则** 治疗进程中随着瘢痕软化变小，逐渐减少用药剂量。

5. 注射2~3次后发现有明显的副作用或无效，应及时停药或变更药物品种。

6. 停药后，瘢痕可能复发，可再次局部注射治疗。

积雪苷

积雪苷(asiaticoside)是从伞形科植物积雪草(*Centella asiatica* Urban)中提取出来的有效成

分，在东南亚和欧洲各国具有极高的声誉，并被载入多国药典。在我国，许多研究者已经从临床前和临床方面证明，积雪苷能有效地促进伤口愈合和改善瘢痕转归。

【药理作用】 积雪苷具有抑制瘢痕过度增殖和促进创面修复的作用。作用机制主要是抑制瘢痕组织中T淋巴细胞、巨噬细胞的浸润和TGF-β_1的表达，抑制成纤维细胞增殖和胶原蛋白合成，促进瘢痕处成纤维细胞凋亡、减少免疫细胞数、封闭血管和使胶原纤维疏松的作用，同时能激活上皮细胞，加快表皮的修复。

【临床应用】 广泛应用于治疗各种创伤，包括手术，外伤，烧灼伤，痤疮及整形美容手术等引起的瘢痕、色素沉着和瘢痕疙瘩。还可用于治疗各种原因和疾病引起的皮肤溃疡，特别是糖尿病、静脉曲张、血管栓塞、创伤、射线伤等诱发的久治不愈的下肢溃疡。能加速各种创面的修复，使长期受下肢溃疡和褥疮困扰的患者得以迅速愈合康复。

【不良反应】 动物实验及大量临床应用报告均未见明显不良反应。偶见皮疹和胃肠道不适。

【使用注意】

1. 应在瘢痕形成早期尽快使用本品。
2. 本品无抗菌作用因此应佐以抗生素予以治疗。
3. 使用霜剂前应对患病部位进行清洁消毒。
4. 对本品过敏者禁用。
5. 孕妇及过敏体质者慎用。

干 扰 素

干扰素（interferon，IFN）是在特定诱生剂的作用下，由细胞基因组控制产生的多种蛋白质，目前已采用遗传工程技术生产IFN。IFN除了具有抗病毒、抗肿瘤和免疫调节作用外，还有抑制瘢痕的作用，将IFN-α2b、IFN-γ进行局部注射，用于治疗瘢痕已经取得一定的疗效。

【药理作用】 瘢痕疙瘩内注射IFN，可使原有的瘢痕有不同程度的萎缩、变平、质地变软，痛痒等症状改善，并可抑制瘢痕浸润、增生，使瘢痕明显缩小。IFN通过多种机制发挥抑制瘢痕的作用：

1. 抑制成纤维细胞增殖，促进凋亡 IFN是成纤维细胞分化增殖、合成细胞外基质等功能的负性调控因子。IFN与成纤维细胞受体结合后，抑制成纤维细胞增殖及向肌成纤维细胞分化，促进成纤维细胞凋亡。

2. 减少胶原合成，加速胶原降解 通过降低成纤维细胞Ⅰ型、Ⅲ型胶原mRNA水平，抑制TGF-β引起的成纤维细胞α2胶原启动子的活化，以及抑制成纤维细胞分泌bFGF，达到抑制胶原合成，阻止瘢痕增生。还可抑制胶原合成所需的脯氨酸羟化酶，阻止胶原产生；刺激胶原酶分泌，促进胶原降解。

【临床应用】 用于治疗增生性瘢痕和瘢痕疙瘩。瘢痕内局部注射，可使瘢痕面积缩小，厚度变薄，光镜下发现紊乱胶原束变薄，变直，结节不明显或消失。透射电镜下可见成纤维细胞功能受到抑制，由活跃状态变为非活跃状态。

【不良反应】IFN的不良反应因给药途径、制剂的纯度和种类、疗程等因素的变化而不同。局部应用安全，但有发热、畏寒、肌肉酸痛等流感样不适，还有局部皮肤干燥等，但不影响治疗效果。

【使用注意】 禁用于对干扰素制品过敏者，有心绞痛、心肌梗死以及其他严重心血管病史者,有其他严重疾病不能耐受 IFN 的不良反应者,癫痫和其他中枢神经系统功能紊乱者。

胶原酶

胶原酶(collagenase)包括细菌胶原酶和组织胶原酶,同属于金属蛋白酶(MP),具有特异性水解胶原纤维三螺旋区肽链结构的能力。胶原纤维只有在三螺旋结构受到破坏后,才能被降解。内源性组织胶原酶尽管在增生性瘢痕中的含量较高,但由于受金属蛋白酶组织抑制剂(TIMP)的抑制,它的活性作用不能得以有效发挥。与内源性组织胶原酶不同,细菌胶原酶的活性可以不受 TIMP 的影响。临床上用于瘢痕治疗的胶原酶,是从溶组织梭状芽孢杆菌发酵而得的蛋白酶——细菌胶原酶。

【药理作用】 细菌胶原酶是Ⅰ、Ⅲ型胶原降解的关键酶,能分解Ⅰ、Ⅲ型胶原,产生一个1/4 片段和 3/4 片段,进而被其他蛋白酶进一步分解。

1. 消除瘢痕的作用 瘢痕内注射胶原酶最终能使瘢痕软化,皮肤弹性恢复正常。严重的烧伤创面用胶原酶处理,可以明显减少瘢痕的形成。

2. 促进上皮细胞生长,加快创面愈合 本品外用可促进上皮细胞生长,加快创面和伤口愈合。

【临床应用】

1. 增生性瘢痕和瘢痕疙瘩 瘢痕内注射 1~2 天后,局部瘙痒明显减轻,约两个月后,瘢痕组织明显萎缩、软化,约缩小 1/3。

2. 灼伤创面、慢性溃疡和褥疮 外用可减少瘢痕增生,促进慢性溃疡和褥疮创面愈合。外用油膏剂,使用前清创,涂药膏后再以灯烤 20 分钟,以增强酶活性和药物的渗透性。

【不良反应】 本药瘢痕内注射和伤口、创面外用均较安全,无明显不良反应。偶有在用药部位出现表皮下血性水疱,一方面与药物注射位置表浅,导致浅层组织内压力过高有关;另一方面与细菌胶原酶对血管壁的消化破坏有直接关系。经简单包扎处理后,于 1~2 周内可自然结痂愈合。病灶有抓伤伴皮肤感染者,禁止进行瘢痕内注射,以防止感染扩散。

【使用注意】

1. 梯形浓度给药 由于给药后瘢痕组织随时间延长硬度逐渐变软,所以用药浓度也应逐渐减小。

2. 均匀广泛注射 尽量使药液均匀浸润瘢痕实体。

3. 用药后适当加压 1~2 天 可加快吸收,防止血性水疱产生。

4. 用药间隔 由于生物酶制剂潜在的致敏性,出于安全考虑,建议两次用药间隔不超过两周,1 次疗程周期最好不超过 6 周。

5. 外用油膏剂在使用前应对伤口进行外科清创处理。

透明质酸酶

透明质酸酶(hyaluronidase)又称玻璃酸酶,属于黏多糖分解酶,它能使透明质酸中 C_1 与 C_4 之间形成的葡萄糖胺键断裂,从而促使结缔组织以及某些特殊组织细胞间基质中存在的黏多糖(透明质酸)发生降解,含量降低,局部组织变平、变软,使注入的药液及病变局部的渗出液易于扩散和吸收。临床上通常采用本品与其他药物联合局部注射到瘢痕组织内。注意该药不能静脉注射,应现配现用,禁用于感染部位,以防引起感染扩散全身。

二 抑制成纤维细胞增生药

维 A 酸

维 A 酸(retinoic acid,RA),是维生素 A 在体内代谢的中间产物,具有广泛的药理作用,详见第四章第一节维 A 酸类。

在治疗瘢痕方面,维 A 酸能够促使上皮生长,减少胶原合成,使成纤维细胞 DNA 合成减少,进而抑制成纤维细胞生长。此外还能使瘢痕成纤维细胞前胶原的基因表达受抑。应用维 A 酸治疗瘢痕疙瘩已有报道,但其作用目的及机制有待进一步评价。

秋水仙碱

秋水仙碱(colchicine)是细胞毒类药物,具有抑制和破坏微管的作用,可以使胶原蛋白从细胞内向细胞外的分泌受到影响。还可以抑制前胶原向胶原转化,并增强胶原酶的活性,使细胞外胶原的净积聚减少。但治疗瘢痕疙瘩时,其有效剂量几乎接近中毒剂量,因此单独应用受到限制。本药外用治疗增生性瘢痕,总有效率在 95% 以上,显效率在 35% 以上。

转化生长因子-β

转化生长因子-β(transforming growth factor-β,TGF-β)是一个 25kD 的同源二聚体,包括 TGF-β_1、TGF-β_2和 TGF-β_3。TGF-β 作为一种多功能细胞生长因子,在创面愈合和瘢痕形成过程中有极其重要的作用。研究表明,TGF-β_1和 TGF-β_2有不同程度的促进瘢痕增生的作用,TGF-β_1不仅可以通过刺激成纤维细胞中葡萄糖与氨基酸的转运和糖酵解,使 ECM 的合成增加,还可以通过抑制胶原酶等基质降解酶的产生来加快基质的沉积及其与细胞的结合,TGF-β_1的过度表达可引起局部纤维组织的过度增生进而形成瘢痕。

从 TGF-β 与瘢痕形成的密切相关性,人们开始关注应用 TGF-β 中和抗体法以减少肉芽组织的过度生长以及皮肤伤口的瘢痕形成。有实验证实,在伤口周围注射 TGF-β 抗体后,伤口愈合后无瘢痕形成,其张力强度与正常愈合伤口大致相同,其关键的功能结构更接近正常。目前应用细胞因子调控已成为瘢痕治疗的未来发展趋势。应用 TGF-β 抑制瘢痕增生等基因技术已经在创面愈合和瘢痕形成方面深入开展,随着基础理论对 TGF-β 在瘢痕形成中的机制以及防治方面的研究不断深入以及 TGF-β 拮抗剂的研发,将会有更广阔的临床应用前景。

抗 组 胺 药

抗组胺药(antihistamines)中的 H_1受体阻断药具有抑制瘢痕作用。本类药物常用的有:苯海拉明(diphenhydramine)、曲尼司特(tranilast)、异丙嗪(promethazine)等。

【药理作用】

1. 抑制成纤维细胞增生和胶原蛋白合成 国内学者最先临床应用苯海拉明作为抗瘢痕药物,因为该类药物有抑制肥大细胞释放组胺和前列腺素 G 的作用。肥大细胞参与成纤维细胞合成胶原的过程。瘢痕组织中的肥大细胞数目明显高于正常皮肤。肥大细胞释放组胺,刺激成纤维细胞增殖和胶原蛋白合成。组胺同时还是强大的微血管内皮细胞分裂刺激因子,可促进微血管增生和胶原沉积。抗组胺药通过阻断组胺受体,从而抑制成纤维细胞的增殖和胶原蛋白的合成。

曲尼司特可以抑制成纤维细胞释放自身合成的TGF-β，阻止Ⅰ、Ⅲ型胶原的合成，减轻瘢痕增生。

2. 抑制免疫反应 研究表明有免疫因素参与瘢痕疙瘩的增生，有学者认为此类反应是迟发性过敏反应。苯海拉明可有效抑制免疫反应，从而抑制瘢痕增生。

3. 局部麻醉作用 苯海拉明可阻滞周围神经的传导，避免高压向瘢痕内注射药物所导致的剧痛，使用时无须合用局麻药。

【临床应用】 苯海拉明与瘢痕产生有密切关系，临床应用效果肯定。每次20～40mg，皮内注射，每周2次，5周为1个疗程。

曲尼司特用于治疗瘢痕疙瘩时，需大剂量才能产生疗效。一般每次200mg，每日3次，服用半年以上才有效。其止痛、止痒，使瘢痕变薄等作用明显，副作用少。用离子透入法将局部应用的曲尼司特透入病区对减轻痒、痛等症状优于口服者。局部使用曲尼司特时，加入油酸和聚乙二醇可增强药物穿透性，其效果优于口服者。

三 改变瘢痕质地药

硅　酮

20世纪80年代起硅胶制品开始应用于瘢痕的治疗，硅胶的化学名称为硅酮（silicone），是以[$SiO(CH_3)_2$]单体为基础的聚合物，即多聚二甲基硅氧烷。随分子量的大小和聚合的程度而分为无色透明的硅酮液（液态硅胶）、稠厚的半固体柱凝胶和强度较大的硅弹力膜。

【药理作用】 硅酮可有效减轻局部瘙痒和疼痛，增加瘢痕的柔韧性，部分还可缩小瘢痕。

其抑制瘢痕的机制可能为：①水分丢失减少，使皮肤角质层的含水量增加，发生水合作用，瘢痕软化；②对细胞间质中水溶性蛋白及各种低分子量的水溶性炎性混合物的通透性增加，进而使这些蛋白在皮肤表面扩散，间质内水溶性蛋白及产物减少，导致瘢痕内蛋白减少，流体压降低，瘢痕软化。

【临床应用】 本品可用于治疗增生性瘢痕和瘢痕疙瘩，对前者的疗效优于后者，有效率在80%以上。外科手术后局部应用硅胶涂层对瘢痕疙瘩的高危患者有明显的预防作用。

【不良反应】 除少数患者在开始使用时有瘙痒现象外，尚未发现其他不良反应。

四 填充瘢痕凹陷药

注射用胶原

注射用胶原（injectable collagen）在美容方面的应用日趋广泛。1981年，美国FDA正式批准注射用牛胶原应用于临床，主要用于祛除皱纹及修复瘢痕，取得了令人满意的效果。

【药理作用】 注射用胶原是生物替代物，在皱纹或瘢痕处注射本品，通过填充作用可消除皱纹或瘢痕。

1. 消除瘢痕 可以软化瘢痕，使之被吸收而消退。

2. 减轻或消除皱纹 皱纹局部注射胶原蛋白，可以抬高凹陷，使皱纹不明显。

3. 矫正脸形 对于面部不对称，或唇厚薄不一致的情况，注射用胶原可以得到良好的矫正效果。

【临床应用】

1. 浅表性瘢痕 注射在瘢痕处的真皮乳头层内，可使凹陷变得与皮肤齐平。若先采用皮肤磨削术、松解术，2个月后再采用胶原注射，可取得协同疗效。

2. 面部皱纹 可添加到护肤品中或面部皱纹处直接皮内注射，减少皱纹。治疗眉间纹、额部纹的疗效较鱼尾纹好。

【不良反应】本品安全而方便，偶致轻度过敏反应。可能有局部反应，如红斑、肿胀、硬结、瘙痒等；全身反应可出现关节痛、肌肉痛、发热、不适、皮疹和水肿等。但最终可以自行缓解，无需治疗。

【使用注意】为了防止不良反应的发生，注射前应做皮肤过敏试验。若局部数天内出现红斑、水肿、触痛、瘙痒，持续6小时以上，或者发生全身性皮疹、关节痛、肌肉痛等为阳性。皮试的阳性反应率约为3%。对于皮试阳性者，或有胶原性疾病、自身免疫性疾病者，禁用胶原注射。对于皮试阴性者，治疗中仍有发生不良反应的可能性，但发生率小于1%。

分子交联抑制剂

胶原蛋白与一般蛋白质明显不同的一个特点是，它必须通过其肽链上的醛基(-CHO)形成共价键，构成分子内和分子间的交联，以保持分子结构的稳定性，并进一步形成胶原纤维，而未形成交联的多肽链极易被胶原酶消化而从组织中清除。因此可通过抑制胶原多肽分子交联的形成控制组织中胶原的沉积。D-青霉胺与β-氨基丙腈是当前研究最多的分子交联抑制剂，它们可分别在不同环节干扰胶原分子交联的形成。在临床上，全身应用D-青霉胺，病变组织局部应用β-氨基丙腈治疗瘢痕疙瘩和硬皮病等都有成功的报道。

五 其他消除瘢痕药

维生素类

维生素E(vitamin E)能使瘢痕疙瘩快速软化，减少瘢痕组织形成，可用于短期预防。加入硅凝胶膜中治疗瘢痕疙瘩和增生性瘢痕，取得了较单独使用硅凝胶膜更好的疗效。

研究发现，1,25-二羟基维生素D_3[1,25-dihydroxy vitamin D_3，1,25-$(OH)_2D_3$]可抑制成纤维细胞生长，其作用可能是通过特殊的细胞内维生素D受体——类似于传统类固醇激素的物质调节基因表达来完成的。

细胞因子

肿瘤坏死因子-α(tumor necrosis factor-α，TNF-α)：对人体皮肤成纤维细胞的增殖有明显的促进作用，其功能是通过促进成纤维细胞膜上EGF受体(EGFR)实现的。TNF-α在皮肤纤维化过程中起促进分解代谢作用，并在成纤维细胞中起诱导和抑制双重作用。即TNF-α对不同来源的成纤维细胞有不同的生物学效应，对正常成纤维细胞(fibroblast，FB)的活性是起促进生长作用，对增生性瘢痕中的成纤维细胞起抑制作用。

碱性成纤维细胞生长因子(bFGF)可刺激成纤维细胞产生胶原酶,抑制胶原合成,还可促进内皮细胞胶原酶、纤溶酶原激活剂的释放,从而达到抑制瘢痕形成的目的。

在伤口周围注射TGF-β抗体后,伤口愈合后无瘢痕形成,而其张力强度与正常愈合伤口大致相同,其关键的功能结构更接近正常,因此认为TGF-β抗体是抗瘢痕的新型制剂。

制剂和用法

曲安西龙　注射剂:10mg/1ml,40mg/1ml。较小的瘢痕(2cm×2cm以内者),一次10mg,较大的瘢痕,一次20~40mg,瘢痕内注射。若瘢痕广泛,可分批治疗,每次最大用量以40mg为限。每周注射1次,连续注射5~6次为1个疗程。1个疗程的最大总剂量为200mg。为减轻疼痛,可于药液内加入1%利多卡因1ml。

复方倍他米松　注射剂:每毫升含倍他米松二丙酸酯5mg和倍他米松磷酸钠2mg。相距1cm布点,每点于皮损内注射0.2ml,每月1次,每次总量不超过1.0ml,连续注射2~4次。皮损大或数目多者可分批进行。

积雪苷　片剂:6mg。一次2片,一日3次。积雪苷霜:一日3~4次,敷患处按摩5分钟。

基因工程DNA重组干扰素γ　注射剂:100μg。根据瘢痕大小,每个瘢痕一次10~100μg,瘢痕内注射,一周3次,3周为1疗程。

胶原酶　注射剂:500单位、1000单位(50U/mg)。外用油膏剂:每100g含胶原酶0.5g,新霉素1g,凡士林适量。将注射剂1200U与2%利多卡因5ml、生理盐水15ml均匀混合后,进行瘢痕组织内均匀注射,以瘢痕组织发白为佳。

维A酸　口服:一次10mg,一日2~3次。外用:0.05%~0.1%霜剂或软膏。局部涂搽,一日1~2次。

秋水仙碱复方溶液　将药物溶液浸湿滤纸,置于瘢痕表面,以直流电作离子导入,每次30分钟,一日1次,20天为一疗程。

硅凝胶　膜剂:用弹性绷带、胶带等固定硅凝胶膜,开始2天,每天贴4小时,随后2天,每天贴8小时,以后每天增加2小时,依此类推,直至24小时持续粘贴,硅凝胶膜可反复使用。

硅酮　气雾剂:使用时直接喷于瘢痕处,一日2~3次,治疗时间为3~6个月。

注射用胶原　由高纯度的人胶原蛋白制成,含有0.3%利多卡因和磷酸生理盐水缓冲液,无菌,无病毒,分装于特制的2ml注射器内,存放于2~10℃冰箱内备用。使用前将胶原针剂置室温1小时复温,每个皱纹或瘢痕注射0.2~1ml,根据需要,间隔30天后可在同一部位再次注射。注射在真皮乳头层内,越浅越好,注射至皮肤发白隆起为宜,凸出原凹陷深度1.5~2倍。一般注射2~5次可获得满意疗效。重复注射时,应先触摸原注射部位有无结节或条索感,如有应待其消失后再注射。眶周注射时剂量应酌减,因该部位的组织疏松,注射物易被推至目的部位的远方,且易形成结节。

(吕雄文)

第十一章 生发药和延缓白发形成药

第一节 生 发 药

头发是生长在头部表皮上发干最长的一部分发质。头发既能使头部免受外界机械性和细菌性的损害，还具有感觉作用、调节作用和美容作用。头发比身体其他部位毛发更具有重要性和象征性意义，它赋予人体某些个性特征。头发的生长受遗传、健康、营养和激素水平等因素的影响。如果由于多种原因，包括疾病、药物、辐射、营养不良、激素变化或者化学因素导致头发局部或大部分脱落，会损害人的容貌，带来巨大的精神创伤。

正常头发呈周期性生长，可分为生长期、退行期和休止期。一般人的头发约有 10 万根左右，每根头发均独立生长和脱落。头发的脱落和新生处于相对平衡的状态，但若因各种体内外因素破坏了正常的生长周期或平衡，则可能出现脱发病症。脱发除了引起明显个体外貌缺陷外，同时也会导致社会心理问题。脱发在临床上主要分为雄激素型脱发和斑秃。

一 脱发的类型及发病机制

（一）雄激素型脱发

雄激素型秃发(androgenetic alopecia，AGA)是一种以头顶部毛发进行性减少为特征的疾病，在男性称为男性型秃发(male pattern alopecia)，在女性称为女性型秃发(female pattern alopecia)，既往也称为脂溢性秃发或早秃。AGA 一般于青春期出现，并随年龄增长而逐渐加重。该病的患病率在不同种族有明显差异，白种人的发生率较高，黑种人和黄种人较低。国内流行病学调查显示，本病在我国男性的患病率为 15.73% ~ 19.75%，女性患病率为 2.73% ~ 4.69%。本病对患者生活质量有较大影响，如能早期诊断并进行适当治疗，一部分患者可获改善。

AGA 是一种常见的雄激素诱导的进行性脱发，其发生可能与遗传和雄激素的双重影响有关，是一种常染色体显性遗传病。AGA 遗传易感者，雄激素受体(AR)的分布和激素代谢酶水平是重要的决定因素。

睾酮是男性血液循环中主要的雄激素，经体内睾酮 5α-还原酶作用转化为二氢睾酮(DHT)，DHT 与 AR 的亲和力是睾酮的 5 倍，可引起颞部发际后退。人体内存在两种睾酮 5α-还原酶的同工酶(Ⅰ型和Ⅱ型)，Ⅰ型主要分布于肝脏、肾脏和皮脂腺中，Ⅱ型主要位于性腺组织和头皮的毛囊中，在 AGA 的发生中起重要作用。AGA 患者头皮和血清中 DHT 水平以及头皮中 5α-还原酶的数量和活性均高于正常人群，DHT 结合雄激素受体后进入细胞核，在核内控制毛发生长基因的表达，结果使头部毛囊萎缩，毛发生长期缩短，导致毛发脱落。通过抑制睾酮 5α-还原酶的活性，阻断睾酮转变为 DHT，和(或)阻断雄激素与 AR 的结合，和(或)提高雄激素向雌激素的转化，均可治疗 AGA。

(二) 斑秃

斑秃(alopecia areata)俗称“鬼剃头”，又称圆形脱发，为一种突然发生的斑状或更广泛的非炎症性、非瘢痕性的脱发，可发生于任何年龄，但以青壮年多见，男女性发病率无明显差异。斑秃一般发生于头皮，但也可发生在其他部位，如眉毛、胡须、睫毛、腋毛等。此病常突然发生，常在无意中发现或被别人发现，如梳头或理发时，多表现为大小数目不一的圆形或椭圆形脱发区。秃发部皮肤正常，无炎症，无自觉症状，可自行康复，但也可发展成全秃(头发全部脱落)或普秃(眉毛、睫毛、腋毛、阴毛和全身毳毛也都脱落)。

斑秃的病因比较复杂，至今尚未完全清楚，可能同下述因素有关。①自身免疫：研究发现斑秃的发生与自身免疫性疾病有关，多数患者常并发有其他自身免疫性疾病，患者体内也可测到自身抗体，这些抗体可能与斑秃的发生有关。此外，斑秃被认为是免疫介导的涉及多种细胞因子和生长因子的疾病，其靶器官在毛球部，在早期脱发毛囊周围发现有 T 细胞浸润；②遗传：具有遗传过敏体质者，易伴发斑秃。有调查表明约 10% ~20% 的病例有家族史；③精神因素：斑秃的发生或加重可能与精神过度紧张或精神创伤等因素有关；④营养缺乏和局部细菌滋生：斑秃的形成可能与锌、钙和镁等微量元素的缺乏有关系，是饮食摄取缺乏还是吸收利用障碍需要进一步实验证实。不过微量元素缺乏对身体其他部位和功能有明显的影响，也可以造成某些疾病，因此在治疗斑秃过程中，可以考虑适当补充锌和钙等微量元素。

二 生发药

生发药可减轻毛发脱落和促进毛发生长，临床上用于治疗多种类型的脱发。依据作用机制的不同，生发药可分为以下几类：①抗雄激素药，如非那雄胺等；②钾离子通道开放药，如米诺地尔等；③生物应答调节剂，如维 A 酸类等；④免疫调节剂，如肾上腺皮质激素、接触致敏剂等；⑤血管扩张药，如毛果芸香碱等；⑥局部刺激性生发药，如芦荟宁等；⑦其他，如 L-胱氨酸等。

(一) 抗雄激素药

此类药物主要包括睾酮 5α-还原酶抑制剂(如非那雄胺、依立雄胺等)和雄激素受体阻断剂(如雌性激素类、螺内酯、西咪替丁等)。

非 那 雄 胺

非那雄胺(finasteride)又称柔沛(propecia)，为人工合成的 4-氮杂甾体化合物，是Ⅱ型 5α-还原酶抑制剂。最初用来治疗前列腺疾病，1997 年 12 月美国 FDA 批准非那雄胺用于治疗男性雄激素型脱发。

【体内过程】 非那雄胺口服在胃肠道吸收很好，生物利用度为 63%(34% ~80%)，不受食物影响，生物半衰期为 5 ~6 小时。血药浓度于服药后 1 ~2 小时达峰值，C_{max}为 37ng/ml(范围为 27 ~49ng/ml)。非那雄胺主要在肝脏通过细胞色素 P_{450} 3A4 酶系的催化代谢，39% 的药物以代谢物形式经尿液排泄，57% 的药物随粪便排泄。

【药理作用】

1. 促进毛发生长 非那雄胺是Ⅱ型5α-还原酶的特异性抑制剂，通过对该酶的抑制阻碍外周组织中雄激素睾酮转化为DHT，降低头皮及血清中的DHT浓度，从而抑制了DHT对毛囊的破坏作用，使毛发自然再长出来。

2. 其他 本品的抗雄激素作用，可抑制皮脂腺分泌。

【临床应用】

1. 男性雄激素型脱发（AGA） 已有大量的临床研究显示，口服非那雄胺1mg/d能够有效地治疗男性雄激素型脱发。一般在服药3个月后毛发不再脱落，但其治疗的远期效果尚不十分清楚。

2. 前列腺疾病 本品适用于治疗已有症状的良性前列腺增生（BPH）。改善症状，降低发生急性尿潴留的危险性，降低需进行经尿道切除前列腺（TURP）和前列腺切除术的危险性。

3. 痤疮 本品的抗雄激素作用，可抑制皮脂腺分泌，用于治疗痤疮，也可治疗妇女多毛症。

【不良反应】 非那雄胺具有良好的耐受性，不良反应多轻微、短暂。发生率≥1%的不良反应主要是性功能受影响（阳痿、性欲减退、射精障碍）、乳房不适（乳腺增大、乳腺疼痛）和皮疹。其他不良反应包括瘙痒感、风疹及面唇部肿胀等过敏反应和睾丸疼痛。

【使用注意】 本品不适用于妇女和儿童，禁用于对本品任何成分过敏者以及怀孕或可能受孕的妇女。由于包括非那雄胺在内的Ⅱ型5α-还原酶抑制剂类药物具有抑制睾酮转化为DHT的作用，当怀孕妇女服用后可引起男性胎儿外生殖器异常。因非那雄胺主要在肝脏代谢，肝功能不全者慎用。

雌性激素类

临床常用的药物有环丙孕酮（cyproterone）、已烷雌酚（hexestrol）、11-α-羟孕酮及口服避孕药（炔诺酮、甲地孕酮、去氧孕烯、左炔诺孕酮、双醋炔诺醇和醋酸炔诺酮）等。本类制剂抗雄激素的药理作用和临床应用，详见第八章第二节治疗痤疮药。此外，还能促进皮肤血液循环，增加对皮肤的供氧，使低于正常的皮肤温度恢复正常，为毛发生长提供有利条件，有助于减慢AGA进展。

临床主要外用或口服治疗ACA。此外，本品可以抑制皮脂腺分泌，用于治疗女性痤疮和多毛症。

不良反应：有少量子宫出血、乳房胀痛、恶心、呕吐、食欲不振及面部发红、体重增加、深静脉血栓、出现黄褐斑等。

从小剂量开始并逐渐增加剂量可减轻不良反应的发生。因长期大量应用可致子宫内膜过度增生而引起出血，有子宫出血倾向者及子宫内膜炎患者慎用。

螺 内 酯

螺内酯的基础药理作用和临床应用，详见第八章第二节治疗痤疮药。具有拮抗雄激素的作用，其机制：①在靶组织的细胞内与睾酮、DHT竞争性地阻断雄激素受体；②大剂量应用时，通过直接抑制性腺及肾上腺皮质细胞的细胞色素P_{450}酶系统而抑制雄激素产生；③竞争性抑制睾酮5α-还原酶，阻止睾酮转化成DHT。临床常用于严重的女性AGA患者，还可治疗女性多毛症，寻常性痤疮等。

西咪替丁

西咪替丁(cimetidine)又称甲氰咪胍,为白色或类白色结晶性粉末,微溶于水。

【体内过程】 西咪替丁口服吸收迅速完全,生物利用度约为70%,血药浓度达峰时间(t_{max})为45~90分钟,与血浆蛋白结合率较低。仅小部分药物被肝脏代谢(10%~35%),血浆半衰期为1.5~2.3小时。

【药理作用】 本品为组胺H_2受体阻断剂,可减少胃酸分泌,用于胃和十二指肠溃疡的治疗。又具有非甾体抗雄激素样作用,通过阻断DHT与毛囊受体结合,使血浆DHT浓度下降,可用于治疗雄性激素增多样性疾病。

【临床应用】 对部分女性型秃发患者有显著生发作用,同时可有效改善伴发的痤疮,皮脂溢出和多毛症。

【不良反应】 本品具有抗雄性激素作用,用药剂量较大时可引起男性乳房发育、女性溢乳、性欲减退、阳痿、精子计数减少等,停药后即可消失;可抑制皮脂分泌、诱发剥脱性皮炎、脱发、口腔溃疡等。

【使用注意】 老年人、儿童及肝肾功能不全者慎用,孕妇、哺乳期妇女以及对本品过敏者禁用。

(二)钾离子通道开放药

米诺地尔

米诺地尔(minoxidil)为白色或类白色结晶性粉末。在冰醋酸中溶解,在乙醇中略溶,在氯仿或水中微溶,在丙酮中极微溶解。本品是周围血管扩张药,用于顽固性高血压、肾性高血压的治疗。1988年美国FDA批准2%米诺地尔溶液外用治疗男性雄激素型脱发。

【体内过程】 米诺地尔溶液皮肤局部应用后,经皮肤的吸收量较低,血浆浓度由药物经皮吸收速率控制。停止局部应用米诺地尔溶液后,体内吸收的米诺地尔大约95%可在4日内被清除。而米诺地尔口服给药后,经胃肠道几乎可被完全吸收。主要通过葡萄糖醛酸与哌啶环上的N-氧位结合,转化为极性更强的产物,代谢物的药理作用小于米诺地尔。米诺地尔不与血浆蛋白结合,不能通过血脑屏障。米诺地尔和其代谢产物主要经肾排泄。

【药理作用】 已有充分的临床试验证实米诺地尔对AGA及斑秃均有较好的疗效,但需长期用药维持疗效。米诺地尔治疗脱发的机制不明,目前研究认为米诺地尔的作用及可能机制主要为:

1. 促进血管形成,增加局部血流量 米诺地尔增加血管内皮细胞生长因子mRNA及其蛋白的表达,从而促进真皮乳头血管形成,增加局部血液供应。

2. 直接刺激毛囊上皮细胞的增殖和分化 米诺地尔可以增加真皮乳头、毛母质、外毛根鞘和毛周围纤维细胞合成的数量,从而延长毛发生长期,促进毳毛向终毛转化。

3. 开放钾通道 米诺地尔是钾离子通道开放药,可增加钾离子的通透性,阻止钙离子流入细胞内,导致细胞中游离钙离子浓度下降,减轻表皮生长因子对毛发生长的抑制作用。

4. 使毛囊由休止期向生长期转化 米诺地尔增加毛囊的血液循环及细胞的新陈代谢,延长头发的生长期,并将处于休止期状态的头发转回生长期状态。

【临床应用】 本品可使毛发增生,外用可治疗脱发症。脱发的时间越短,面积越小,预后越好。

1. AGA 米诺地尔溶液治疗男性雄激素型脱发，每次 1ml，每日 2 次，3 个月时，2/3 的患者有轻度至中度的毛发生长，12 个月时，74% 的患者外观有明显改善。米诺地尔对女性雄激素型脱发同样有效。

2. 化疗脱发 很多药物影响毛发的生长周期，引起脱发。脱发是抗肿瘤药物的主要不良反应之一，米诺地尔可以减轻化疗引起的脱发。

3. 斑秃 是一种常见的慢性炎症性皮肤病，相当比例的患者有自愈倾向，但常见复发，病程长或脱发广泛者预后不佳。许多治疗可促进斑秃的毛发生长，但尚未证实哪种办法可以改变斑秃的自然病程。米诺地尔治疗斑秃有一定的疗效，并且呈现出剂量依赖性。

【不良反应】

1. 局部反应 米诺地尔外用的不良反应主要是刺激性反应，即用药部位发生干燥、脱屑、瘙痒及发红，5% 溶液的发生率为 20%。这些不良反应的发生与其中丙二醇浓度有关。亦有报告可发生变态反应性接触性皮炎或光变态反应性接触性皮炎。

2. 多毛症 女性使用 5% 的米诺地尔可能会引起较严重的脸部和四肢毛发增多，男性发生者较少。

3. 心血管系统的不良反应 大剂量应用时，可出现心悸、心动过速等症状，同时伴有胸部疼痛。严重的心血管系统的不良反应较少发生。高血压患者口服本品，可能引起水肿、反射性心动过速、心电图暂时性 T 波改变。血压正常者服用本品，也可能引起水钠潴留、心悸、眶周水肿及手指肿胀等，低盐饮食可减轻此类不良反应。5% 米诺地尔溶液，每日应用 2 次，每次 1ml，不会引起血压、脉搏或体重的改变。

【使用注意】 嗜铬细胞瘤、肺源性心脏病、心绞痛、慢性充血性心力衰竭及严重肝功能不全患者慎用。对米诺地尔过敏者禁用。使用本品时，应注意观察因米诺地尔引起的全身作用的一些征兆。一旦发生全身作用或严重的皮肤病反应，患者应停止使用本品，并与医生联系。本品可能会灼伤和刺激眼部，如发生药液接触敏感表面（眼，擦伤的皮肤，黏膜）时，应使用大量的冷水冲洗该区域。米诺地尔溶液对妊娠的作用未知，妊娠期和哺乳期妇女应慎用本品。此外，应将本品放置在远离儿童能拿到的地方。

二 氮 嗪

二氮嗪（diazoxide）为钾离子通道开放药。其溶液局部应用可促进毛发生长。

【药理作用】 二氮嗪为强效、速效降压药，亦可通过激活 ATP 敏感性钾通道而舒张血管平滑肌，增加局部血液供应，使皮肤及毛发滤泡的血流增多，有利于皮肤的供氧，同时使低于正常的皮肤温度恢复正常，为毛发生长提供有利条件。

【临床应用】 常采用 3% 二氮嗪溶液外用治疗各种类型的秃发。

【不良反应】 局部用药无明显不良反应。

（三）生物应答调节剂

生物应答调节剂（biological response modifiers，BRM）包括维 A 酸类、成纤维细胞生长因子、胚胎素及胎盘生长素等。这类药物共同作用是促进细胞分裂、扩张血管、松弛平滑肌、调节细胞分化，达到延缓脱发促生新发的疗效。

维 A 酸

维 A 酸（retinoic acid，RA），即维甲酸，具有多种药理作用和广泛的临床应用，近年研究证实其外用霜剂维特明治疗脱发效果良好。其药理作用和临床应用,详见第四章第一节。

20 世纪 80 年代开始研究毛发生长和维 A 酸治疗间的关系,已经证实维 A 酸可促进毛发生长,其作用机制:①提高细胞内谷氨酰胺转移酶活性,促进皮肤的基底层细胞分化和使角质层形成减少,促使毛发生长;②上调在毛囊的发生、分化和生长中起关键作用的生长因子;③促进毛细血管的增生。

临床用于治疗脱发。与钾离子通道开放药米诺地尔溶液联合外用可产生协同效果,治疗 3 ~6 个月时可见毳毛和终毛长出。女性患者比男性患者治疗效果好。但米诺地尔和维 A 酸有配伍禁忌,应分别外用。给药方法为早晨外用米诺地尔溶液,晚上外用维 A 酸溶液。还可用于寻常痤疮、扁平疣、黏膜白斑、毛发红糠疹、毛囊角化病及银屑病的辅助治疗。

外用本品可能会引起皮肤刺激症状,如灼热感、红斑及脱屑,可能使皮损更明显,但这些作用是可逆性的。若刺激现象持续或加重,可在医师指导下间歇用药,或暂停用药。发生光敏性可能导致光灼伤。

外用应避免使用于皮肤较薄的皱褶部位,并注意浓度不宜过高(0.3% 以下较为适宜),以免引起红斑、脱皮、灼热感及微痛等局部刺激。不宜应用于急性皮炎、湿疹类皮炎、湿疹类疾病。在治疗严重类型的皮肤病时,可与其他药物如皮质激素、抗生素等合并使用,以增加疗效。宜在夜间使用,以防止日光的刺激,治疗过程中应避免日晒,必要时可用遮光剂。

(四) 免疫调节剂

肾上腺皮质激素

肾上腺皮质激素(adrenocortical hormones)依照其化学结构及生理作用分为三大类,糖皮质激素是其中重要的一类,以氢化可的松(皮质醇)为代表,主要影响糖和蛋白质代谢,临床上利用其超生理剂量的抗炎、抗过敏以及免疫调节等作用治疗脱发。

【药理作用】 本类药物对斑秃脱发区有促进毛发生长的作用,其机制主要为通过免疫调节,抑制斑秃脱发区毛囊周围的 T 淋巴细胞浸润,减轻毛囊周围炎症,也可抑制毛囊角质形成细胞异常表达人类白细胞抗原Ⅰ类(HLA-1)分子,中止斑秃发展。

【临床应用】 用于经一般治疗无效的全秃、普秃或进展迅速的斑秃。可经外用、皮下注射、口服等多种途径给药,通常有一定疗效,可暂使毛发再生,但停药后又会脱落;又由于其不良反应较大,不应作为常规治疗,但为控制脱发凶猛而发展为全秃或普秃时可选择应用。皮质类固醇激素皮损内注射适用于脱发累及头皮面积小于 50% 的稳定脱发患者。

【不良反应】

1. 皮内注射可引起局部皮肤萎缩,小于 10 岁儿童不宜用此法给药。

2. 长期服用本药会引起或加重感染、高血压、糖尿病、胃及十二指肠溃疡或穿孔、骨质疏松、满月脸、萎缩纹、影响儿童生长发育及致畸等副作用。

【使用注意】

1. 停药后或停药太快斑秃会复发。

2. 经 6 个月治疗无效,表明头皮缺乏足够的皮质激素受体,应停止治疗。

3. 皮损内注射一般是将皮质类固醇注射液与 1% 普鲁卡因或 2% 利多卡因等量混合,根据皮损大小作点状注射,每周 1 次,4 ~8 次为一疗程,每次用量不宜过大,否则可引起局部皮肤萎缩。

环 孢 素

环孢素(cyclosporin)又称环孢素A(cyclosporin A,CsA),是由11个氨基酸组成的环化多肽,是一种强效的免疫抑制剂,在使用过程中发现有多毛的不良反应而用于治疗脱发性疾病。

【体内过程】 口服吸收不规则、不完全,且个体的差异较大。生物利用度约为30%。本品与血浆蛋白的结合率可高达约90%,主要与脂蛋白结合。口服后达峰时间约为3.5小时,本品主要经肝脏代谢,已知代谢物有15种,消除半衰期为19小时左右,主要以代谢物经胆汁和粪便排出,6%由尿中排泄,其中0.1%是为原药形式。

【药理作用】 环孢素外用,因其渗透性差不能刺激毛发再生。口服可见对毛发生长具有明显的促进作用,主要表现在使毛囊生长期延长,同时对毛囊细胞的增殖也有刺激作用。

其作用机制为:①可上调和延长毛乳头血管内皮细胞生长因子(VEGF)的mRNA表达,刺激和维持毛囊和毛乳头血管的形成及功能;②通过上调和延长肝细胞生长因子(HGF)mRNA的表达,刺激毛母质细胞增殖,促进毛囊生长,诱导部分干细胞短暂活化产生新的毛发。

【临床应用】 主要用于斑秃治疗,对雄激素型脱发也有一定效果,需维持数月或延长时间治疗,但停药后毛发可能脱落。此外,也广泛用于各类皮肤科疾病治疗,如银屑病、大疱性皮肤病、系统性红斑狼疮、皮肌炎、皮肤T细胞淋巴瘤等。

【不良反应】 局部外用无明显不良反应,偶见局部红斑、刺痒感,停药后可恢复。口服可能产生肝肾毒性及神经毒性。

【使用注意】 长期用药的疗效及安全性尚未十分明确,使其使用受到限制。本品可以通过胎盘,孕妇慎用;本品可进入乳汁,对哺乳的婴儿具有产生高血压、肾毒性、恶性肿瘤等不良作用的潜在危险性,故用本品期间不宜哺乳。老年患者因易合并肾功能不全,应慎用本品。

他 克 莫 司

他克莫司(tacrolimus)是一种特异性细胞免疫抑制剂,外用可刺激毛发再生。

【体内过程】 本品透皮吸收较好,13%~23%存在于表皮,0.5%~1%在真皮层,1%~4%透皮进入回收液,其透皮药量较CsA更大。皮肤不参与本品的代谢,本品系统应用主要通过细胞色素P_{450}同工酶3A4代谢,代谢产物的主要成分为13-氧去甲基代谢物,其药理活性是他克莫司的64%。他克莫司以胆汁排泄为主,血浆$t_{1/2}$为40小时。

【药理作用】 主要作用于T细胞,虽然与CsA的分子结构完全不同,但免疫抑制作用极强,为CsA的10~100倍。由于分子量较小(822kD),可局部应用。实验证明,他克莫司能通过减少毛囊间$CD4^+$与$CD8^+$细胞的浸润而抑制T细胞介导的自身免疫反应。

【临床应用】 局部外用治疗斑秃和AGA。

【不良反应】 本品多局部外用,不主张系统应用。尚未见局部皮肤萎缩及毛细血管扩张等副作用。

地 蒽 酚

地蒽酚(dithranol)是治疗斑秃、促进毛发再生的刺激性药物。

【药理作用】主要是对朗格汉斯细胞有毒性作用,外用促进毛发再生。主要药理作用包括抗上皮细胞增殖、诱导上皮细胞分化及抗炎作用。

【临床应用】适用于儿童斑秃和范围广泛的斑秃。

【不良反应】 可见瘙痒、红斑、脱屑、毛囊炎等反应，减少用量或涂药后立即洗头可减轻，停药数天可消失。

【使用注意】

1. 由于皮肤敏感性的个体差异，应密切监测刺激性并逐步提高治疗进程。涂药时要戴塑料手套，以防皮肤刺激。少数患者对地蒽酚高度敏感，宜小面积开始。

2. 接触眼睛后能发生严重结膜炎、角膜炎或角膜浑浊，应避免与眼睛接触。

3. 治疗结束后，地蒽酚所造成的皮肤染色可外用水杨酸软膏，在2~3周内即可去除。

4. 应放在儿童不易拿到的地方。

接触致敏剂

对于慢性严重的斑秃（脱发面积>50%），由于口服肾上腺皮质激素的不良反应，局部免疫治疗便成为安全、有效且能普遍接受的治疗。斑秃局部免疫治疗可将接触致敏剂涂搽于秃发区，常用的药物有二苯环丙烯酮（phenylcyclopropenone，DPCP）、二硝基氯苯（dinitrochlorobenzone，DNCB）、方形酸二丁酯（squaric acid dibutylester，SADBE）等。

【药理作用】 接触致敏剂外用于秃发区，激发变态反应性接触性皮炎，可促进毛发生长。其作用机制是通过局部接触，引发免疫反应，从而刺激毛囊生长。

【临床应用】 主要用于治疗慢性严重斑秃（秃发区>50%）。致敏剂以二苯环丙烯酮最常用，可供调整的浓度为0.0001%、0.001%、0.025%、0.01%、0.05%、0.1%、0.25%、0.5%、1.0%、2.0%，以能维持脱发区持续24~36小时轻度可耐受的红斑、脱屑和瘙痒为宜。

【不良反应】 可致颈部和耳后淋巴结病、严重水疱、自身敏感性湿疹等，外用肾上腺皮质激素可使其减轻。

【使用注意】 因二苯环丙烯酮见光易分解，用药后必须避光6小时以上，最好48小时。由于该法仍属对症治疗，复发率相对较高，如出现新的脱发区可再治疗。疗效和预后依赖于脱发程度和病期长短。10岁以下的儿童不主张应用。

（五）血管扩张剂

毛果芸香碱

毛果芸香碱（pilocarpine），又称匹罗卡品，是由毛果芸香属植物提取的生物碱。现已能人工合成。

【药理作用】 本品可激动效应器的M胆碱受体，产生如下效应：

1. 扩张血管，促进毛发再生 由于激动血管平滑肌上的M_2胆碱受体，扩张血管，使头部皮肤的血流量增加而改善皮肤营养，促进毛发再生。

2. 其他 以本品溶液滴眼，可引起缩瞳，降低眼内压和调节痉挛等。

【临床应用】 临床用于治疗斑秃、冻疮、硬皮病等。

【不良反应】 本品溶液于头部和其他部位皮肤外用未见明显不良反应。

卡普氯铵

卡普氯铵（carpronium chloride）是在乙酰胆碱的基础上开发出来的一种拟胆碱药，它的作用功效是乙酰胆碱数倍，同时还大大降低了乙酰胆碱的不良反应。

【药理作用】 卡普氯铵通过激动血管平滑肌的M_2受体而扩张末梢血管，增加血液供应，其对局部血管的扩张作用约是乙酰胆碱的10倍;卡普氯铵能改善毛囊衰退的生发功能,促进毛发再生。

【临床应用】 用于治疗斑秃和其他类型的脱发;也可治疗干性皮脂溢出病。

【不良反应】 主要不良反应是局部出汗,其次是瘙痒。

卵磷脂

卵磷脂(lecithin)为代表性甘油磷脂,广泛分布于动植物体内,参与生物膜的构成。其具有表面活性作用,为食品和药品的乳化剂。

【药理作用】 经皮肤吸收后分解为胆碱或乙酰胆碱而产生血管扩张作用,可改善头皮营养供应,促进毛发生长。

【临床应用】 外用治疗各种类型的秃发。

【不良反应】 外用未见明显不良反应。

千金藤素

千金藤素(cepharanthin)系从防己科千金藤属植物中提取的生物碱,为黄色粉末,溶于有机溶剂(石油醚除外)。

【药理作用】 本品具有扩张血管作用,能增强皮肤新陈代谢,促进毛发生长。

【临床应用】 可外用治疗斑秃和AGA。涂用本药后,尚可再涂雌激素膏剂或毛果芸香碱溶液,以增强疗效,还应同时长期口服千金藤素,否则可复发。

【不良反应】 外用和长期口服均未见明显不良反应。偶有轻度胃肠道不适,皮肤瘙痒,少数病例可见局部皮肤轻微色素沉着,但停药后均可自行消失。

(六) 局部刺激性生发药

局部刺激性生发药包括芦荟宁、安息香胶、辣椒油树脂、姜汁、蒜汁、斑蝥酊等。该类药物均能刺激头皮,有促进毛发生长的作用。

芦荟宁

芦荟宁(aloenin)生发水外用可促进毛发生长,而且对皮肤无刺激性。也尚未见其他不良反应。临床用于治疗AGA和斑秃。

安息香胶

安息香胶(benzoin gum)是安息香树渗出的一种树脂。主要含挥发油、苯甲酸、香兰素及桂皮酸,为半透明红棕色或黄色胶状物,溶于水和热乙醇。20%的安息香酊有刺激毛发生长的作用,用于配制生发剂,外用治疗各型脱发。一般未见不良反应。

辣椒油树脂

辣椒(red pepper)的辛辣成分有辣椒素、辣椒黄素、辣椒苷和维生素C。制成辣椒油树脂外用,能刺激头皮,有促进毛发生长的作用。临床用于治疗AGA和斑秃。

(七) 其他

L-胱氨酸

L-胱氨酸(L-cystine)为白色结晶,溶于稀无机酸和碱性溶液,极难溶于水。属人体非必需氨基酸，是构成皮肤和毛发的必需物质。

【药理作用】 促进机体细胞氧化和还原，使细胞代谢和功能增强，促进毛发生长；同时也可刺激造血功能，促进白细胞生成。

【临床应用】 临床用于治疗各型脱发症；也用于脆甲症和皮脂溢出症的辅助治疗。还可用于肝炎、白细胞减少症等的治疗。

【不良反应】 本品应用较安全，尚未见不良反应。

赤 霉 素

赤霉素(赤霉酸，gibberellin，gibberellic acid)系由水稻恶苗病菌的代谢物中提得，为白色结晶形粉末，在较低温度和酸性条件下相对稳定。难溶于水，不溶于苯、氯仿，能溶于醇类、丙酮、冰醋酸、乙酸乙酯和 pH6.3 的磷酸缓冲液。

【药理作用】 本品能促进组织细胞的代谢，也可促进毛发、上皮细胞和肉芽生长。能增强机体免疫力，还有收敛、止痒等作用。

【临床应用】 外用治疗 AGA、斑秃、全秃、湿疹等。

【不良反应】 外用尚未见不良反应。

第二节 延缓白发形成药

由于种族和地区的不同，头发有乌黑、金黄、红褐、红棕、淡黄、灰白，甚至还有绿色和红色。黄种人和黑种人的头发绝大多数为黑色，而白种人则有较多种颜色。头发之所以会有不同的颜色，是因为头发内黑素分布的数量不同所致，黑素颗粒数量多、密度大，头发则呈黑色，反之头发颜色则浅淡，在日光下就会呈现不同的色泽。

一 产生白发的原因

中国人的头发乌黑、明亮，是因为每根头发的髓质和皮质中含有很多黑素颗粒，它是在毛乳头内由毛母色素细胞分泌的黑素合成。酪氨酸酶是合成黑素的主要酶，在合成过程的多个反应步骤中起关键作用。如果毛乳头黑素细胞中酪氨酸酶失去了活力而不能产生黑素，头发黑素颗粒就会减少，同时在头发中原先被色素颗粒填充的地方，逐渐被空气所代替，空气泡可产生光的反射而发白。青少年时期形成黑素的功能良好，头发乌黑、秀丽。而人到老年黑素减少，甚至消失，头发逐渐变白，这是合乎自然规律的衰老表现。

目前已知白发形成的基本环节有：①毛母黑素细胞数量减少或消失；②黑素生长障碍；③酪氨酸酶生成减少或消失；④体内有酪氨酸酶抑制物质；⑤黑素由毛母黑素细胞向毛皮质细胞移行障碍。白发的产生多与精神因素、营养不良、全身慢性消耗性疾病以及遗传因素有关。

1. 精神因素 如精神紧张，长期忧愁伤感，焦虑不安，受到恐慌惊吓等精神刺激或创伤等外界因素都会造成营养毛发的血管发生痉挛，使毛乳头、毛球部色素细胞分泌黑素的功能发生障碍，影响黑素颗粒的形成和输送。

2. 营养因素 黑素颗粒的形成与营养密切相关。人体内营养充足时黑素合成作用活跃，头发也会变黑；如果营养不良，黑素合成作用则受到影响，黑素颗粒减少，头发就会变白。

微量元素与头发的颜色也有密切关系，黑色中色素颗粒含铜、钴、铁等元素，这些微量元素缺乏或不能正常运送到头发根部，也可能和头发变白有关。缺乏维生素 B_1、维生素 B_2、维生素 B_6 也是造成青少年白发即“少白头”的一个重要原因；此外，含酪氨酸的食物如鸡肉、瘦牛肉、瘦猪肉摄取不足，也易导致白发产生。

3. 慢性疾病因素 某些慢性疾病如肺结核、甲状腺功能亢进、恶性肿瘤、伤寒等患者，由于体质衰弱，营养不良，可使头发得不到足够的营养而变白。另外疾病也会破坏或干扰毛乳头、毛球色素细胞的生长发育，使其分泌黑素的能力降低或丧失，阻碍黑素颗粒的形成。此外，动脉硬化以及糖尿病患者也多因血液循环不畅，头皮供血不足，导致白发产生。内分泌功能失调如胸腺水平下降、性腺功能减退，也可引起白发。

4. 遗传因素 未到老年的早期白发常有家族史，在父母或家族血统中有类似的情况发生，表现为常染色体显性遗传。其发生的迟早、多少和进展快慢因人而异。一般来说，父母头发白得早，子女往往也早生白发。此外，无其他异常表现。

二 延缓白发形成药

老年人头发变白是一种生理现象，无特殊治疗方法，但为了美容需要，可用染发方法取得暂时效果。多数年轻人对早生的白发也喜欢用化学染发剂或洗发水把头发染黑。但应注意经常用化学染料染发，会带来一定的毒副作用。对于青少年白发，应注意寻找病因，积极预防及治疗。力求保持良好心态、缓解精神紧张、加强锻炼、合理饮食营养等均有益于防止或延缓白发的出现。

此外，在医生指导下酌情使用维生素、叶酸、何首乌、枸杞子、桑椹子等药物，有助于防止或延缓白发的生成和发展。

维生素 B_5

维生素 B_5 又称为泛酸(pantothenic acid)、遍多酸，是维持正常毛发颜色不可缺少的成分，所以多数用于治疗白发，主要使用的是泛酸钙(calcium pantothenate)。

维生素 H

维生素 H(vitamin H)又称生物素(biotin)、辅酶 R(coenzyme R)，是水溶性维生素，也属于维生素 B 族。它是合成维生素 C 的必要物质，是脂肪和蛋白质正常代谢不可或缺的物质。维生素 H 具有防止白发和脱发，保持皮肤健康的作用。

叶 酸

叶酸(folic acid)是一种广泛存在于绿色蔬菜中的 B 族维生素，与泛酸及对氨基苯甲酸一起服用时，可防止白发。

制剂和用法

非那雄胺 片剂：1mg。一次 1mg，一日 1 次。口服。

双醋炔诺醇 片剂：每片含炔雌醇甲醚 80μg 和炔诺酮 1mg。一次 1 片，一日 1 次，口服。连续应用，通常临床症状的改善出现在治疗 6 个月以后。

己烷雌酚 亲水软膏：50mg/100ml。治疗斑秃：一日 1～2 次，涂搽患处。

己烯雌酚甲基睾酮　霜剂：每 100ml 含己烯雌酚 0.17g，甲基睾酮 0.008g。治疗 AGA 和全秃：1 次/2 日，涂搽患处，20～25 次为一个疗程。若用 10 次后，头皮皮脂分泌增多或无效时，可改用己烯雌酚霜。

螺内酯　胶囊剂（微粒）：20mg。40～120mg/d，分 3～4 次口服。

西咪替丁　片剂：200mg。一次 200mg，一日 4 次，口服。连服 6～12 个月。

米诺地尔　酊剂：2%、5%。2% 的溶液适用于轻度秃发，5% 的溶液适用于中度和重度秃发，一日 2～3 次，涂搽患处头皮，并轻轻按摩，以达到局部微热为度。晚上睡前涂搽时，待药液干后，再涂上一薄层白凡士林，起到封闭效果，以便增强疗效。连用数月至 1 年。治疗脱发不需内服。临床约 50%～80% 有不同程度毛发再生，促进毳毛向终毛的转化。

米诺地尔桂皮酸　生发液：每 100ml 含米诺地尔 1.0g，桂皮酸 0.5g，95% 乙醇 70.0ml，硬化蓖麻油 2.0g，水 26.5ml。一日 2～3 次，涂搽患处。本品促进毛发生长比米诺地尔酊剂快。

二氮嗪　溶液剂：3%。涂搽患处头皮。

维 A 酸（维特明）　霜剂：0.025%。一日 1 次，涂搽在脱发处。

泼尼松　片剂：5 mg。累及头皮超过 50% 的活动性斑秃，40～60mg/d，分 3～4 次口服，每周递减 5mg，至维持量 10～15mg/d，维持 3～4 个月，能收到较好效果。面积较小的活动性斑秃，一次 20mg，每日或隔日口服 1 次，可减轻不良反应。

泼尼松龙　混悬剂：25mg/ml。加等量 1% 盐酸普鲁卡因溶液，在秃发区作多点皮内注射，每点注入 0.05～0.1ml，点间距离 1～2cm，每周 1 次，10 次为 1 疗程。

曲安奈德　混悬剂：5mg/ml、10mg/ml。用 1% 利多卡因注射液稀释成 5mg/2ml，用注射器抽取后，作多点皮损内注射，每点注入 0.05～0.1ml，点间距离 1～2cm，每月 1 次，共 3 次。本法不适用于大面积脱发。

环孢素　油溶液：10%。15mg/kg，一日 1 次，口服，连续用药 1～2 周，以后每周减量 5%，直至 5～10mg/kg 的维持量。

他克莫司　注射剂：5mg/ml。一日 2 次，涂搽患处。

地蒽酚　软膏、乳膏、糊剂：1%。涂搽于秃发处，接触治疗 30～60 分钟，隔日 1 次，连续 2 周，如能耐受，则每日 1 次。

毛果芸香碱　软膏：盐酸毛果芸香碱 1.0g，精制水 1.0ml，无水羊毛脂 5.0g，白凡士林 100.0g。用于斑秃、冻疮、硬皮病。一日 3～4 次，涂搽患处。

卵磷脂　软膏：卵磷脂 39.0g，樟脑 1.0g，白凡士林 60.0g。一日 3～4 次，涂搽患处。

千金藤素　酊剂：千金藤素 0.01～0.05g，间苯二酚 5.0g，蓖麻油 3.0g，乙醇（30%）加至 100.0ml。一日 3～4 次，涂搽患处。片剂：25mg。一次 1mg/kg，一日 3 次，口服。

芦荟宁　生发水：芦荟宁 2.0g，薄荷脑 0.2g，乙醇 60.0ml，水 37.8ml。一日 3 次，涂搽患处。

安息香胶　酊剂：20%。一日 2～3 次，涂搽脱毛部位。

辣椒油树脂　酊剂：10%。一日 3～4 次，涂搽患处。

L-胱氨酸　片剂：50mg。一次 50mg，一日 3 次，口服。针剂：25mg/5ml。一次 25mg，一日 1 次，肌内注射。

赤霉素　溶液剂：0.005%～0.05%。一日 2～3 次，局部洗涤或湿敷。软膏剂：0.02%（不宜久贮）。一日 2～3 次，局部涂搽。复方酊剂：含本品 0.02%。治疗脱发用，一日 2～3 次，涂搽秃发处。

（吕雄文）

第十二章 抗过敏药和抗炎药

学习导航

1. **掌握** 常用抗过敏药和抗炎药的药理作用和作用机制。
2. **熟悉** 抗过敏药和抗炎药的临床应用和主要不良反应。
3. **了解** 抗过敏药和抗炎药的研究进展。

第一节 抗过敏药

一 抗组胺药

组胺受体阻断药又称为抗组胺药。本类药大多数具有组胺的乙基胺结构，能在组胺受体上竞争性拮抗组胺的作用。组胺 H_1受体属于 G 蛋白耦联受体，通过 G 蛋白激活磷脂酶 C（PLC），PLC 使4,5-二磷酸肌醇（PIP_2）水解，产生二酰甘油（DG）和三磷酸肌醇（IP_3）两种第二信使，使细胞内 Ca^{2+}增加，蛋白酶 C 活化，使胃肠道、支气管平滑肌收缩，同时释放内皮松弛因子（EDRF）和前列环素（PGI_2），使小血管扩张，通透性增加。H_2受体激动可促使胃液分泌。根据抗组胺药对组胺受体选择性的不同，可分为 H_1受体阻断药和 H_2受体阻断药。前者是治疗皮肤黏膜变态反应性疾病的主要药物；后者主要用于治疗消化性溃疡。

（一）全身应用的 H_1受体阻断剂

氯雷他定

氯雷他定（loratadine，克敏能）对外周受体具有高选择性。

【药理作用】 本药为强力长效三环类抗组胺药，高度选择地阻断外周 H_1受体，对中枢受体亲和力较低，无中枢抑制和抗胆碱等作用，抗炎、抗过敏作用强。主要通过以下途径全面控制过敏反应：①稳定肥大细胞膜，抑制其脱颗粒，有效地抑制黏附分子的表达；②本药及其活性代谢产物——去羟基乙氧基氯雷他定可以阻断组胺诱导的上皮细胞激活，有长效和速效特点。

【临床应用】 广泛用于各种变态反应性皮肤病，尤其是慢性的以及其他过敏性皮肤病；还可用于急性、慢性荨麻疹，过敏性鼻炎等。

【不良反应】 偶见眩晕、头痛、疲劳和口干等轻微副作用。极个别患者出现荨麻疹，血管性水肿。近年来研究证实氯雷他定和其他第二代抗组胺药物一样，偶可导致心脏的不良反应，应引起重视。避免与大环内酯类抗生素、咪唑类抗真菌药,以及西咪替丁合用。严重肝肾功能减退者慎用。

地氯雷他定

地氯雷他定(desloratadine)是新一代抗组胺药,其药理作用与氯雷他定相似,与其他抗组胺药物相比,具有作用强、起效快、作用时间长、毒副作用低等优点。

【药理作用】 为组胺 H_1受体拮抗剂,与受体结合能力比氯雷他定强,同时具有抗炎作用。

【临床应用】 治疗过敏性鼻炎及慢性特发性荨麻疹,消除症状有很好疗效。每日 1 次能改善季节性过敏性鼻炎的症状,有很好的消除充血作用。

【不良反应】 偶有眩晕、头痛、疲劳和口干等。对中枢神经、心血管、胃肠系统无副作用,无嗜睡作用,不影响精神运动功能及驾驶,无心脏毒性。无明显的药物相互作用,可与酮康唑、红霉素等细胞色素 P_{450}酶系抑制剂合用。

特 非 那 定

特非那定(terfenadine,叔哌丁醇)是一种手性药物,治疗选用其外消旋体。

【药理作用】

1. 特异性外周 H_1受体阻断剂,能抑制肥大细胞膜释放组胺,脂溶性低,不易透过血-脑屏障,故少有嗜睡、疲倦等中枢神经抑制的作用和抗胆碱作用。

2. 拮抗白三烯和血小板活化因子。

【临床应用】 用于皮炎,急性或慢性荨麻疹,湿疹,过敏性鼻炎,瘙痒等变态反应性疾病。

【不良反应】

1. 奎尼丁样作用。

2. 阻滞 K^+通道,延缓心脏复极,引起 Q-T 间期延长和心律失常(大剂量时发生)。

3. 中枢神经系统反应:嗜睡、疲倦、头痛、头重感、头晕。

4. 胃肠道反应:恶心、呕吐、口干、胃部不适、腰痛、便秘。

5. 偶有皮疹、水肿等过敏反应。

【使用注意】 对本品过敏者禁用。有心脏疾病的患者和孕妇及哺乳期妇女慎用。

西 替 利 嗪

西替利嗪(cetirizine,仙特敏)是长效 H_1受体拮抗剂,选择性高,抗炎作用强,一般不透过血-脑积液屏障。

【药理作用】

1. H_1受体拮抗作用 降低过敏反应部位的组胺浓度,有效抑制组胺诱导的风团。

2. 抗过敏作用 抑制血管活性肽、P 物质及神经肽引起的过敏反应。降低支气管哮喘患者对组胺的敏感性。显著地抑制嗜酸性粒细胞的趋化和激活作用,从而抑制迟发性过敏反应。

【临床应用】 用于治疗急、慢性荨麻疹,湿疹,皮肤划痕症,寒冷性荨麻疹和其他过敏性瘙痒性皮肤病,过敏性鼻炎,异位性皮炎和支气管哮喘等。

【不良反应】 主要表现为轻微的镇静作用,偶尔出现困倦、头痛和眩晕、口干等。肝肾功能不全者慎用。

阿司咪唑

【药理作用】 阿司咪唑(astemizole,息斯敏)为长效 H_1 受体强阻断剂,在药理剂量下,能完全与外周 H_1 受体结合,无中枢镇静和抗胆碱作用。

【临床应用】 治疗季节性过敏性鼻炎、皮疹。

【不良反应】

1. **心血管系统反应** 心律失常严重,如心动过缓,偶有室性心动过速。

2. **过敏反应** 皮疹、血管神经性水肿、支气管痉挛和过敏性休克。

3. 长期服用可致体重增加、血尿、眩晕、转氨酶升高等。

【使用注意】 禁止与酮康唑,伊曲康唑、红霉素或其他大环内酯类抗生素同时使用。孕妇禁用。

氯苯那敏

氯苯那敏(chlorpheniramine,扑尔敏)抗组胺作用强,有效时间约 4 小时。用于各种过敏性疾病、虫咬、药物过敏反应等。可配成软膏(5mg/g),与水杨酸甲酯(5mg/g)、薄荷油(5mg/g)、樟脑(5mg/g)配伍,外用于皮肤过敏性疾病;亦可与解热、镇痛抗炎药配伍,用于治疗感冒。外用本品很安全,嗜睡副作用少,全身用药时个别患者可诱发癫痫。癫痫患者禁用。

(二)外用的 H_1 受体阻断剂

苯海拉明

苯海拉明(diphenhydramine,苯那君)为淡黄色或黄色澄明液体,难溶于水,舌初试有灼热感,继而稍有麻木感。其盐酸盐为白色结晶,溶于水。使用碱性盐(油状)配制乳剂性洗剂,以防遇阴离子乳化剂而破坏乳化状态。亦可配成乳膏剂、软膏剂或加到苯酚氧化锌搽剂中。

【药理作用】 为 H_1 受体拮抗剂,能对抗或减弱组胺对血管、胃肠和支气管平滑肌的作用,对中枢神经系统有较强的抑制作用。

【临床应用】

1. **用于皮肤黏膜的过敏性疾病** 如荨麻疹、过敏性鼻炎、血管神经性水肿、湿疹、皮肤瘙痒症。

2. 用于瘙痒性皮肤病、昆虫叮咬症、湿疹和丘疹性荨麻疹,加入苯酚氧化锌搽剂中使用。

3. 防治对全血或血浆的变态反应、晕动症和帕金森病。

【不良反应】 偶有头晕、头痛、嗜睡、口干、恶心、疲乏;偶可见皮疹、粒细胞减少,长期使用可引起贫血。

【使用注意】 驾驶员工作时不宜使用。

多塞平

多塞平(doxepin,多虑平)为高效 H_1 和 H_2 受体阻断药,具有强大的抗组胺作用,它对 H_1 受体的亲和力约是苯海拉明的 775 倍,对 H_2 受体的亲和力也高于西咪替丁。

【药理作用】 对 H_1 受体和 H_2 受体有双重拮抗作用,并具有明显的抗胆碱作用。能抑制人体皮肤对组胺的风团反应。

【临床应用】 用于治疗慢性荨麻疹、带状疱疹和老年性瘙痒等。可配成乳剂，外用。

【不良反应】

1. 嗜睡、乏力、口干的副作用明显。

2. 可引起心电图P-R间期延长，老年人及心脏病患者慎用。

【使用注意】

1. 单胺氧化酶抑制剂可抑制本品代谢，须在使用前2周停用单胺氧化酶抑制剂，不宜与中枢抑制药和抗胆碱药合用，儿童、哺乳期妇女不宜使用。

2. 青光眼、前列腺肥大者禁用。

二苯咪唑

二苯咪唑(diphenylimizole)为白色结晶或结晶性粉末，无臭无味，几乎不溶于水，熔点234~236℃，可配成软膏(2mg/g)外用于皮肤过敏性疾病。

(三) H_2受体阻断剂

本类药物大多数都含有组胺相似的咪唑环和长而复杂的支链。H_2受体阻断剂能对抗组胺引起的胃酸分泌亢进和血管扩张作用，并通过多种途径抑制速发型过敏反应。亦能影响细胞免疫功能和迟发型过敏反应，与H_1受体阻断剂联合应用可产生协同作用。

西咪替丁

西咪替丁(cimetidine，甲氰咪胍，泰胃美)。

【药理作用】

1. 抑制胃酸分泌 本品为H_2受体阻断剂，能明显抑制食物、组胺和胃泌素所引起的胃酸分泌，并降低酸度。

2. 保护胃黏膜 对化学刺激引起的腐蚀性胃炎有预防和保护作用。

3. 增强免疫功能 近年研究发现其具有增强机体免疫功能，抑制肿瘤生长和病毒生长等作用。

4. 抗雄性激素作用。

【临床应用】

1. 与H_1受体阻断剂合用治疗慢性荨麻疹、色素性荨麻疹、皮肤瘙痒症、血管神经性水肿、皮肤划痕症、过敏性紫癜和银屑病。

2. 适用于治疗胃、十二指肠溃疡、急性胃黏膜出血和应激性溃疡、上消化道出血等。

3. 用于治疗带状疱疹和其他疱疹病毒感染。缺点是停药后复发率高。

4. 用于治疗妇女多毛症。

【不良反应】

1. 头晕、头痛、疲乏、言语不清、出汗、局部抽搐和癫痫样发作以及幻觉、妄想。

2. 抗雄激素作用可引起男性乳房发育、阳痿、女性溢乳、闭经。

3. 与H_1受体阻断剂联用时使运动后血管扩张受抑制，加重心绞痛与间歇性跛行症状。

【使用注意】 孕妇、哺乳期妇女禁用，儿童慎用。

雷尼替丁

雷尼替丁(ranitidine，呋喃硝胺，甲硝呋胍)。

【药理作用和临床应用】

选择性阻断 H_2受体，作用比西咪替丁强 5~8 倍。主要用于治疗胃、十二指肠溃疡、手术后溃疡、反流性食管炎和上消化道出血；与 H_1受体阻断剂合用可治疗荨麻疹等过敏性疾病。

【不良反应】

1. 偶可出现头痛、皮疹、腹泻、白细胞减少、贫血、哮喘。

2. 注射部位有时出现瘙痒，1 小时后可消失。

【使用注意】 孕妇、哺乳期妇女及婴幼儿慎用。肝病患者、青光眼患者和对本品过敏者禁用。

（四）其他

酮 替 芬

酮替芬（ketotifen，甲哌噻庚酮）是一种安全有效而价格低廉的新型强效抗过敏药物。

【药理作用】 具有很强的组胺 H_1受体拮抗作用和抑制过敏介质释放的作用，其抗组胺作用较氯苯那敏强约 10 倍，且作用时间持续较长。还具有抑制白三烯的作用，能抑制血小板活化因子所致的呼吸道敏感性增强。

【临床应用】

1. 用于湿疹，荨麻疹，皮炎，异位性皮炎和皮肤瘙痒症以及过敏性鼻炎等。

2. 亦用于各型哮喘的防治，对喘息型支气管炎有较好的疗效。

【不良反应】

1. 时有皮疹、水肿、困倦、乏力、恶心、胸痛、腹泻等症状，一般能自行消失。

2. 偶有头晕、头痛、走路蹒跚、呕吐、食欲不佳、便秘、碱性磷酸酶升高、体重增加等。

3. 滴鼻液应用时有鼻腔干燥感和刺激感。

4. 滴眼液应用时有过敏性睑缘炎、睑皮炎，亦可有结膜充血和刺激感。

【使用注意】 与口服降血糖药合用时部分患者会出现血小板减少，服用口服降血糖药的糖尿病患者慎用。

二 抗 5-羟色胺药

赛 庚 啶

赛庚啶（cyproheptadine，二苯环庚啶）。

【药理作用】 本品选择性阻断 5-羟色胺受体，亦可阻断 H_1受体，作用较氯苯那敏、异丙嗪强，并具有轻度抗胆碱作用，尚有刺激食欲的作用。

【临床应用】 用于荨麻疹，湿疹，过敏性和接触性皮炎，皮肤瘙痒症，鼻炎，偏头痛，支气管哮喘等。止痒效果好，皮肤瘙痒一般在 2~3 日内消失。对库欣病、肢端肥大症也有一定疗效。

【不良反应】

1. 有嗜睡、口干、乏力、头晕、恶心、体重增加等副作用。

2. 机动车驾驶员、高空作业者、年老体衰者慎用。

3. 青光眼和前列腺肥大者、早产儿及新生儿禁用。

苯噻啶

苯噻啶(pizotifen)的化学结构与赛庚啶相似。

【药理作用】 本品具有抗5-羟色胺、抗组胺及较弱的抗胆碱作用。

【临床应用】 用于急慢性荨麻疹,皮肤划痕症;可用于治疗偏头痛,能减少、减轻甚至完全缓解偏头痛的发作。还可用于血管神经性水肿。毒性小,可长期服用。

【不良反应】

1. 常见嗜睡、乏力、食欲增加、体重增加。偶可引起恶心、头晕、面红、肌肉痛等,常见于服药1~2周内,继续服用可逐渐消失。

2. 机动车驾驶员、高空作业者应遵医嘱慎用。

3. 青光眼、前列腺肥大者禁用。

三 过敏介质阻释药

色甘酸钠

色甘酸钠(sodium cromoglicate,咽泰)胃肠道吸收甚少,口服或灌肠可在胃肠道内维持较高浓度,发挥局部抗过敏作用。

【药理作用】 本药由于抑制细胞内磷酸二酯酶,而使细胞内环磷腺苷(cAMP)浓度增加,减少钙离子向肥大细胞内转运,从而稳定肥大细胞膜阻止肥大细胞脱颗粒,抑制组胺、5-羟色胺等过敏介质的释放而发挥抗过敏作用。亦可抑制反射性支气管痉挛、特异性支气管反应性和血小板活化因子引起的支气管痉挛。

【临床应用】

1. 软膏外用于慢性过敏性湿疹及皮肤瘙痒症有显著疗效;亦可用于色素性荨麻疹、疱疹样皮疹;还可用于过敏性鼻炎、花粉症,能迅速控制症状;也可治疗系统性肥大细胞增生病、食物变态反应。

2. 用于各型哮喘的预防。

3. 口服可用于治疗胃肠变态反应性疾病、异位性皮炎、肥大细胞增生症。

4. 滴眼液用于花粉症、结膜炎和角膜炎。

【不良反应】 吸入后,因刺激作用可导致支气管痉挛、咳嗽和鼻黏膜充血,过敏者可发生血管性水肿和荨麻疹。口服也可发生头痛、失眠和荨麻疹。

曲尼司特

曲尼司特(tranilast,肉桂氨茴酸)为新型抗过敏药。

【药理作用】

1. **抗过敏** 能抑制肥大细胞和嗜碱性粒细胞脱颗粒,阻滞组胺、5-羟色胺和白三烯等过敏介质的释放,降低血清中IgE的水平,可抑制皮肤过敏反应和局部过敏坏死反应。

2. **抑制瘢痕** 亦可抑制瘢痕和硬皮病患者成纤维细胞胶原合成,而对正常成纤维细胞无影响。

【临床应用】 用于痤疮,瘢痕疙瘩,银屑病,荨麻疹,过敏性皮炎,局限性硬皮病,肥大细胞增生症，肉芽肿性唇炎，变应性鼻炎及特异性皮炎等。也可用于支气管哮喘，能有效地阻止哮喘发作。

【不良反应】 轻度胃肠道反应。

四 其他抗过敏药

肝　素

肝素(heparin)类药物具有多种非抗凝活性，如免疫调节、抑制细胞生长、抗肿瘤，抗艾滋病、抗炎等。肝素的抗炎机制与抗细胞黏附关系引起人们密切关注。白细胞黏附聚集主要由黏附分子介导。黏附分子作为受体与相应配体结合，通过信号传导途径，引起或调控白细胞、内皮细胞基因表达和细胞骨架等一系列生物学改变，而影响包括炎症反应等多种生理病理过程。研究发现肝素抑制白细胞黏附聚集的作用与其抑制黏附分子有关，尤其是抑制选择素及其细胞黏附，进而阻碍白细胞黏附活化可能为其主要抗炎机制。有研究发现肝素类药物能抑制房尘螨提取物等过敏原和组胺引起的过敏性哮喘反应和抗原引起的皮肤和肺的急性过敏反应。有资料表明肝素类药物是 IP_3 受体特异性的拮抗剂，可阻断 IP_3 介导的 Ca^{2+} 释放。

第二节　抗　炎　药

在医学美容领域应用的抗炎药主要是消除炎症的局部症状。抗炎药主要分为甾体类抗炎药和非甾体类抗炎药：甾体类抗炎药包括糖皮质激素，非甾体类抗炎药包括抗组胺药、抗激肽药、抗 5-羟色胺药和解热镇痛抗炎药，如吲哚美辛等。

一 非甾体类抗炎药

乙氧苯柳胺

乙氧苯柳胺(etofesalamide，艾迪特)临床上外用其软膏剂，为乳剂型基质白色软膏，不溶于水，难溶于苯。

【药理作用】

1. 抗炎作用　本品能抑制炎症介质组胺、前列腺素(PGs)和 5-羟色胺引起的炎症反应：可降低毛细血管通透性，减少炎症渗出、充血、水肿和疼痛。其作用强度与氟轻松软膏相似。也可抑制肥大细胞释放组胺，还可抑制炎性肿胀和炎症增殖过程的肉芽组织增生。

2. 抗过敏作用　对多种变态反应(Ⅰ、Ⅲ、Ⅳ型)均有明显的拮抗作用。不仅抑制肥大细胞释放过敏介质，而且直接拮抗炎症介质。

3. 抗菌作用　具有抗痤疮丙酸杆菌的作用，其最低抑菌浓度(MIC)为 62.5μg/ml。

【临床应用】 用于治疗慢性湿疹，神经性皮炎，寻常痤疮等。治疗慢性湿疹和神经性皮炎时，用药 4 周的有效率分别为 50% 和 80%，与对照药氟轻松的疗效相似，但无糖皮质激素类抗炎药的不良反应。治疗寻常痤疮时，用药 4 周和 8 周的有效率分别为 58% 和 73%，对照药过氧苯甲酰的有效率相应为72%和78%。两药的疗效无显著差别，但本品不良反应发生率约10%，对照药为25%。本品临床应用安全性好，无光毒性和诱发染色体畸变的作用。

【不良反应】

1. **局部反应** 如红、痒、灼热、脱屑等。

2. **接触性皮炎等过敏反应** 表现为红斑、湿疹、水疱、痛痒等。应立即停药。

3. 临床研究中个别患者出现血小板下降，作用机制不明。

抗 炎 松

抗炎松(antiflamison，乙酰水杨酸孕烯诺龙)为白色结晶性粉末，易溶于乙醇和乙醚，不溶于水。本品系由一分子孕烯诺龙与一分子乙酰水杨酸缩合而成。前者具有抗炎、抗风湿作用，后者具有解热、镇痛和抗炎作用。美容方面用于治疗过敏性皮炎等。本品外用，无明显不良反应。

皮考布洛芬

皮考布洛芬(ibuprofen piconol)外用有良好的镇痛、抗炎作用。用于治疗皮炎、湿疹、酒渣样皮炎、口周皮炎和带状疱疹等。无糖皮质激素外用的不良反应。偶见局部刺激、发红、痛痒，长期使用有时可能出现过敏反应，应予停药。禁涂敷于眼部区域。

丁 苯 羟 酸

丁苯羟酸(bufexamac，丁苯乙肟，皮炎灵)为针状结晶，几乎不溶于水。

【药理作用】 本品为外用的非类固醇抗炎药。经爱兰苔胶水肿试验、棉球肉芽肿形成抑制试验和紫外线红斑抑制试验，证明本药具有抗炎和镇痛作用，不影响组织修复，亦有抑菌作用。5%霜剂对急性湿疹、接触性皮炎的疗效与0.1%地塞米松、缩酮二氟羟泼尼松龙的疗效相当。

【临床应用】 用于治疗急、慢性湿疹，接触性皮炎，神经性皮炎，银屑病，皮肤瘙痒症和指掌角化病等；对婴儿湿疹、念珠菌感染也有很好疗效；对带状疱疹有缓解疼痛、促进水疱干涸和表皮形成的作用。

【不良反应】 口服有胃肠道反应，消化道溃疡患者和肝病患者禁用；外用偶有肿胀、红斑、刺激症状或皮肤干燥等反应。无糖皮质激素类抗炎药的不良反应。

吲 哚 美 辛

吲哚美辛(indomethacin，消炎痛)为白色至淡黄色微细结晶，难溶于水。

【药理作用】 为最强的环氧酶抑制剂之一，可抑制花生四烯酸产生细胞内过氧化物，从而抑制前列腺素的合成，亦能抑制白细胞向炎症组织的趋化。本药还是磷酸二酯酶的强效抑制剂，提高细胞内cAMP水平，从而抑制肥大细胞和多核白细胞功能，其抗炎作用强于阿司匹林，与氢化可的松相似。

【临床应用】 外用治疗过敏性皮炎、光感性皮炎，可部分缓解或消除炎症反应；也用于防治晒伤；还用于硬皮病、红斑狼疮、结节性红斑、贝赫切特(白塞)综合征、关节型银屑病。

【不良反应】 外用制剂尚未发现明显不良反应。

氟灭酸丁酯

氟灭酸丁酯(butylflufenamate)是微黄至淡黄色的澄清液体,无臭、无味。易溶于乙醇,可与甲醇、丙酮、乙醚和氯仿混溶,不溶于水。

【药理作用】 外搽经皮肤吸收后,大部分潴留在浅表皮肤中,其中95%以原形存在,故本品主要抑制皮肤炎症反应。通过降低血管通透性,从而抑制急性炎症反应和紫外线红斑,亦可抑制肉芽组织增生而抑制慢性炎症。

抗炎作用的机制主要是通过稳定细胞膜并抑制超氧阴离子形成,从而抑制超氧阴离子与细胞膜的相互作用。

【临床应用】 用于治疗湿疹等过敏性皮炎,带状疱疹等。本品5%浓度与0.12%戊酸倍他米松制剂的疗效相似,无糖皮质激素外用的不良反应。

【不良反应】 偶有过敏反应、酒渣样皮炎、口周皮炎。使用本品停药后可能有反跳现象。不可进入眼内。

二 甾体类抗炎药

糖皮质激素

肾上腺皮质激素中的糖皮质激素作用广泛,具有强大的免疫抑制作用和抗炎作用,可用于治疗多种皮肤病,是近年来皮肤科最常使用的外用药之一。在医学美容方面,其外用制剂也可治疗多种损容性皮肤病。该药的体内过程、药理作用、临床应用、不良反应及使用注意,参见前面章节。

糖皮质激素能减少组胺、5-羟色胺、缓激肽等过敏介质的产生,抑制因过敏反应而产生的病理变化,有抗过敏作用。

在美容方面,糖皮质激素外用可治疗痒疹类疾病:丘疹性荨麻疹、结节性痒疹、荨麻疹样苔藓;湿疹、严重的过敏性皮肤病、天疱疮、剥脱性皮炎、结缔组织病、斑秃和全秃、增生性瘢痕和瘢痕疙瘩等。还可治疗进行性指掌角化病、女性颜面黑皮、慢性单纯性苔藓、日光性皮炎、放射性皮炎、神经性皮炎等。

制剂和用法

氯雷他定　片剂:10mg。一次10mg,一日1次。2~12岁以下儿童体重>30kg者:一次10mg,一日1次。体重≤30kg者:一次5mg,一日1次。

特非那定　片剂:60mg。混悬剂:30mg/5ml。一次60mg,一日2次,早上和睡前服用。

西替利嗪　片剂:10mg。一次10mg,一日1次。若过敏症状夜间明显,宜于晚餐时服用。

阿司咪唑　片剂:5mg。一次10mg,一日1次。6~12岁儿童一次5mg,一日1次;6岁以下儿童不宜用片剂,可用混悬液。

氯苯那敏　软膏剂:0.5%,外用。

苯海拉明　乳膏剂:2%;软膏剂:1%。外用。

多塞平　片剂:12.5mg。一次25mg,一日1~3次。口服。乳膏剂:取1g,敷神阙穴,3天为1疗程。

二苯咪唑　软膏剂:0.2%。外用。

西咪替丁　片剂:0.2g。一次0.2~0.4g,一日4次。饭后、睡前服。乳膏剂:5%。外用。

雷尼替丁　片剂:150mg。一次150mg,一日2次,于早、晚饭后服用。注射剂:50mg(5ml)。一次50mg,肌内注射、静脉注射或滴注。

酮替芬　片剂:0.5mg、1mg。一次1mg,一日2~3次。儿童剂量为0.06mg/(kg·d)(微粒浓糖浆)。<3岁者:一日0.8mg,分2次服;<7岁者:一日1.2mg,分2次服。本药可配成滴鼻液、滴眼液局部应用。

赛庚啶　片剂:2mg;糖浆剂:0.04%。一次4mg,一日3次。霜剂:0.5%。一日2~3次,局部涂搽。

苯噻啶　片剂:0.5mg。一次0.5~1mg,一日1~3次,第1~3日每晚服0.5mg,第4~6日每日中午、晚上各服0.5mg。第7日开始,每日早、中、晚各服0.5mg。病情基本控制可酌情递减剂量,个别患者每日剂量可至6mg。一般连续服用半年后可暂停半个月至1个月。若病情复发可继续应用。

色甘酸钠　软膏剂:5%~10%;乳膏剂:2%~4%。一日2次,涂搽患处。滴眼液:2%。一日数次,滴眼。胶囊剂:20mg。一次200mg,灌肠。一次100~600mg,口服,一日3次,连服1~6个月。气雾剂:每瓶总量14g,内含色甘酸钠0.7g,每揿内含色甘酸钠3.5mg。一次3.5~7mg,一日3~4次,喷雾吸入。

曲尼司特　片剂:120mg。一次120~240mg,一日3次,口服。

乙氧苯柳胺　软膏剂:5%。每次0.25~2g,一日2~4次,外搽患处。慢性湿疹,4周为一疗程,神经性皮炎,2周为一疗程,可连用2个疗程。

抗炎松　软膏剂:1%。一日2~3次,涂搽患处。片剂:25mg。一次25mg,一日3~4次,口服。

皮考布洛芬　软膏、霜剂:5%。一日2~3次,外搽患处。

丁苯羟酸　软膏剂、霜剂:5%。一日2~3次涂搽患处;也可用ODT疗法(包封疗法),以便促进吸收和增强疗效。片剂:0.25g。一次0.25~0.5g,一日2~3次,口服。

吲哚美辛　乳膏剂、软膏剂、外用搽剂:1%(W/V)。外用。膜剂:供黏膜外用。

氟灭酸丁酯　软膏剂:1%。一日2~3次,涂搽患处。片剂:25mg。一次25mg,一日3~4次,口服。

醋酸氢化可的松　霜剂:0.5%~1%。一日1~2次,涂搽患处。

醋酸地塞米松　乳膏剂、软膏剂:0.025%~0.1%。一日2~4次,涂搽患处。片剂:0.5mg、0.75mg。一次0.75~3mg,一日2~4次,口服。注射剂:2.5mg/支。一日10~15mg,静脉滴入。

醋酸泼尼松龙　软膏剂:0.5%。一日2~4次,涂搽患处。注射剂:125mg。一次5~50mg,局部注射。片剂:5mg。一次5~10mg,一日2~6次,口服。

丙酸倍氯米松　乳膏剂:0.025%。一日2~3次,涂搽患处。必要时,密封包扎。

曲安奈德　软膏剂:1%;霜剂:0.1%。一日2~3次,涂搽患处。注射剂(有混悬剂和醇溶液两种):5mg、10mg、50mg、200mg。一次20~80mg,一周1次,肌内注射。皮损内注射:每处0.2~0.3mg,每次总量不超出20mg。痤疮结节部位注射:加入2倍量的2%普鲁卡因溶液,注入少量于结节基底部,一周1~2次。斑秃部位注射:用2%普鲁卡因溶液稀释3倍,缓慢注入皮损处,一周1~2次。

丙酸氯倍他索　软膏剂:含0.02%的本品和2%月桂氮䓬酮及基质。一日2~3次,涂搽患处。待病情得到控制后,改为一日1次。

醋酸氟轻松　软膏剂、乳膏剂:0.025%、0.05%。先将皮肤洗净,然后薄薄地涂搽于患处,可轻揉以促进渗入皮肤,一日3~4次。

醋酸氟氢可的松　软膏剂、霜剂:0.1%~0.25%。一日2~3次,涂搽患处。

丁酸丙酸氢可的松　软膏剂、霜剂:0.1%。一日1~4次,涂搽患处。

阿氯米松　软膏剂:0.05%。一日2~3次,涂搽患处。

氟米龙　霜剂、软膏剂:0.05%。一日2~3次,涂搽患处。

卤米松　霜剂、软膏剂:0.05%。一日2次,涂搽患处,并作轻度按摩。

氟氢缩松　霜剂、软膏剂:0.0125%~0.05%。一日2~3次,涂搽患处。

去羟米松　霜剂:0.25%、0.5%。一日2~3次,涂搽患处。

戊酸二氟可龙　霜剂、软膏剂:0.1%~0.3%。一日2~3次,涂搽患处。

糠酸莫米松　霜剂、软膏剂:0.1%。一日1次,涂搽患处。

(王　红)

第十三章 止汗剂与祛臭剂

学习导航

1. **掌握** 臭汗症药物治疗的基本原则；掌握治疗臭汗症药物的种类及代表药物。
2. **熟悉** 常用的局部止汗药、抗菌药、芳香剂的种类。
3. **了解** 乌洛托品的药理作用和应用。

第一节 概 述

臭汗症(bromhidrosis)是汗液具有特殊的臭味。可分为全身性臭汗症(generalized bromhidrosis)和局部性臭汗症(localized bromhidrosis),后者以腋臭和足臭较为常见。全身性臭汗症:往往是一种与种族有关的生理现象,也可见于卫生习惯不良者,服食某些食物如葱、蒜、芥末或某些药物如麝香等,在个别人中可产生臭汗。局部性臭汗症:主要发生在腋下、足、会阴,表现为多汗且有臭味,以腋臭最常见。汗臭的来源主要是由于大汗腺排泄的汗液受到皮肤表面细菌(主要是革兰阳性球菌类、需氧类白喉杆菌和丙酸杆菌类)的分解,产生短链脂肪酸和氨而放出臭味。腋臭是一种常染色体显性遗传病。大汗腺受性激素分泌的影响,青春期开始活动,至老年退化,故本病始发于青春期,青壮年期较为严重,老年时期逐渐减弱或消失。足臭是由于小汗腺分泌的汗液软化角质层,进而被细菌分解所致。

臭汗症药物治疗的基本原则是:减少出汗、直接抑制分解汗液的细菌生长或改变细菌生长繁殖的适宜湿度,均可祛除或减轻臭味。此外,应用某些香料,也可减轻身体的臭味。

治疗臭汗症药物主要有止汗药、抗菌药和芳香剂等。全身应用的止汗药如丙胺太林、格隆溴铵等M-胆碱受体阻断药和地西泮、苯巴比妥等镇静剂,由于不良反应较多,较少应用。临床多用的是局部外用止汗药,主要有氯化铝、硫酸钾铝、乌洛托品、甲醛、氧化镁、鞣仿、酒石酸、戊二醛、东莨菪碱。还可用局部注射的肉毒毒素A。常用的抗菌药有新霉素、苯扎溴铵和高锰酸钾等。芳香剂主要有薰衣草油、玫瑰油和茉莉油等。

第二节 止 汗 药

内服治疗常用的药物主要是M-胆碱受体阻断药,如丙胺太林(普鲁本辛,propantheline)、格隆溴铵(甘罗溴铵,胃长宁,glycopyrronium bromide)、阿托品(atropine)等,可以抑制汗腺分泌,产生暂时性止汗效果。但有口干、视力模糊,心率加快等其他胆碱能神经被阻断的副作用,不能用于青光眼、前列腺肥大的患者，目前已较少使用。镇静安定剂如地西泮、苯巴比妥、谷维素等对精神性多汗有效。下面介绍常用的局部外用止汗药。

氯化铝

氯化铝（三氯化铝，aluminum chloride）为无色透明晶体或白色而微带浅黄色的结晶性粉末，几乎无臭，味甜而涩。易溶于水并强烈水解，易溶于乙醇、盐酸。

【药理作用】 本品具有收敛、止汗和防腐作用，抑制大汗腺分泌作用明显。

【临床应用】 常制成酊剂、溶液等用于止汗和除臭；还可供手足癣浸泡用，湿敷可治疗渗出性糜烂性湿疹、皮炎等。

【不良反应】 本品对皮肤、黏膜有刺激作用。吸入高浓度可引起支气管炎，个别人可引起支气管哮喘。剂量过大时，可引起口腔糜烂、胃炎、胃出血和黏膜坏死。慢性影响：长期接触可引起头痛、头晕、食欲减退、咳嗽、鼻塞、胸痛等症状。稀溶液无腐蚀性和刺激性。

硫酸钾铝

硫酸钾铝（明矾，钾明矾，aluminium potassium sulfate）为无色立方晶体或白色结晶形粉末。无臭，味微甜，极涩。易溶于水和甘油，不溶于乙醇。

【药理作用】

1. **止汗、收敛作用** 本品能沉淀蛋白质，有较强的止汗和收敛作用。用于配制痱子粉，产生良好的止汗和止痒效果。

2. **腐蚀作用** 本品棒剂外用，可腐蚀尖锐湿疣和化脓性肉芽肿等。

3. 本品还具有抗菌，抗阴道滴虫等作用。

【临床应用】 溶液剂外用治疗臭汗症和多汗症，含漱治疗咽喉炎和口腔炎。棒剂外用，可用于尖锐湿疣和化脓性肉芽肿等。

【不良反应】 外用低浓度溶液剂，无明显不良反应。

【使用注意】 明矾被人食用后，基本不能排出体外，它将永远沉积在人体内，毒副作用主要表现为杀死脑细胞，使人提前出现脑萎缩、痴呆等症状，影响人们的智力。禁止口服。

乌洛托品

乌洛托品（环六甲基四胺，六甲烯胺，urotropine，hexamethylenetetramine，hexamine）为白色结晶粉末或无色有光泽的晶体。几乎无臭，味初甜而后苦。溶于水、乙醇和氯仿，微溶于乙醚。水溶液呈弱碱性。

【体内过程】 口服后经胃肠道吸收，以原形由肾脏排出，遇酸性尿液分解释出甲醛。

【药理作用】 本品外用在酸性介质中能生成甲醛而杀菌，还具有收敛、止汗作用；口服后由尿排泄时，在酸性尿中可分解成甲醛，有杀菌作用。

【临床应用】

1. 用于治疗腋臭、手足多汗症。口服或外用均可。

2. 用于治疗尿路感染。口服给药。

3. 还可外用时用于治疗手足癣、体癣和扁平疣。

【不良反应】 外用无明显不良反应，但是皮肤反复接触会出现湿疹性皮炎、过敏性接触性皮炎。口服对胃有刺激性，可致胃痛。少数人可出现膀胱刺激症状和血尿，停药后可缓解。

【使用注意】 过敏体质者慎用;甲醛有致癌作用,故不能长期使用。为使尿呈酸性,可在服用乌洛托品前2小时,服用氯化铵,一次1g。

甲 醛

甲醛(蚁醛,formaldehyde)无色,有强烈刺激性气味的气体。易溶于水、醇和醚。甲醛在常温下是气态,通常以水溶液形式出现。35%~40%的甲醛水溶液叫做福尔马林,能与水、醇任意混合,久置可析出多聚甲醛而变浑浊。

【药理作用和应用】

1. 止汗、收敛作用 本品水溶液或酊剂外用,有明显的止汗和收敛作用。

2. 消毒、杀菌、防腐作用 本品有强大的杀菌作用,抗菌谱广,对细菌、真菌和病毒均有效;但作用缓慢,约6~12小时才能杀死细菌,而杀死芽孢则需要2~4天;较高浓度(≥8%)的甲醛溶液杀死芽孢也需要18小时。抗菌作用机制:甲醛能与细菌蛋白质上的氨基发生反应,使蛋白质变性。

3. 硬化组织作用 10%的甲醛溶液用于保存尸体和浸制生物标本。

【临床应用】 外用于治疗腋臭和手足多汗症,也可用于治疗感染性皮肤病,用于物品、器械和房间消毒。还可用于保存疫苗、血清等。

【不良反应】 皮肤与药物接触可发生接触性皮炎,其蒸气对眼和呼吸道也有强烈刺激性。

氧 化 镁

氧化镁(轻质氧化镁,magnesium oxide)为白色或淡黄色粉末,无臭、无味,本品不溶于水和乙醇,在空气中能吸收二氧化碳和水蒸气。

【药理作用】 外用有止汗、收敛、吸附等作用。

【临床应用】 常用以配制腋臭粉,治疗腋臭症;也用于治疗急性无渗液的湿疹、皮炎等。

【不良反应】 外用无明显不良反应。

鞣 仿

鞣仿(tannoform)即二鞣酸甲酯,为粉红色粉末,无臭。溶于碱性溶液、稀氨水和乙醇中。

【药理作用】 本品具有收敛、止汗和防腐作用。

【临床应用】 用于治疗局部臭汗症。

【不良反应】 外用无明显不良反应。

肉毒毒素A

肉毒毒素A(botulinum toxin A)已被美国FDA批准作为治疗神经、肌肉痉挛性疾病的新药而广泛地用于神经科、眼科、耳鼻喉科、口腔科、整形科和康复科。

肉毒毒素有8个不同抗原型:A、B、C_1、C_2、D、E、F和G。A型肉毒毒素的纯品是一种白色晶体粉末,易溶于水,但稳定性较差。受热、机械力和氧的作用而降解,在干燥冷冻条件下可保存1~2年。目前临床上主要是应用肉毒毒素A注射剂。本品是一种冻干粉,应在-5℃以下的冰箱内保存。

【药理作用】 本品主要有抑制乙酰胆碱的释放,引起骨骼肌麻痹和止汗作用。本品能特异性的与胆碱能神经末梢突触前膜的肉毒毒素受体相结合，然后由于吸附性胞饮而内转进入细胞内，这称为毒素的内转（internalization），使囊泡不能再与突触前膜融合，从而有效地阻抑了胆碱能神经介质——乙酰胆碱的释放。与此同时，毒素与突触前膜结合，还阻塞了神经细胞膜的钙离子通道，从而干扰了细胞外钙离子进入神经细胞内，以触发胞吐和释放乙酰胆碱的能力。乙酰胆碱释放的抑制，有效地阻断了胆碱能神经传导的生理功能，引起骨骼肌麻痹和止汗。

【临床应用】 局部用于手部顽固性多汗症，腋臭症，止汗效果产生快而明显。

【不良反应】 本品局部应用副作用小，安全性好。但在手部注射时可有短暂的手部肌肉无力的情况，一般经2~3周后即能恢复。被吸收进入血液循环后会引起全身抗胆碱作用。

【使用注意】 避免口服。为了减轻注射的疼痛，可先用5%恩纳霜（Emla cream，利多卡因+丙胺卡因）进行表面麻醉，然后注射。

酒石酸

酒石酸（tartaric acid）为无色透明结晶或白色粉末。易溶于水、乙醇和乙醚中。

【药理作用】 本品具有收敛、抑制汗腺分泌的作用。

【临床应用】 用于局部臭汗症。

【不良反应】 外用无明显不良反应。

戊二醛

戊二醛（glutaral）带有刺激性气味的无色透明油状液体，味苦。溶于热水、乙醇、氯仿、冰醋酸和乙醚。

【药理作用】 本品有消毒防腐作用。抗菌谱广，对革兰阳性菌和革兰阴性菌均有杀灭作用，还可杀灭结核杆菌、真菌和病毒。溶液的pH在7.5~8.5时，作用最强。醛类消毒剂对微生物的杀灭作用主要使菌体蛋白的巯基、羟基、羧基和氨基烷基化，引起蛋白质凝固造成细菌死亡。

【临床应用】 用于治疗臭汗症；还用于治疗寻常疣和甲癣。

【不良反应】 本品对皮肤、黏膜有刺激性，可致接触性皮炎。

【使用注意】 外搽时，应防止进入眼内，还应避免吸入本品蒸气。配制时，应戴橡皮手套，若接触本品浓溶液，应立即用大量清水冲洗。

东莨菪碱

东莨菪碱（scopolamine）常用其氢溴酸盐，称氢溴酸东莨菪碱（scopolamine hydrobromide），后者为无色结晶或白色结晶形粉末；无臭；易溶于水，略溶于乙醇。

【药理作用】 本品为M-胆碱受体阻断药，作用与阿托品相似，其抑制腺体分泌作用比阿托品强，可明显抑制汗腺分泌。

【临床应用】 用于治疗臭汗症和多汗症。

【不良反应】 外用无明显不良反应。

第三节 抗菌药

抗菌药主要是针对皮肤表面寄生的G^+球菌、需氧类白喉杆菌核和丙酸杆菌。

新霉素

新霉素(neomycin)是新霉素B和新霉素C的混合物,主要有效成分是新霉素B。常用其硫酸盐,称硫酸新霉素(neomycin sulfate)。后者为白色或微黄色结晶形粉末,无臭、无味。易溶于水,微溶于乙醇。水溶液性质稳定,在室温下可保存一年。口服吸收少。

【药理作用】 新霉素为氨基糖苷类抗生素,对革兰阴性菌、革兰阳性菌及结核杆菌等都有较好作用。临床上由于本品毒性大,一般不作全身给药,仅用于局部应用。外用可杀灭皮肤上的细菌,减少对汗液的分解,从而减轻臭味。

【临床应用】 局部应用于治疗臭汗症。还可治疗皮肤或其他部位的浅表感染,如毛囊炎、痤疮感染、破溃的冻疮。口服难吸收,可治疗肠道感染,亦可作腹部及肠道手术前用药。

【不良反应】 外用一般不发生不良反应。口服会引起耳毒性和肾毒性,也易引起消化道反应,如恶心、呕吐。

【使用注意】 口服不宜超过3天,注意监测听力和肾功能。

苯扎溴铵

苯扎溴铵(benzalkonium bromide)又名新洁尔灭,在常温下为黄色胶状体,性质稳定,无刺激性,不损坏物品。低温时可形成蜡状固体,味苦。易溶于水和乙醇。苯扎溴铵水溶液震荡可产生大量泡沫,影响使用。

【药理作用】

1. 杀菌作用 本品有广谱杀菌作用。抗菌作用的机制:本品能吸附于菌体表面,其分子的疏水基团和亲水基团可分别渗入胞浆膜的类脂质层和蛋白质层,改变胞浆膜的通透性,致使胞浆内的重要的营养物质外漏,造成菌体死亡。对革兰阳性细菌作用较强,但对铜绿假单胞菌、抗酸杆菌和细菌芽孢无效。乙醇能增强其杀菌作用,因此,酊剂的作用强于水溶液。

2. 除垢作用 本品为阳离子型表面活性剂,能降低表面张力,有利于油水乳化。油污经乳化后容易清除。

【临床应用】 本品溶液剂外用可治疗臭汗症。也可用于创面消毒、手术前洗手、手术器械消毒、膀胱和尿道灌洗等。

【不良反应】 本品毒性低,不引起过敏反应,稀溶液对组织无刺激性。长期应用,少数人可能发生过敏反应,如接触性皮炎、变态反应性结膜炎等。

【使用注意】 浓溶液有腐蚀性。稀溶液在封闭的敷料下长期与皮肤接触,也有刺激性。皮肤消毒前应当用水或稀乙醇把残留在皮肤上的肥皂清洗干净,以免减弱或抵消本品的作用。能与蛋白质迅速结合,遇有血、棉花、纤维素和有机物存在时,作用显著降低。

高锰酸钾

高锰酸钾(potassium permanganate)又名过锰酸钾,为紫黑色结晶或颗粒,无臭,味甜而涩。

可溶于水。与有机物、甘油、糖、碘等还原剂一起研磨,易发生爆炸。

【药理作用】 本品为强氧化剂,有收敛、除臭、消毒、防腐等作用。对多种细菌和真菌均有较强的杀灭作用。但其作用易被有机物减弱,故作用表浅且不持久。

抗菌作用机制在于本品遇有机物即释放出新生态氧而杀灭病原菌。其收敛作用的机制在于低浓度时,本品还原成二氧化锰,后者与蛋白质结合成蛋白盐复合物所致。

【临床应用】 本品溶液可治疗足臭症,也可用于皮肤、黏膜、腔道、创面等消毒。

【不良反应】 高浓度对组织有刺激和腐蚀作用。

第四节 芳 香 剂

芳香剂可以中和或者拮抗已存在的臭味,还有的可以暂时麻痹人的嗅神经或抑制臭味受体,从而起到祛除臭味的作用。

薰衣草油

薰衣草油(lavender oil)系唇形科植物薰衣草的花经蒸气蒸馏或溶剂萃取而得。为无色或微黄色液体,具有薰衣草花所特有的香气和木香气;味微苦辣;易溶于乙醇。加入抗臭汗症粉中,可减轻或消除机体臭味;也用作外用洗剂、乳剂的芳香矫味剂和着香剂。

玫瑰油

玫瑰油(玫瑰香精,rose oil)为淡黄绿色或黄红色液体,易溶于乙醇等有机溶剂中。加入搽剂、洗剂、乳剂和软膏中,作为矫味剂。可加入抗臭汗症制剂中,治疗臭汗症。

茉莉油

茉莉油(素馨油,jasmine oil)为淡黄色液体。溶于乙醇、乙醚,微溶于水。加入抗臭汗症制剂中,治疗臭汗症。

制剂和用法

氯化铝 酊剂、溶液剂。手足癣浸泡和皮肤湿敷时选用0.1% ~0.5%的制剂。掌、跖多汗症时,用20%的氯化铝无水乙醇溶液睡前涂在掌跖,然后再盖上一层塑料薄膜或手套,固定4~8小时,次晨洗掉,连续3~5夜,以后每3~7天重复1次。治疗腋部多汗症时,用6.25%的浓度,睡前搽药,干燥后覆盖塑料薄膜并固定好,次晨洗去,连用数日,至局部无汗后,改为一周1~3次。

硫酸钾铝 溶液剂:2%、1%、0.5%。治疗多汗症时,用2%的浓度局部外搽;治疗咽喉炎和口腔炎时,用0.5%或1%的浓度含漱;配制痱子粉:含本品1% ~5%局部外用。

乌洛托品 溶液剂:外用,腋臭一周1次,手足多汗一日1次,每次使用5~10滴,均匀涂于患处。片剂:0.3g。治疗尿路感染时,一日0.6~0.9g,一日3次,口服。

甲醛 溶液剂或酊剂:治疗臭汗症时,用3% ~5%的浓度,浸泡或涂搽。8%的浓度用于治疗寻常疣、掌跖疣和消毒防腐。10%的溶液用于保存尸体和生物标本。

鞣仿 粉剂:10%。外部涂搽。

氧化镁 粉剂:6%。外部涂搽。

肉毒毒素 A　注射用冻干粉剂:100IU/瓶,500IU/瓶。将本品用灭菌生理盐水稀释,生理盐水要缓慢地沿瓶壁注入,防止产生气泡。治疗手部多汗症时,先用甲紫均匀地标记出 40 个注射点,每一个点的间距为 1.0cm,每点注射 2 ~ 10IU(0.1ml),为减少不良反应,每次只注射一只手,间隔 3 ~ 4 周后注射另一只手。治疗腋臭症时,首先通过碘和淀粉试验确定腋窝多汗部位的面积,用甲紫液均匀地标出 8 ~ 10 个注射点,每一个点间距为 2.5cm,每一点注射 5 ~ 25IU(0.05ml),注射完后,用塑料容器,盖上不透水的布,夹在腋窝部,压紧 5 ~ 10 分钟,以防漏液或出血。

酒石酸　软膏:2% ~3%。外部涂搽。

戊二醛　溶液剂:25%、20%、2%。治疗臭汗症、多汗症和甲癣用 10% 的浓度;治疗寻常疣用 5% ~10% 的浓度。

氢溴酸东莨菪碱　溶液剂:0.025%。涂搽患处。

硫酸新霉素　溶液剂:0.1% ~0.5%。一日 2 ~ 3 次,涂搽患处。软膏剂、乳膏剂:0.5% ~ 2%。一日 2 ~ 3 次,涂搽患处。片剂:0.1g、0.25g。一次 0.5 ~ 1.0g,一日 4 次;儿童 25 ~ 50mg/(kg · d),分 4 次口服。

苯扎溴铵　溶液剂:创面消毒用 0.01% 溶液;皮肤及黏膜消毒用 0.1% 溶液;手术前洗手用 0.05% ~0.1% 溶液浸泡 5 分钟;手术器械消毒用 0.1% 溶液(内加 0.5% 亚硝酸钠以防生锈)煮沸 15 分钟,再浸泡 30 分钟;0.005% 以下溶液作膀胱和尿道灌洗;0.0025% 溶液作膀胱保留液。

高锰酸钾　原粉、片剂:临用时制成 0.02% 的溶液。治疗足臭时,每晚浸泡半小时,连续数周。

(熊天琴)

下　篇

美容中药

美容中药是中医美容各种方法中内容最丰富的一部分，通过内服、外用来达到延衰养颜或治疗损容性皮肤疾病的一种美容手段。美容中药有其自身的理论和用药特色，针对损容性皮肤疾病，往往通过辨证后确定相应治疗原则，并选择与疾病相符合的中药来治疗。中医美容特别强调整体观念、辨证论治、药性理论、复方配伍，其用药思路有别于美容化学药和现代化妆品。

中药作为美容药物选择的载体之一，因其自身所含有的物质不同，所产生的效应和表达的特性各异。

第十四章 美容中药基本理论

学习导航

1. **掌握** 中药性能四性、五味、归经、升降浮沉、毒性的含义；中药七情配伍内容。
2. **熟悉** 四性、五味的美容作用与不良作用；中药配伍七情中各情的含义及意义。
3. **了解** 配伍禁忌内容，中药美容基本法则。

第一节 中药的性能

美容中药的基本原理是利用药物本身具有性能，即四性、五味、升降浮沉、归经等特点来治疗损容性皮肤疾病，并进行美容保健。了解这些理论，对中医美容选药有一定指导作用。

中药性能是用来认识和概括中药作用性质的理论，是中药基本理论的核心部分，也是中药药性理论的简称。中药性能从不同角度概括了中药的多种特性，其内容主要有四性、五味、归经、升降浮沉和毒性，对指导美容药物安全有效合理的运用具有意义。

一 四性

（一）含义与认识基础

1. 四性 是指寒、热、温、凉四种药性，又称四气，是中药的重要性能之一。寒与凉为同类，凉次于寒；温与热同类，温次于热，实际上可分为两大类。此外，部分药物对机体寒热变化无明显影响，即药性不偏寒热，而称为平性。

2. 认识基础 四性的认识确定，是以中医八纲中的寒热辨证为基础，依据患者服药后，药物对机体寒热病证的影响以及所产生的寒热反应加以认识的。即药物的寒热温凉四性，是根据药物作用于机体所发生的反应而概括出来的，主要与药物所治病证的寒热性质相对。

凡是能够减轻或消除热证的药物，称为寒凉药；能够减轻或消除寒证的药物，称为温热药。再根据药物清热或祛寒作用的强弱，又有区分。如清热力强者，为大寒或寒性，其力较弱者，称微寒或凉性；温里祛寒之力强者，称大热或热性，其力稍次者，称温，再次者，称微温。

（二）作用与意义

1. 治疗保健作用 具有清热解毒、泻火、攻下等功效，常用于防治痤疮、扁平疣、湿疹等损容性皮肤疾病的中药，如金银花、菊花、蒲公英、黄柏等，大多药性寒凉；具有补气血美容，祛皱美白、延缓衰老功效，常用于防治黄褐斑、色斑、皮肤皱纹的中药，如红枣、当归、人参、龙眼肉、蜂蜜、三七等，其性大多偏温热。

依据《神农本草经》“疗寒以热药，疗热以寒药”的用药原则，了解四性内涵，可用以指导美容药物的运用。

2. 不良作用 一种药具有多效，其在发挥治疗效应的同时，不作为治疗所需的作用就有可能产生对机体的不良作用，可见任何药物均有两面性。如前述痤疮、扁平疣、湿疹等病性偏热的患者，则不宜使用温热性质的中药，如肉桂、花椒、干姜等，否则会导致“火上浇油”；倘若过量食服热性食物或药物，容易助热内生，呈现脾胃积热，而加重病情。

3. 与美容的关系 四性与体质有关。人的体形肥瘦、皮肤性质、皮肤弹性、面色等均和脾胃密切相关。倘若过度食服寒性食物或药物，则可导致内寒自生，呈现脾胃虚寒。而虚寒体质应多进温补，少食寒凉；实热体质者，则应采用清热泻火，通利二便，少食温热之品。阴虚体质，阴虚火旺体质应多进甘凉滋补之品，少食苦寒或辛燥之品。机体虽然有调节自稳能力，但长期不良的饮食嗜好，仍会对机体产生影响，由此产生的损容性改变会随着年龄的增长更加明显而持久，故应重视对寒热食品和药物的合理选择、运用。

二 五味

五味是指辛、甘、酸、苦、咸五种药味，是中药性能的一部分。五味最早表示口尝而直接感知的辛甘酸苦咸五种基本真实滋味，但后来作为中药的一种性能，则主要用来表示药物作用的某些特点。

（一）作用特点

1. 辛味 具有发散、行气、活血等作用特点。如生姜、薄荷、小茴香、紫苏、花椒、肉桂多标以辛味，能发散表邪，促进气血流通，改善血液循环。

2. 甘味 具有补虚、和中缓急止痛、缓和药性或调和药味等作用。如人参、甘草、红枣、熟地黄多标以甘味，能补气血，滋润肌肤，延缓衰老而发挥美容作用。

3. 酸味 具有生津止渴，收敛固涩等作用。如乌梅、五味子、山楂、山茱萸等多标以酸味，能生津而润泽肌肤。

4. 苦味 具有清热泻火、清热燥湿、清热解毒、泻下通便等作用，如黄连、黄芩、栀子、黄柏、大黄、芦荟等多标以苦味，能清热解毒，泻下通便，治疗热积痤疮，湿疹，肥胖便秘、口臭等。

5. 咸味 具有软坚散结或软坚泻下的作用。如芒硝（软坚泻下通便）、牡蛎、昆布等多标以咸味。

6. 淡味 具有利水渗湿作用。如茯苓、薏苡仁等多标以淡味，能调节免疫，长期使用，令皮肤光泽细腻、白嫩。

（二）不良作用与注意

过用辛味药物，容易耗气、伤津液，引起便秘、痤疮等。过用酸味药物，容易收敛邪气，故邪气方盛者慎用。过用甘味药物，容易腻膈碍胃，令人中满，甘味含热量高，还会引起热量过剩，容易使人患肥胖，故痰湿肥胖者宜慎用。过用苦味药，容易伤津、伐胃，故津液大伤或脾胃虚弱者不宜大量使用。“多食咸，则脉凝泣而变色”，即过用咸味药物，容易导致血液淤滞，面色暗紫而损容。

三 归经

(一) 含义与认识基础

1. 归经 是指药物对机体某一或某些部位(脏腑或经络)的选择性作用,是用以表示药物作用部位、作用范围的一种性能。药物作用于机体,发挥治疗效应有一定的范围。一味药物对某脏腑或某经络的病变能发挥明显的治疗作用,而对其余部位的作用不明显,或没有作用。

2. 理论基础 中药的归经理论,是以中医藏象学说和经络学说为理论基础,以药物所治病证的疗效为依据加以判定的。即将药物的具体功效与脏腑经络的病证相结合,用以说明某些药物对某一或某些脏腑、经络病变所发挥的主要作用。

经络是沟通人体表里内外的一种网络系统。体表的疾病可以通过经络影响到脏腑,而脏腑的疾病信号也可以通过经络传递至体表反映出来。两者之间既有联系,又有区别。将归经理论引入美容药物应用,具有一定的指导意义。

(二) 指导意义

在中医美容领域,通常借鉴《黄帝内经·素问》中的五味所入:酸入肝、辛入肺、苦入心、咸入肾、甘入脾,是为五,其中"入",即有归经之意。心欲苦,肺欲辛,肝欲酸,脾欲甘,肾欲咸,此五味之所合也。

即使是性味相同的甘温补气药,又因归经不同,用药各异。气血不足,是导致容颜憔悴的主要因素。针对气虚证,通常需辨别具体何脏之气虚,又有补肺气、补脾气、补肾气、补心气等区别。可见,利用归经理论,可提高美容药物选择的准确性。

四 升降浮沉

升降浮沉是表示药物作用趋向的一种性能。药物的作用趋向是与疾病的病势趋向相对而言,也是通过药物对病证的治疗效应加以认识和概括的。

(一) 特性

升与降、浮与沉是相对的。升即上升,表示作用趋向于上;降即下降,表示作用趋向于下;浮即指发散,表示作用趋向于外;沉即指收藏,表示作用趋向于内。气机不能上升,多呈精气不足,脏气衰弱,升提无力,倦怠乏力,头晕耳鸣,四肢酸软,形寒怯冷,面色萎黄;不升反陷,则腹胀、肛门子宫下坠,下血等,常采用升提之性的药物改善下陷之势,反之亦然。

(二) 意义

利用药物的升降浮沉之性,或升提,或沉降。或发散,或收敛,或填补,或通达,或升降并用,或浮沉共施,以纠正人体气机升降出入失调,使其恢复正常,达到治疗目的。一般,升浮属阳,沉降属阴。

阴阳失调是损容性皮肤疾病发生的原因之一,如痤疮,脱发等通过辨证,确定其阴阳盛衰,治则补偏救弊,泻其有余,补其不足。阳盛者泻热,阴盛者祛寒,阳虚者扶阳,阴虚者养阴,促使阴阳恢复相对平衡,达到内实而外美的目的。

中药性能中的辛甘味、性温热、升浮药为阳,酸苦咸味、性寒凉、沉降药为阴,利用其阴阳属性,调节机体阴阳平衡,用于指导美容养生。

五 毒性

毒性是指药物对机体的损害性，是反映药物安全程度的一种性能。毒性反应会引起机体功能障碍，或造成脏腑组织器官的损伤，导致机体发生病理变化，甚至死亡。

(一)观点

从古至今，对毒性的认识存在着两种观点。一种观点认为，药物用以治疗疾病的偏性，即是毒性，古代医药文献中常将药物统称为"毒药"。如《周礼》有"医师聚毒药以供医事"；明代张景岳《类经》有："药以治病，因毒为能，所谓毒者，以气味之有偏也"等记载，表明毒性具有普遍性。另一种观点认为，毒性是有毒药物对机体的伤害性。一部分药物标有大毒、有毒、小毒，而绝大多数药物无毒。1988年国务院颁布的《医疗用毒性药品管理办法》称："医疗用毒性药品，系指毒性剧烈，治疗剂量与中毒剂量相近，使用不当会致人中毒或死亡的药品"，表明毒性具有特殊性，大多数人持这种观点。现今已普遍将毒性的含义定为后一种认识。

(二)意义

当今，诸多美容化学品盛行于世，由于其便捷的使用方法，成为众多女性的首选。美容化学用品也有其使用期限，若长期、超量作用于皮肤，势必会造成一定的伤害。美容中药相对而言毒副作用小，但白附子、白果、杏仁等美容中药也有小毒，更何况任何药物均有偏性，故在使用时，也应当按照药物的正确用法用量使用，否则同样会出现不良反应。

综上，中药的四性、五味、归经、升降浮沉是从不同角度反映药物作用特性的性能；而毒性则是从安全用药的角度反映药物的另一特性。目前，仍然将这五方面的内容视为中药理论的重要组成部分，也是中药性能的主要内容。迄今为止，利用中药性能认识药物作用，以指导美容用药仍具有一定意义。

第二节　中药的配伍

根据患者病情和药物的需要，以安全有效用药为目的，按照一定法则，将两味以上的药物配合应用，称为中药的配伍。合理的配伍能达到增效或存效、减毒的治疗目的，而不合理的配伍则可影响临床的安全性、有效性。

现今美容中药的使用，选择一味药使用的概率较少，常采用配方形式用药。药物通过配伍后，药物与药物之间会发生种种变化关系。在此讨论的配伍关系，主要指《神农本草经》中提及的"七情"。七情是指单行以及其余六种配伍关系的总称。而方剂涉及的配伍，则主要指药物在方剂中所处的不同地位或作用，即用"君臣佐使"加以反映，是另一类配伍含义。

一 七情配伍关系

七情包括单行、相须、相使、相畏、相杀、相恶、相反七个方面。其主要探讨任意两味药物组合所产生的配伍关系。

(一)内涵

1. 单行　指两味药物配伍后，各自独行其是，互不影响临床效应的配伍关系。

2. 相须　指性能功效类似的药物配合应用，可增强某种或某几种治疗效应。

3. 相使 指性能功效有某种共性的药物配合，以一味药物为主，另一味药物为辅，辅药能提高主药的疗效。

4. 相畏 指一味药物的毒副作用能被另一种药物降低或消除。如生半夏和生南星的毒副作用能被生姜降低，故生半夏和生南星畏生姜。

5. 相杀 指一味药物能降低或消除另一味药物的毒副作用。

6. 相恶 指一味药物的某种或某几种治疗作用会被另一种药物削弱或消除。如人参恶莱菔子，人参补气，莱菔子行气，两者合用，人参补气之力会削弱。

7. 相反 指两药合用后，能增强原有的毒副作用，或产生新的毒副作用。

(二)意义与目的

1. 增效 相须、相使可以提高临床疗效。

2. 减毒 相畏、相杀可使毒副作用降低或消除，使用药更安全有效。

3. 减效 相恶会使治疗效应削弱或消除，应当避免。

4. 增毒 相反会使毒副作用增强或产生新的毒副作用，影响美容临床用药的安全性，应当禁忌。

5. 存效 单行的配伍关系，针对病证组方，药物与药物之间不产生相互影响，各自发挥预期疗效。

总之，增效、减毒的配伍关系，值得充分利用；存效，同样为临床所需。减效、增毒均是应当避免或禁忌的配伍关系。

美容药物配伍以后，在体内相互作用的机制极其复杂。虽然不外是协同和拮抗两方面，但也存在着七情中尚未包含的内容。尤其当关注临床用药应当避忌的配伍关系，避免增毒、减效情况发生。

二 配伍禁忌

中药配伍后，药物与药物之间会产生复杂变化。凡是增毒、减效的配伍药对，则应当避忌。七情配伍关系中的“相反”，属于配伍禁忌。金元时期，将不能配伍合用的药对，总结为“十八反”和“十九畏”，列入配伍禁忌。“十八反”，即指甘草反甘遂、京大戟、芫花、海藻；乌头反半夏、瓜蒌、贝母、白蔹、白及；藜芦反人参、丹参、玄参、沙参、苦参、细辛、芍药。“十九畏”即指：硫黄畏朴硝，水银畏砒霜，狼毒畏密陀僧，巴豆畏牵牛，丁香畏郁金，牙硝畏三棱，川乌、草乌畏犀角，人参畏五灵脂，官桂畏赤石脂。

十九畏的“畏”，有“恶”之意，与“相畏”降低毒性配伍的内涵不一致。十九畏中的药对配伍后，要么产生“相反”增毒效应，要么“相恶”减效，均归属于配伍禁忌，而“相畏”减毒，是临床用药需要发挥的配伍关系。

上述甘草、人参、丹参、玄参、沙参、苦参、白芍、赤芍、贝母、白蔹、白及等均属于美容常用中药，在运用时，应关注其配伍禁忌内容，避免犯戒。

第三节　中药美容基本治疗法则

中医认为：外感六淫邪气侵袭人体，或干预脏腑经络，均会导致机体气血紊乱，而形成损容性皮肤病。五脏（心肝脾肺肾）通过经脉、气血、津液与皮肤、五官、须发、四肢九窍，构成一个有机整体,五脏六腑气血的盛衰直接关系到机体的健康和面容的色泽和荣枯。五脏通过经脉、络脉、阴阳气血及津液的运行而散布体表以滋补、滋养皮肤,抗御外邪侵袭,从而保持面部色红润、肌肉丰满、皮肤毛发润泽等。所以五脏六腑强盛是体态健康美丽的保证,气血充盈使体态健康、美丽,润泽容貌不枯。气血是构成人体和维持人体生命活动的最基本物质之一,气血旺盛是表现在面的重要基础。故中医美容非常重视脏腑、气血在美容中的作用,通过调节五脏功能,补益气血使身体健壮,容颜长驻。

美容中药是在中医药理论的指导下,采用中药实施美容的一种重要手段,常运用内治和外治两种路径达到美容目的。内治法,主要基于中医整体观、辨证论治理论和中药药性理论、配伍理论等,按照一定的治疗原则,选择相应的药物以祛除外邪,平衡阴阳,协调脏腑功能,畅利经络气血,进而提高生理功能达到整体美容的目的。

换而言之,内服可从整体调节脏腑功能,调节气血,使人体气血充沛,容光焕发。外用法是运用药物直接作用于体表局部,即利用药物的性能,使气血流畅、经气畅通,以达到美容功效,其具有本学科特点与优势。

常见治疗法则有祛风法、清热法、祛湿法、化痰散结法、活血化瘀法、疏肝解郁法、补气血生津法和滋阴补肾等方法。

中医在诊治具体损容性皮肤病时,常常依据辨证来论治。如针对痤疮,中医临床依据患者的具体症状特征,辨证有"血热"、"肺胃积热"、"湿热内蕴"、"气滞血瘀"等证型,因此可分别采用相应治法治疗。有的损容性皮肤病,可由多种病机混合所致,又常采用几种治法联合应用。

一 祛风息风法

凡以疏散外风,平息内风为主,常用以改善外风侵袭头面、体表或血虚生风所致损容性皮肤疾病的一种治法,称祛风息风法,又分为疏散外风法和平息肝风法。

(一)疏散外风法

以辛散外感六淫风邪,疏散风热,发散风寒为主要作用,改善或消除风邪袭表所致损容性皮肤疾病的治法。

中医学认为:自然界有风、寒、暑、湿、燥、火六种现象,称为"六气",正常情况下不会导致人体为病。但当气候异常变化或人体正气不足,抵抗力下降等时,六气成为致病因素,侵犯人体而为病,即称为"六淫"。"六淫"也是外感疾病的主要致病因素,又称为六淫邪气。

在美容领域中,风邪、风热、风寒、风湿等外感病邪最常导致损容性皮肤疾病。风邪的特性之一,即指风邪常作为外邪的先导,侵袭上部。而颜面、须发、眼目等部位最易受风邪的侵袭而致病。风邪又以游走、瘙痒为特点,也常兼夹着其他邪气侵袭机体而致病。

痤疮、白屑风(皮脂溢出)、疣(寻常疣)、桃花癣(春季皮炎或单纯性糠疹)、唇风(剥脱性唇炎)等损容性皮肤疾病若属于外感风寒或风热所致者,常采用此法,选择具有祛风、发散风寒、发散风热作用的药物加以改善。

(二)平息肝风法

凡以平息肝风为主,改善或消除肝风内动或血虚生风所致损容性皮肤疾病的治法。

肝属木脏,藏血,主筋。若肝血虚,不能濡养肝木,可生风而呈现皮肤干燥,瘙痒等症状。

银屑病，荨麻疹，脱发等因肝血不足、肝风内动所致者，可采用此法，选择养血，平息肝风作用的药物加以改善。

二 清热法

凡以清热泻火、解毒、凉血为主，常用以改善火热、热毒以及血热所致头面、体表任何部位的损容性皮肤疾病的一种治法，称清热法。分别有清热泻火、清热解毒、清热凉血功效。

火热或热毒之证可因外感六淫所致，也可因脏腑功能失调，热邪蕴结、积热成毒、进入血分而成。其常以皮肤或某局部的红、肿、热、痛为特点。

痤疮、酒渣鼻、日晒疮（日光性皮炎）、面游风（脂溢性皮炎）、热疮（单纯性疱疹）等属于热毒证者，可采用此法，选择清热泻火、解毒、凉血作用的药物加以改善。

三 祛湿法

凡以芳香化湿、渗利水湿为主，常用以改善或消除水湿与风、热互结所致的损容性皮肤疾病的一种治法，称祛湿法。

湿为阴邪，其性重浊、黏滞，可因外感六淫所致，也可因脾虚不能运化水湿，湿邪内生。除表现在皮肤以水疱、皮脂渗出、糜烂、分泌物多为特点外，全身往往以重、困、水肿等为主。

痤疮、湿疹、黄褐斑、白屑风（皮脂溢出）、白癜风、面游风、单纯性肥胖等损容性疾病属于湿邪为病者，可采用此法，选择具有化湿、渗利、祛湿作用的药物加以改善。

四 化痰软坚法

凡以化痰浊、畅利气机、消散结块为主，常用以改善痰浊留滞郁结成块的损容性皮肤疾病的一种治法，称化痰软坚法。

痰饮是人体水液代谢失常所形成的一种病理产物，反过来又作为病因引起疾病。痰之为病甚广，可随气机升降无处不到，可留滞于经络郁结成块而形成郁痰。

脂肪瘤、睑黄瘤（脂质代谢性疾病）、痤疮等属痰浊留滞形成者，可采用此法，选择化痰软坚散结的药物加以改善。

五 活血化瘀法

凡以畅利血行，消散瘀血为主，常用以改善或消除瘀血所致的损容性皮肤疾病的一种治法，称活血化瘀法。其通过活血化瘀，可达到消斑、淡斑、除瘢痕等作用。

血是构成人体和维持人体生命活动的最基本物质之一，五脏六腑的气血贵在流通。若任何原因导致血液运行不畅，进而停滞形成瘀血，皮肤肌肉得不到濡养则面色无华而晦暗，甚则导致损容性皮肤病而影响容颜。瘀血常以紫、暗为特点。

雀斑、黄褐斑、皮肤色素沉着、毛细血管扩张症、痤疮瘢痕、褐青痣等属于瘀血所致者，常采用此法，选择具有活血化瘀作用的药物加以改善。

六 疏肝解郁法

凡以疏理肝气、调畅气机为主，常用以改善和消除肝郁气滞所致的损容性皮肤疾病的一种治法，称疏肝解郁法。

肝主疏泄，调节情志，调月经。倘若因各种原因导致肝主疏泄功能失调，则可出现肝郁气滞证。肝郁不舒，可导致气血不调，内分泌紊乱。

黄褐斑、痤疮、白发等患者，伴见胁肋胀痛，月经不调等，可采用此法，选择具有疏肝理气，行气解郁药物加以改善。

七 补气血生津法

中医学认为，气血津液是构成人体和维持人体生命活动的基本物质。任何原因导致人体气血津液不足或紊乱，均可引起面色与皮肤改变。补益气血、生津润燥，是中医美容领域中最为常用的治疗方法。

（一）补益气血法

凡以补气、血为主，常用以改善或消除气血不足所致损容性皮肤疾病的一种治法，称益气补血法。

中医美容非常重视气血在美容中的作用，通过补益气血使身体健壮、容颜长驻。气血不足，常见面色萎黄。

黄褐斑、雀斑、白屑风、面色萎黄、白发等属气血不足者，可采用此法，选择补气、补血药加以改善。

（二）生津润燥法

凡以生津润燥为主，常用以改善或消除津亏、阴虚，乃至血燥生风致皮肤干燥等损容性皮肤疾病的一种治法，称生津润燥法。

如前所述，津液与气血随经络而布散体表以滋补、滋养皮肤，抗御外邪侵袭，从而保持面部色红润、肌肉丰满、皮肤毛发润泽。倘若津液不足，则会导致皮肤干燥，毛发枯燥。

日晒疮、花粉症、唇风（唇炎）、鹅掌风（手癣或慢性首部湿疹等）、漆疮（漆过敏）等损容性皮肤病，以及皮肤干燥、皲裂，毛发枯燥者，常采用此法，选择生津润燥药物加以改善。

八 滋阴补肾法

凡以滋养肾阴、温补肾阳为主，常用以改善或消除肾阴不足或肾阳不足所致损容性皮肤疾病和皮肤老化的一种治法，称滋阴补肾法，又分为滋养肾阴法和温补肾阳法。

（一）滋养肾阴法

肾藏精，为五脏气血阴阳之本，肾精充沛，则五脏气血旺盛，功能正常，使人容貌不枯，延年驻颜。肾精亏损，影响五脏气血生化，呈现面部皱纹，皮肤老化干燥、松弛、粗糙；或齿枯发脱、须发早白等，常用滋养肾阴法。

黄褐斑、雀斑、白发等损容性皮肤疾病，也可用此法，选择滋养肾阴药物加以改善。

（二）温补肾阳法

肾主水，通过气化作用调节体内水液的平衡。如肾阳虚，气化不行，可致水液代谢障碍，出现颜面肢体水肿，或肥胖，皮肤干枯不荣，黄褐斑等，可采用此法，选择温补肾阳药物加以改善。

美容中药的运用历史悠久，常用药物一般具有滋润肌肤、防皱除纹、悦色美白、护肤防裂、护发美发等作用。因其内容丰富，又是各种美容方法中的一种重要手段。

（王　建）

第十五章 常用美容中药

常用中药一般具有润肤护肤、防皱除纹、祛斑美白、护发美发、清热祛痤、延缓衰老等作用。如本草文献记载“好颜色”、“悦泽人面”、“乌发”、“祛粉刺”、“灭瘢痕”、“蚀赘疣”等功效。因其内容丰富,又是各种美容方法中的一种重要手段。美容中药除外用以外,还常常配合内服以调节机体脏腑功能,方能达到理想的治疗效应。

第一节 美 白 药

学习导航

1. **掌握** 白及、茯苓、珍珠的美容效用与药理,用法用量及使用注意。
2. **熟悉** 白附子、僵蚕、桃花的美容效用与药理,使用注意。
3. **了解** 白蔹、沙棘的美容效用。

具有美白肌肤,淡化色斑作用,常用以防治皮肤色素沉着的药物,称美白药。

白及(Baiji 《神农本草经》)

【性能特点与功效】 苦、甘、涩,寒;归肺、胃、肝经。收敛止血、消肿生肌。

【美容效用与药理】

1. **美白祛皱祛斑** 用于面部细纹,黄褐斑,色斑。白及提取物对体外培养的人体皮肤成纤维细胞有明显促进生长作用,可延缓细胞衰老;其所含中性多糖有抗氧化作用。

2. **润肤护肤** 用于手脚皲裂,冻疮。白及葡萄甘露聚糖可在皮肤表面形成透气性薄膜,防止皮肤失水而滋润皮肤;并能促进血液循环,改善皮肤营养。

【用法用量】 白及粉,或配其他中药加水调糊敷脸;可用提取物加入化妆品。本品美容内服少,入汤剂,6~15g;研末吞服3~6g。外用适量。

【使用注意】 外用对皮肤无刺激作用;内服不宜与乌头类药物同用。

【参考资料】

1. **本草文献** 《药性论》:“治面上皯疱,令人肌滑”。许多美白、润肤方均含白及。

2. **化学成分** 含挥发油,黏液质,白及甘露聚糖以及抗菌活性成分。

茯苓(Fuling 《神农本草经》)

【性能特点与功效】 甘、淡,平;归脾、肾、心经。利水渗湿,健脾,安神。

【美容效用与药理】

美白祛斑　用于面色暗黑，色斑等。茯苓所含的β-茯苓聚糖体外试验能抑制酪氨酸酶；茯苓多糖能提高人体免疫功能，促使毛细血管中氧合血红蛋白释放更多的氧，延缓细胞衰老，增加皮肤弹性和光泽。

【用法用量】　白茯苓粉，或配其他中药加水调糊敷脸。内服10～15g，外用适量。

【参考资料】

1. **本草文献**　《本草品汇精要》："白茯苓为末，合蜜和，敷面上疗面疮及产妇黑疱如雀卵。"

2. **化学成分**　含多糖、茯苓酸、蛋白质、脂肪、卵磷脂等。

沙棘（Shaji　《晶珠本草》）

【性能特点与功效】　甘、酸，温；归脾、胃、肺、心经。健脾消食，止咳祛痰，活血祛瘀。

【美容效用与药理】

美白祛皱祛斑　用于皮肤日晒斑，皱纹，皮肤老化等。沙棘能滋养皮肤促进细胞代谢、促进上皮组织再生，能有效防止皮肤老化。

【用法用量】　沙棘果肉内服，沙棘油局部外用；可用提取物加入化妆品。内服3～10g；外用适量。

【参考资料】　含维生素E、β-胡萝卜素、不饱和脂肪酸、黄酮类、甾体类以及苦木素、异鼠李素、5-羟色胺等。

白附子（Baifuzi　《中药志》）

【性能特点与功效】　辛、甘，温；归脾、胃经。燥湿化痰，祛风止痉，解毒散结。

【美容效用与药理】

润肤美白，灭瘢除黑　用于面黑，汗斑，瘢痕疙瘩，痤疮等。如唐代《备急千金要方》，以白附子为末酒调敷面，治面黑。

【用法用量】　研粉外敷；或用于美容添加剂或防腐剂及护肤品中。内服多选炮制品，3～6g。外用适量。

【使用注意】　本品有小毒，刺激性较强，需与其他中药粉混合使用，皮肤敏感者不宜使用。

【参考资料】

1. **本草文献**　《本草纲目》：莹面粉，即用白附子、冬瓜子、白及、石榴皮等份为末，酒浸三日，洗面后涂之，久则令面莹如玉。《海药本草》："主治疥癣，头面痕，入面脂皆好。"《本草从新》："能去头面游风，可作面脂，消瘢疵，祛风痰。"

2. **化学成分**　含生物碱、有机酸、皂苷等。

僵蚕（Jiangcan　《神农本草经》）

【性能特点与功效】　咸、辛，平；归肝、肺经。息风止痉，祛风止痛，化痰散结。

【美容效用与药理】

1. **美白祛斑**　用于黄褐斑，老年斑。僵蚕含有氨基酸和活性丝光素，有营养皮肤和美容作用。僵蚕所含蛋白质有刺激上皮脂腺，调节性激素分泌的作用，因而对女性性激素分泌失调引起的黄褐斑有一定疗效。僵蚕含维生素E，能清除自由基，抗脂质氧化形成的老年斑。其所含的活性丝光素能促使皮肤细胞新生，调节皮脂，改善皮肤微循环，消除色素沉着，保持皮肤弹性，而有增白防晒作用。

2. 防瘢痕祛痤 用于预防瘢痕、痤疮。僵蚕含有草酸胺，还有蛋白酶，壳质酶，脂酶等水解酶可消化角质，分解色素防瘢痕，祛痤疮，治瘀斑作用。

【用法用量】 配其他中药加水外用敷面。或内服，5～10g。外用适量。

【参考资料】

1. 本草文献 《神农本草经》："灭黑斑，令人面色好"。《本草纲目》称："蜜和擦面，灭黑黯好颜色，或加白牵牛，白僵蚕末，水和掺之。"

2. 化学成分 含蛋白质，脂肪等。

白蔹(Bailian 《神农本草经》)

【性能特点与功效】 苦，辛，微寒；归心、胃经。清热解毒，消痈散结，敛疮生肌。

【美容效用与药理】

美白祛斑 用于面部色素沉着，雀斑等。常与白术、白芷、白及、白茯苓、白芍、珍珠等研粉制成面膜，以达到美白效应。

【用法用量】 白蔹粉，或配其他中药加水调糊敷脸。内服5～10g，外用适量。

【使用注意】 内服，不宜与乌头类药物同用。

【参考资料】

1. 本草文献 《药性论》记载："可治面上疮疱。"

2. 化学成分 含淀粉、黏液质等。

珍珠(Zhenzhu 《日化子本草》)

【性能特点与功效】 甘、咸，寒；归心、肝经。安神定惊，明目消翳，解毒生肌。

【美容效用与药理】

1. 美白祛皱祛斑 用于面部细纹，色斑。珍珠含有多种水解蛋白质能促进细胞的生长；能吸附于干燥的皮肤上形成保水性较好的薄膜，具有良好的营养和保护肌肤的作用，加上其促进局部血液循环和抗感染的功能，可以有效地减少皱纹和色斑的发生。

2. 抗辐射防晒 用于紫外线引起的皮肤衰老。珍珠粉有良好的抗辐射作用，可以保护皮肤免于日晒的损伤而有预防作用。

【用法用量】 珍珠粉，或配其他中药加水调糊敷脸。内服多入丸散，0.1～0.3g。外用适量。

【参考资料】

1. 本草文献 《本草纲目》："涂面，令人润泽好颜色。"

2. 化学成分 含碳酸钙、多种氨基酸以及无机盐等。

桃花(Taohua 《神农本草经》)

【性能特点与功效】 苦，平；归心、肝、胃经。利水，活血，通便。

【美容效用与药理】

1. 美白祛斑 用于黄褐斑，雀斑，色斑。桃花含有山柰酚、香豆精、三叶豆苷和维生素A、维生素B、维生素C等营养物质。这些物质能扩张血管，疏通脉络，润泽肌肤，改善血液循环，促进皮肤营养和氧供给，使促进人体衰老的脂褐质素加快排泄，防止黑色素在皮肤内慢性沉积，从而能有效地预防黄褐斑、雀斑、黑斑。

2. 润肤祛皱 用于皮肤干燥、粗糙及皱纹。桃花中还富含植物蛋白和呈游离状态的氨基酸，容易被皮肤吸收，发挥润肤祛皱作用。

【用法用量】 内服，3～6g；或研末，1.5g。外用适量。鲜品捣烂取汁涂于面部。

【使用注意】 孕妇慎用。

【参考资料】

1. 本草文献 《神农本草经》：“令人好颜色”。

2. 化学成分 含山柰酚、香豆精、三叶豆苷等。

第二节 祛 斑 药

学习导航

1. 掌握 白芷、当归、银杏叶的美容效用与药理，用法用量及使用注意。

2. 熟悉 丹参、红花、牡丹皮、三七的美容效用与药理，使用注意。

3. 了解 赤芍、甘草、川芎、玫瑰花的美容效用。

具有预防色斑形成或淡化色斑作用，常用以防治皮肤黄褐斑、雀斑等的药物，称祛斑药。

白芷(Baizhi 《神农本草经》)

【性能特点与功效】 辛，温；归肺、胃、大肠经。解表散寒，止痛，通鼻窍，燥湿止带，消肿排脓。

【美容效用与药理】

祛斑美白 用于黄褐斑，色斑，黑头，痤疮。白芷能改善局部血液循环，消除色素在组织中过度堆积，促进皮肤细胞新陈代谢，进而达到美容的作用。白芷与补骨脂配制的祛斑霜，与人参、樟脑配伍制成的祛斑霜，对黑头、痤疮也有一定的作用。

【用法用量】 白芷粉，或配其他中药加水调糊敷脸；白芷还被添加在洗发露、洗发膏、防晒油、乳化体防晒剂等日用化妆品中。内服3～10g；外用适量。

【使用注意】 白芷所含的香柑内酯、花椒毒素、异欧前胡素乙等呋喃香豆素类化合物为光活性物质，进入机体后，一旦受日光或紫外线照射，则可使局部皮肤发生日光性皮炎。

【参考资料】

1. 本草文献 《本草纲目》：“长肌肤，润泽颜色，可作面脂”。

2. 化学成分 含挥发油、香柑内酯、花椒毒素、异欧前胡素乙等呋喃香豆素类化合物等。

当归(Danggui 《神农本草经》)

【性能特点与功效】 甘、辛，温；归心、肝、脾经。补血调经，活血止痛，润肠通便。

【美容效用与药理】

1. 祛斑美白 用于雀斑，黑斑，老年斑。当归能抑制酪氨酸酶，减轻酪氨酸酶所导致的雀斑、黑斑、老年斑等。

2. 美发护发 用于脱发。当归提取物能扩张头皮毛细血管，促进血液循环，加上富含的微量元素，能改善发质，防止脱发。

【用法用量】外用敷脸；或添加在洗发剂、乳液、膏霜类、化妆水类、面膜、营养露等多种化妆品中。内服6～12g；外用适量。

【使用注意】当归有活血作用，敷脸时有轻微刺激性，敏感性皮肤者慎用。

【参考资料】

1. **本草文献** 《千金翼方》："妇人面药"。

2. **化学成分** 含挥发油、有机酸、糖类、维生素、氨基酸等。

甘草(Gancao 《神农本草经》)

【性能特点与功效】 甘，平；归心、肺、脾、胃经。补脾益气，祛痰止咳，缓急止痛，清热解毒，调和药性。

【美容效用与药理】

1. **祛斑美白** 用于黄褐斑，色斑。甘草黄酮有抑制酪氨酸酶活性、清除氧自由基，从而能有效地预防黄褐斑、雀斑、黑斑等。

2. **祛屑生发** 用于头屑、脱发等。甘草中的甘草酸能抗菌、消炎、止痒、保湿、软化皮肤，防止产生皮屑，并有生发、护发等作用。

【用法用量】 提取物加入化妆品。内服2～10g；外用适量。

【使用注意】 内服，不宜与京大戟、红大戟、芫花、甘遂、海藻同用。

【参考资料】 含甘草甜素、甘草黄酮类化合物甘草苷、甘草苷元及天冬酰胺、甘露醇等。

丹参(Danshen 《神农本草经》)

【性能特点与功效】 苦，微寒；归心、肝经。活血调经，凉血消痈，除烦安神。

【美容效用与药理】

1. **祛斑淡色** 用于黄褐斑，色斑。丹参可降低血液黏度，改善红细胞变形能力，使红细胞和血小板的聚集度下降，改善皮肤血液循环；丹酚酸A、丹酚酸B、丹参素等对生物膜过氧化损伤均有明显的保护作用，通过保护SOD活性和清除氧自由基使细胞不受脂质过氧化损伤，改善黑斑及皮肤暗沉。

2. **乌发护发** 用于头发花白，脱发，头屑等。丹参所含维生素及微量元素锌、铜等能促进毛发黑色素的生长。

3. **清热凉血祛痤** 用于痤疮。丹参的脂溶性提取物对痤疮棒状杆菌有显著的抗菌及消炎作用，且透皮吸收较好。

【用法用量】 丹参粉，或配其他中药加水调糊敷脸；提取物加入化妆品。内服10～15g；外用适量。

【使用注意】 内服，不宜与藜芦同用。

【参考资料】 含丹参酮Ⅰ、丹参酮Ⅱ、二氢丹参酮Ⅰ、次甲丹参醌、丹参酸甲酯、隐丹参酮、原儿茶酸、原儿茶醛等。

银杏叶(Yinxingye 《滇南本草》)

【性能特点与功效】 苦、涩，平；归心、肝、肺经。敛肺平喘，活血止痛。

【美容效用与药理】

1. **祛斑美白** 用于黄褐斑，色斑。银杏叶中的黄酮素具有清除自由基、改善局部微循环，能使皮肤滋润，富有光泽，减少黑色素的形成。

2. 祛皱护肤 用于皮肤皱纹。银杏叶中的黄酮苷与黄酮醇都是自由基的清道夫，能保护真皮层细胞，改善血液循环。

【用法用量】 银杏叶茶内服；或提取物加入化妆品。内服9～12g；外用适量。

【参考资料】 含黄酮类、萜类、酚类、生物碱、聚异戊烯、奎宁酸、亚油酸、莽草酸、维生素C、α-己烯醛、白果醇、白果酮等。

川芎(Chuanxiong 《神农本草经》)

【性能特点与功效】 辛，温；归心、肝经。活血行气，祛风止痛。

【美容效用与药理】

1. 祛斑美白 用于黄褐斑，色斑。川芎嗪能抑制酪氨酸酶活性、清除氧自由基，扩张血管，抑制血小板聚集，改善微循环从而能有效预防黄褐斑、雀斑、黑斑等。

2. 润发护发 用于头发干枯，脱发。川芎可以扩张头部毛细血管，促进头部的血液循环，增加头发营养，使头发不易变脆，增强弹性，避免头发干枯脱落，保持头发油润光泽。

【用法用量】 川芎粉，外敷；或提取物加入化妆品。内服3～10g；外用适量。

【使用注意】 有轻微刺激性，敏感性皮肤者慎用。

【参考资料】 含挥发油、生物碱、酚性成分、内酯类、阿魏酸及人体必需微量元素锌、铜、铁等物质。

牡丹皮(Mudanpi 《神农本草经》)

【性能特点与功效】 苦、甘，微寒；归心、肝、肾经。清热凉血，活血祛瘀。

【美容效用与药理】

活血祛斑 用于黄褐斑，色斑。牡丹皮抑制血小板聚集，改善血液循环，促进皮肤营养和氧供给，促使脂褐质素排泄，防止黑色素在皮肤内慢性沉积。

【用法用量】 内服6～12g；外用适量。

【参考资料】

1. 本草文献 《日华子本草》："除邪气，悦色"。

2. 化学成分 含牡丹酚、牡丹酚苷、牡丹酚原苷、牡丹酚新苷，并含芍药苷、氧化芍药苷、苯甲酰芍药苷、没食子酸、挥发油、植物甾醇、苯甲酸、蔗糖、葡萄糖等。

赤芍(Chishao 《开宝本草》)

【性能特点与功效】 苦，微寒；归肝经。清热凉血，散瘀止痛。

【美容效用与药理】

1. 活血祛斑 用于黄褐斑，雀斑，色斑。芍药苷能松弛平滑肌和扩张血管，改善皮肤营养和氧供给，促使脂褐质素排泄，防止黑色素在皮肤内慢性沉积。

2. 清热除痤 用于面部痤疮。赤芍所含的芍药苷能松弛平滑肌和扩张血管改善皮肤血液循环，有利于清除皮肤代谢产物；赤芍还具有抗病原微生物、消炎等作用。

【用法用量】 内服6～12g；外用适量。

【使用注意】 内服，不宜与藜芦同用。

【参考资料】 含芍药苷、氧化芍药苷、苯甲酰芍药苷(benzoylpaeoniflorin)，白芍苷、芍药苷元酮、没食子酰芍药苷、β-蒎-10-烯基-β-巢菜苷及挥发油等。

红花(Honghua 《新修本草》)

【性能特点与功效】 辛,温;归心、肝经。活血通经,祛瘀止痛。

【美容效用与药理】

祛斑美白 用于黄褐斑,色斑。红花能改善血液循环,促进新陈代谢,促进排出黑素细胞所产生的黑色素,促进滞留于体内的黑色素分解,使之不能沉淀形成色斑,或使已沉淀的色素分解而排出体外。

【用法用量】 提取物加入化妆品。内服3~10g;外用适量。

【使用注意】 内服,孕妇慎用。

【参考资料】 含红花醌苷、新红花苷、红花苷、黄色素等。

玫瑰花(Meiguihua 《食物本草》)

【性能特点与功效】 甘、微苦,温;归肝、脾经。疏肝解郁,活血止痛。

【美容效用与药理】

1. 活血祛斑 用于黄褐斑、色斑。玫瑰花活血散瘀,又能疏肝解郁,因而能消除因内分泌功能紊乱而引起的面部暗疮、色素沉着、黄褐斑等症。

2. 祛皱防衰 用于皮肤皱纹等衰老表现。玫瑰花富含强力抗氧化剂β-胡萝卜素,有助于皮肤免受自由基的损害,从而达到延缓衰老的作用。

【用法用量】 内服或提取物加入化妆品。内服3~6g;外用适量。

【参考资料】

1. 本草文献 《食物本草》:"食之芳香甘美,令人神爽。"

2. 化学成分 含红色素、黄色素和β-胡萝卜素等天然色素。此外,尚含槲皮苷、脂肪油、有机酸等。

三七(Sanqi 《本草纲目》)

【性能特点与功效】 甘、微苦,温;归肝、胃经。化瘀止血,活血定痛。

【美容效用与药理】

1. 美白祛斑 用于黄褐斑、色斑。三七能改善皮肤血液循环,促进皮肤营养和氧供给,促进人体衰老的脂褐质素排泄,防止黑色素在皮肤内慢性沉积;所含的蛋白质和氨基酸能营养皮肤,能有效预防黄褐斑、雀斑、黑斑等。

2. 祛皱防衰 用于皮肤皱纹等。三七总皂苷及黄酮类化合物具有清除自由基和抗氧化作用,三七多糖能提高免疫能力,能有效地延缓衰老,防治衰老出现的皮肤皱纹、须发早白等。

【用法用量】 内服3~9g;研粉吞服,1~3g;外用适量。

【使用注意】 孕妇慎用。

【参考资料】 含皂苷、黄酮苷、氨基酸等。

泽兰(Zelan 《神农本草经》)

【性能特点与功效】 苦、辛,微温;归肝、脾经。活血调经,祛瘀消痈,利水消肿。

【美容效用与药理】

祛斑美白 用于黄褐斑,色斑等。泽兰能对抗体外血栓形成、改善血液流变学及微循环障碍,促进皮肤营养和氧供给,使促进人体衰老的脂褐质素加快排泄,防止黑色素在皮肤内慢性沉积。

【用法用量】 内服6~12g;外用适量。

【参考资料】 含挥发油、葡萄糖苷、鞣质、树脂,还含黄酮苷、酚类、氨基酸、有机酸、皂苷、泽兰糖、水苏糖、半乳糖、果糖等。

第三节 润肤祛皱药

学习导航

1. **掌握** 芦荟、人参、灵芝、蜂蜜、益母草的美容效用与药理,用法用量及使用注意。
2. **熟悉** 桃仁、苦杏仁、阿胶、百合的美容效用与药理,使用注意。
3. **了解** 绿豆、冬葵子、玉竹、黄精、麦冬、天冬、冬瓜仁、紫河车的美容效用。

具有润泽肌肤,减少皱纹作用,常用以改善皮肤粗糙皲裂、面部皱纹的药物,称润肤祛皱药。根据其防治侧重点不同,又分为润肤药和祛皱药。

润肤药,即指具有滋润濡养皮肤,保持水分,防治皮肤粗糙皲裂,使面部皮肤柔润细腻的药物。该类药以外用为主。

祛皱药,即指具有延缓皮肤衰老,防治皮肤皱纹,使面部皮肤柔润而富有弹性的药物。

人参(Renshen 《神农本草经》)

【性能特点与功效】 甘,微温。归肺、脾、心、肾经。大补元气,补脾益肺肾,生津止渴,安神益智。

【美容效用与药理】

1. 润肤祛皱 用于面部皮肤皱纹,干性皮肤。本品所含多种人参皂苷能增强SOD酶活性,清除自由基,促使细胞新生,延缓皮肤衰老;水溶性成分能扩张血管,改善皮肤血液循环,增加皮肤的营养,防止皮肤干燥脱水,增加皮肤弹性,从而起到保护皮肤光泽柔嫩、减少皮肤皱纹等作用。

2. 防晒祛斑 用于面部色斑,黄褐斑。人参水提物能吸收紫外线,减少皮肤损伤;其含皂苷 Rb_1 对光老化成纤维细胞有保护作用;人参皂苷能清除自由基,抑制黑色素,使皮肤洁白光滑而发挥防晒作用。

3. 延缓衰老 用于气虚体弱,容颜憔悴,毛发枯燥者。本品内服还能清除自由基,抗氧化,增强机体免疫功能从而发挥延缓衰老作用。

4. 美发护发 用于毛发枯燥,脱发。人参提取物及其皂苷可扩张头皮血管,增强头发营养,增强头发弹性,减少断发和脱发而起到美发作用。

【用法用量】 其水提物及其有效部位制成各种制剂,无论外用、还是内服均可用于美容领域。内服,单煎3~9g;研粉吞服一次2g;外用适量。

【使用注意】 内服,不宜与藜芦、五灵脂同用;其性偏温,痤疮、皮炎、皮肤过敏者不宜服用。

【参考资料】

1. **本草文献** 《神农本草经百种录》记载“久服轻身延年”。

2. **化学成分** 含有多种人参皂苷、氨基酸、维生素及矿物质等。

芦荟(Luhui 《药性论》)

【性能特点与功效】 苦,寒。归大肠、肝、胃经。泻下攻积,清肝热,杀虫止痒。

【美容效用与药理】

1. **润肤祛皱** 用于皮肤干燥、面部细纹等。本品所含活性物质有防止水分丢失,强化皮肤胶原蛋白活性,延缓皮肤衰老而发挥美容作用。

2. **祛斑防晒** 用于面部色斑,日光性皮炎。芦荟素具有抑制酪氨酸酶活性,抑制表皮黑色素生成,阻止紫外线对表皮的损害而起到防晒、祛斑作用。

3. **祛痤除脂** 用于痤疮,脂溢性皮炎。本品有抑制皮脂腺异常分泌作用,控制油脂再生。

4. **祛屑止痒** 用于头皮瘙痒,脱发等。芦荟多糖可通过促进人表皮细胞增殖和促进生长因子 TGF-α、TGF-β_1 和 EGF 及炎症因子 IL-1β、IL-6、IL-8 和 TNF 的分泌,调节 NO 水平而促进新生上皮重建;并有抗炎、抗过敏作用。

【用法用量】 本品美容以外用为主,可研成粉末调敷,或用新鲜芦荟液,煎汁,加入湿润剂、清洁剂、除臭剂等制剂。治痤疮内服,入丸散,2~5g;外用适量。

【使用注意】 外用一般无不良反应,偶见皮疹,皮肤过敏严重者忌用。内服,月经期间量多,孕妇及胃肠功能紊乱者慎用。

【参考资料】 含芦荟大黄素苷,芦荟苦素,多种氨基酸,有机酸,糖类及微量元素。

桃仁(Taoren 《神农本草经》)

【性能特点与功效】 苦、甘,平;归心、肝、大肠经。活血祛瘀,润肠通便。

【美容效用与药理】

活血润肤 用于皮肤干燥。桃仁富含脂肪油,加之能改善血液循环,具有润肤的作用,将桃仁研为粉末,和猪脂熬数次,夜卧涂之,防治面部皲裂。

【用法用量】 内服5~10g;外用适量。

【使用注意】 内服孕妇慎用。

【参考资料】 含苦杏仁苷(amygdalin)、苦杏仁酶(emulsin)、脂肪油等。

苦杏仁(Kuxingren 《神农本草经》)

【性能特点与功效】 苦,微温;归肺、大肠经。止咳平喘,润肠通便。

【美容效用与药理】

润肤 用于皮肤干燥。以不饱和脂肪酸为主的杏仁油,是香味好、色泽稳定的天然润肤剂,能被皮肤迅速吸收,有助于皮肤保持弹性、柔嫩性和清洁。

【用法用量】 内服5~10g;外用适量。

【使用注意】 内服不宜过量,以免中毒。

【参考资料】

1. 本草文献 《本草纲目》:"服杏仁,富油脂,故润泽皮毛"。

2. 化学成分 含苦杏仁苷、脂肪油、氨基酸等。

绿豆(Lvdou 《日华子本草》)

【性能特点与功效】 甘,寒;归心、胃经。清热解毒,消暑,利水。

【美容效用与药理】

1. 润肤 用于皮肤干燥。绿豆中的牡荆素和异牡荆素,具有卓越的洁净、保湿效果,多聚糖能在肌肤表层形成透明、有弹力的保湿膜,使皮肤润泽、有弹力。

2. 祛斑 用于黄褐斑,雀斑。绿豆中的成分牡荆素(vitexin)、异牡荆素(isovitexin)有较好的抗氧化及抗自由基作用。

【用法用量】 内服,15~30g。外用适量。可用绿豆粉洗面,或与其他中药研末外敷。

【参考资料】 含维生素B族、葡萄糖、蛋白质、淀粉酶、氧化酶、铁、钙、磷等。

冬葵果(Dongkuiguo 《神农本草经》)

【性能特点与功效】 甘、涩,凉;归大肠、小肠、膀胱经。利尿通淋,下乳,润肠通便。

【美容效用与药理】

润肤 用于皮肤干燥、粗糙。冬葵果所含的脂肪油能滋润皮肤、蛋白容易被皮肤吸收,发挥润肤作用。

【用法用量】 内服3~9g;外用适量。

【参考资料】 含脂肪油及蛋白质等。

蜂蜜(Fengmi 《神农本草经》)

【性能特点与功效】 甘,平;归肺、脾、大肠经。补中,润燥,止痛,解毒。

【美容效用与药理】

1. 润肤护肤 用于皮肤干燥。蜂蜜可改善营养状况,促进皮肤新陈代谢,增强皮肤的活力,防止皮肤干燥,使肌肤柔软、洁白、细腻。

2. 祛斑祛皱 用于皮肤皱纹、老年斑。蜂蜜所含的葡萄糖、果糖、蛋白质、氨基酸、维生素、矿物质等能为细胞提供养分,促使它们分裂、生长,使表皮细胞排列紧密整齐且富有弹性,还可以有效地减少或祛除皱纹,此外蜂蜜有很强的抗氧化作用,有抗衰老、消除和减少皮肤皱纹及老年斑的作用。

【用法用量】 内服15~30g;外用适量。

【参考资料】

1. 本草文献 《药性论》:"蜂蜜常服面如花红"。

2. 化学成分 含糖类、蛋白质、氨基酸、色素、有机酸、芳香物质、糊精、胶质物、酶、激素、维生素等。

灵芝(Lingzhi 《神农本草经》)

【性能特点与功效】 甘,平;归心、肺、肝、肾经。补气安神,止咳平喘。

【美容效用与药理】

祛皱美白 用于皮肤皱纹。灵芝多糖、多肽等能延缓衰老、调节内分泌、增强表皮细胞活力;灵芝腺苷及腺苷衍生物能改善血液循环,增加胶原质,抑制黑色素,达到丰润皮肤、消除细纹与皱纹、美白的效果。

【用法用量】 内服6~12g;外用适量。

【参考资料】 含多糖、核苷类、呋喃类、甾醇类、生物碱、油脂类、氨基酸和多种酶类等。

阿胶(Ejiao 《神农本草经》)

【性能特点与功效】 甘,平;归肺、肝、肾经。补血,滋阴,润肺,止血。

【美容效用与药理】

润肤祛皱 用于皮肤干燥、粗糙及皱纹。阿胶既通过补血而滋润皮肤,又能有效补充皮肤胶原蛋白,可使脸色红润,肌肤细嫩,富有弹性而有光泽。

【用法用量】 烊化兑服,3~9g;外用适量。

【参考资料】 含骨胶原等,水解后得到多种氨基酸。

百合(Baihe 《神农本草经》)

【性能特点与功效】 甘,微寒;归肺、心、胃经。养阴润肺,清心安神。

【美容效用与药理】

1. **润肤祛皱** 用于皮肤干燥,粗糙及皱纹。百合能养阴润肺,"肺外合皮毛",肺得濡润则皮肤润泽;百合含黏液质及维生素,能滋润皮肤和促进皮肤细胞新陈代谢。

2. **延缓衰老** 用于慢性疲劳,防早衰。百合含有多种营养物质,如矿物质、维生素等,能促进机体营养代谢,增强抗疲劳、耐缺氧能力,并能清除体内有害物质,而延缓衰老。

【用法用量】 内服6~12g;外用适量。

【参考资料】 含酚酸甘油酯、丙酸酯衍生物、淀粉、蛋白质、黏液质等。

玉竹(Yuzhu 《神农本草经》)

【性能特点与功效】 甘,微寒;归肺、胃经。养阴润燥,生津止渴。

【美容效用与药理】

润肤祛皱 用于皮肤干燥、粗糙,皱纹。玉竹能延缓衰老,水煎剂可扩张外周血管,改善皮肤营养,所含的维生素A可使皮肤柔嫩细腻而滑润;黏液质也可使皮肤滑腻。

【用法用量】 内服,3~9g;外用适量,研末加入外用药或化妆品中。

【参考资料】

1. **本草文献** 《神农本草经》:"久服……好颜色润泽"。

2. **化学成分** 含甾体皂苷、黄酮及其糖苷、黏液质、类维生素A物质等。

麦冬(Maidong 《神农本草经》)

【性能特点与功效】 甘、微苦,微寒;归胃、肺、心经。养阴润肺,益胃生津,清心除烦。

【美容效用与药理】

润肤祛皱 用于皮肤干燥,皱纹。麦门冬具有益胃润肺作用,脾胃健运则气血充足,面色红润;"肺主皮毛",肺得濡润则皮毛得到营养而润泽。

【用法用量】 内服6~12g;外用适量,敷面。

【参考资料】

1. **本草文献** 《名医别录》:"……令人肥健,美颜色。"

2. **化学成分** 含多种甾体皂苷、黏液质、氨基酸、葡萄糖、β-谷甾醇、豆甾醇、维生素A及人体必需的微量元素锌、铜、铁等。

天冬(Tiandong 《神农本草经》)

【性能特点与功效】 甘、苦,寒;归肺、肾、胃经。养阴润肺,滋肾降火,益胃生津。

【美容效用与药理】

1. **润肤祛皱** 用于皮肤粗糙,皱纹。天冬所含的天冬酸能抗氧化,可阻止不饱和脂肪酸的氧化,延缓和治疗皮肤的角质化,保持皮肤的柔滑和湿润。

2. **美发护发** 用于头发早白,毛发干枯。天冬易被头发吸附,能滋养头发,提高其抗静电性和梳理性。

【用法用量】 内服,3~9g;外用适量,或研粉调蜜涂抹,或入其他化妆品;也可以鲜品捣烂外敷。

【参考资料】

1. **本草文献** 《药性论》:"煮食之令人肌体滑泽,……令人白净,头不白"。

2. **化学成分** 含天冬素、黏液质、甾体皂苷、多种氨基酸等。

冬瓜仁(Dongguaren 《唐本草》)

【性能特点与功效】 甘,凉;归脾、小肠经。清肺化痰,利湿排脓。

【美容效用与药理】

润肤祛皱 用于皮肤干燥、粗糙,皱纹。冬瓜仁富含植物油脂和不饱和脂肪酸,对皮肤有滋养濡润作用。

【用法用量】 内服,9~15g;外用适量,或研末熬膏外涂。

【参考资料】

1. **本草文献** 《神农本草经》:"令人悦泽,好颜色,益气不饥"。

2. **化学成分** 含油脂等。

益母草(Yimucao 《神农本草经》)

【性能特点与功效】 辛、苦,微寒;归肝、心、膀胱经。活血调经,利水消肿。

【美容效用与药理】

1. **祛皱护肤** 用于皮肤老化皱纹。益母草能扩张血管,改善皮肤营养,增强皮肤免疫力,延缓皮肤老化;所含硒和锰等微量元素,可抗氧化。

2. **祛斑除痤** 用于雀斑,黑斑,黄褐斑,痤疮等。益母草的益母草碱能抑制酪氨酸酶;益母草能扩血管、改善血液流变学,有利于皮肤代谢产物排出,并具有抑菌作用,可除面部痤疮。

【用法用量】 内服,9~30g;鲜品12~40g;外用适量。

【使用注意】 孕妇慎用。

【参考资料】 含益母草碱、水苏碱、油酸、月桂酸等。

黄精(Huangjing 《名医别录》)

【性能特点与功效】 甘,平;归脾、肺、肾经。滋肾润肺、补脾益气。

【美容效用与药理】

祛皱防衰 用于皱纹、牙齿松动、须发早白等早衰表现。黄精能延缓衰老、增强机体免疫功能,防治衰老所出现的皮肤皱纹、牙齿松动、须发早白等。

【用法用量】 内服,9~15g;外用适量。

【参考资料】

1. 本草文献 《日华子本草》:"补五劳七伤"。

2. 化学成分 含黄精多糖、黏液质、淀粉及多种氨基酸等。

(刘贤武)

第四节 祛风止痒药

学习导航

1. 掌握 防风、细辛、桑叶、菊花的美容效用与药理,用法用量及使用注意。

2. 熟悉 蔓荆子、香薷、地龙的美容效用与药理,使用注意。

3. 了解 辛夷、柴胡、葛根的美容效用。

具有疏散祛风、止痒作用,常用以防治皮肤过敏、皮疹、瘙痒的药物,称祛风止痒药。

防风(Fangfeng 《神农本草经》)

【性能特点与功效】 辛、甘,微温。归膀胱、肝、脾经。祛风解表,胜湿止痛,止痉。

【美容效用与药理】

1. 祛风止痒 用于皮肤过敏,面部瘙痒等。本品所含挥发油、甘露醇有抗过敏、利湿、解热、镇静等作用。

2. 润肤祛斑 用于皮肤干燥、面部色斑等。本品所含酚类物质、多糖类及有机酸等有抗炎、抗病原微生物等作用。

【用法用量】 内服,5~10g;或入丸、散。外用适量,研末调敷,煎水熏洗。

【使用注意】 阴虚火旺及血虚发痉者慎用。

【参考资料】 含挥发油、甘露醇、酚类物质、多糖类及有机酸等。

细辛(Xixin 《神农本草经》)

【性能特点与功效】 辛,温。归肺、肾、心经;有小毒。祛风,散寒,行水,开窍。

【美容效用与药理】

1. 祛风止痒 用于皮肤过敏，面部瘙痒等。细辛有效成分甲基丁香酚、N-异丁基十二烷四烯酰胺和去甲乌药碱有抗变态反应作用。

2. 白牙固齿 用于牙齿黄黑、松动、疼痛等。细辛为肾经之本药而治骨齿之疾。

3. 香口除臭 用于牙龈溃烂，或因龋齿引起的口臭。所含挥发油中细辛醚甲基丁香酚有镇痛、除臭避秽的作用。

【用法用量】 内服，1～3g，散剂每次服0.5～1g。外用适量。

【使用注意】 细辛有小毒，不宜过量。气虚多汗，血虚头痛，阴虚咳嗽等忌服。不宜与藜芦同用。

【参考资料】 含各种挥发油。

桑叶（Sangye 《神农本草经》）

【性能特点与功效】 辛，甘，苦；寒。归肺、肝经。疏散风热，清肺润燥，清肝明目。

【美容效用与药理】

1. 祛风止痒 用于皮肤过敏，面部瘙痒等。桑叶所含的挥发油、苷类有抗变态反应、抗炎等作用。

2. 生发护发 用于头发脱落，或发黄不荣等。其含有的蜕皮激素能促进人体细胞合成，促进蛋白质合成，排出体内胆固醇，有利于毛发的再生。

【用法用量】 内服，3～10g。外用适量，煎水洗或捣敷。木品蜜制能增强润肺泽肤的作用。

【参考资料】 含挥发油，甾体，黄酮及其苷类等。

菊花（Juhua 《神农本草经》）

【性能特点与功效】 辛、甘、苦，微寒。归肺、肝经。疏散风热，平肝阳，清肝明目，清热解毒。

【美容效用与药理】

1. 祛风止痒 用于皮肤瘙痒，痤疮等。菊花所含的挥发油，三萜烯三醇、三醇及其相应的棕榈酸酯和肉豆蔻酸酯有抗炎等作用。

2. 滋养润肤 用于皮肤干燥等疾病。本品有滋养、润肤之功，所含黄酮类化合物具有良好的抗氧化活性和清除自由基作用。

3. 美发护发 用于脱发，须发早白，头风白屑等。本品能滋养肝肾而美发、护发。

【用法用量】 内服，5～10g；或泡茶饮。外用适量，煎水或捣烂敷，可煎汤汁过滤后洗发。

【使用注意】 脾胃虚寒者少用。

【参考资料】

1. 本草文献 《神农本草经》记载："久服利气，轻身耐老延年"。古代医书有记载：菊花有利气血、润肌肤、益颜色，能令发不白，服菊百日，身轻润泽，一年，白发变黑。《御药院方》中就有以菊花为主药制成洗发菊花散的记载，主治头发脱落。

2. 化学成分 本品含挥发油、菊苷、腺嘌呤、胆碱、黄酮、水苏碱、微量维生素A、维生素B_1、维生素E、氨基酸及刺槐素等。

辛夷(Xinyi 《神农本草经》)

【性能特点与功效】 辛,温。归肺、胃经。祛风寒,通鼻窍。

【美容效用与药理】

祛风止痒 用于皮肤过敏、肌肤瘙痒等。辛夷花所含的挥发油,有抗变态反应作用。

【用法用量】 内服,3 ~9g,包煎。外用适量,煎水洗面。

【使用注意】 阴虚火旺者忌服。

【参考资料】

1. **本草文献** 《神农本草经》:“主五脏身体寒热,风头脑痛,面皯”。《药性论》:“能治面生皯。面脂用,主光华”。

2. **化学成分** 含挥发油。

香薷(Xiangru 《名医别录》)

【性能特点与功效】 辛,微温。归肺、脾、胃经。发汗解表,化湿和中,利水消肿。

【美容效用与药理】

1. **祛风止痒** 用于皮肤过敏、肌肤瘙痒等。香薷所含的挥发油,有抗变态反应作用。

2. **利水减肥** 用于风寒湿困水肿、肥胖等。所含挥发油有发汗解热作用,香薷酊剂能刺激肾血管而使肾小球充血,滤过性增大而有利尿作用。

【用法用量】 内服,3 ~10g。外用适量。

【使用注意】 本品辛温发汗之力较强,表虚有汗及暑热证当忌用。

【参考资料】 含挥发油,甾醇、黄酮苷等。

柴胡(Chaihu 《神农本草经》)

【性能特点与功效】 辛、苦,微寒。归肺、肝、脾经。疏散退热,和解少阳,疏肝解郁,升阳。

【美容效用与药理】

1. **祛风止痒** 用于皮肤过敏,瘙痒等。所含柴胡皂苷、皂苷元有镇静、抗炎作用。

2. **清热祛痤** 用于痤疮,痈肿。柴胡所含挥发油(丁香酚、己酸、γ-十一酸内酯和对甲氧基苯二酮),柴胡皂苷(皂苷元A)有抗菌、抗炎作用。

【用法用量】 内服,3 ~10g。外用适量,煎水洗,或研末调敷。

【参考资料】 含有柴胡皂苷、甾醇、挥发油、脂肪油和多糖等。此外,尚含有生物碱、黄酮类、山柰苷、葡萄糖、氨基酸等。

蔓荆子(Manjingzi 《神农本草经》)

【性能特点与功效】 辛、苦,微寒。归膀胱、肝、胃经。疏散风热,清利头目。

【美容效用与药理】

1. **祛风止痒** 用于皮肤过敏,面斑等。蔓荆子黄素有抑制黑色素形成、抗炎、抗菌、抗病毒等作用。

2. **生发美发** 用于脱发,面色不佳,须发早白。本品有祛风、生发之功,传统用以治疗脱发。所含脂肪油、生物碱和维生素A等,能抗缓激肽、降压及抗脂氧合酶的作用。

【用法用量】 内服,5 ~10g。外用适量。

【参考资料】

1. **本草文献** 《本草经集注》:主发秃落。《药性论》:治贼风,能长髭发。

2. **化学成分** 本品含挥发油,主要成分为莰烯、蒎烯,并含蔓荆子黄素、脂肪油、生物碱和维生素A等。

地龙(Dilong 《神农本草经》)

【性能特点与功效】 咸,寒。归肝、脾、膀胱经。清热定惊,通络、平喘,利尿。

【美容效用与药理】

1. **祛风止痒** 用于丹毒,漆疮。地龙提取液外用对局限性硬皮病有效,其提取物具有特异性降解胶原纤维的胶原酶作用,使局部变性胶原纤维降解。

2. **化瘀祛斑** 用于雀斑、黄褐斑等。黄色素及酶类等有解热、镇静、溶栓和抗凝作用,蚯蚓解热碱、蚯蚓素、蚯蚓毒素等有尿激酶样纤溶,可使血小板聚集性显著降低,全血黏度和血浆黏度降低。

【用法用量】 内服,5~10g。鲜品10~20g。外用适量。

【参考资料】 含多种氨基酸;含铁、锌、镁、铜、铬等微量元素;含花生四烯酸、琥珀酸等有机酸。还含蚯蚓解热碱、蚯蚓素、蚯蚓毒素、黄嘌呤、次黄嘌呤、黄色素及酶类等成分。

葛根(Gegen 《神农本草经》)

【性能特点与功效】 甘、辛,凉。归肺、脾、胃经。疏散退热,生津,透疹,升阳止泻。

【美容效用与药理】

1. **美肤养颜** 用于中年妇女皮肤皱纹,容颜衰老。葛根黄酮具有雌激素样作用,对中年妇女和绝经期妇女容颜憔悴,有养颜保健作用。常食葛根粉能调节人体功能,增强体质,提高机体抗病能力,延缓衰老。

2. **降脂减肥** 用于高血脂,肥胖症。葛根所含的黄酮类化合物有降血脂作用,能降低血清胆固醇和三酰甘油。

【用法用量】 内服,10~15g。外用适量。

【参考资料】

1. **本草文献** 据《本草纲目》、《中药大辞典》、《功能性食品》等资料著述,葛根及其制品有清火、排毒、降血脂、降血压、降胆固醇、降血糖、减肥、通便、预防老年性痴呆,防止动脉硬化,防止脑血栓等心脑血管疾病之良效。

2. **化学成分** 含黄酮类化合物,如葛根素、大豆黄酮苷、花生素等营养成分,还有蛋白质、氨基酸、糖和人体必需的铁、钙、铜、硒等矿物质。

第五节 祛痤消疣药

学习导航

1. **掌握** 黄芩、黄连、金银花、薏苡仁的美容效用与药理,用法用量及使用注意。
2. **熟悉** 栀子、黄柏、连翘、蒲公英、马齿苋、艾叶的美容效用与药理,使用注意。
3. **了解** 桔梗、枇杷叶、地骨皮、紫草、刺蒺藜的美容效用。

具有清热泻火，燥湿解毒作用，常用于祛除痤疮，消除赘疣的药物，称祛痤消疣药。根据其防治侧重点不同，又分为祛痤疮药和消疣药。

一 祛痤疮药

具有清热泻火，燥湿解毒作用，常用于祛除痤疮、痤疮黑头、酒渣鼻等损容性皮肤病的药物，称祛痤疮药。

黄芩（Huangqin 《神农本草经》）

【性能特点与功效】 苦，寒。归肺、胆、脾、胃、大肠、小肠经。清热燥湿，泻火解毒，凉血止血，安胎。

【美容效用与药理】

清热解毒祛痤 用治肺热壅遏所致之痤疮、痤疮黑头，酒渣鼻及火毒炽盛之痈肿疮毒等损容性皮肤病。黄芩所含黄芩素、黄芩苷有抗菌消炎作用。

【用法用量】 内服，3～10g。外用适量，煎水洗或研末调敷。

【使用注意】 本品苦寒伤胃，脾胃虚寒者不宜使用。

【参考资料】 含黄芩苷、黄芩素。

黄连（Huanglian 《神农本草经》）

【性能特点与功效】 苦，寒。归心、脾、胃、胆、大肠经。清热燥湿，泻火解毒。

【美容效用与药理】

清热解毒祛痤 用于痈肿疔毒，痤疮、痤疮黑头，酒渣鼻及口舌生疮等火毒炽盛之痈肿疮毒疾病。所含小檗碱、黄连碱有抗病原微生物、抗炎作用。

【用法用量】 内服，2～5g；或入丸、散。外用适量，研末调敷，或煎水洗。

【使用注意】 本品苦寒，过服久服易伤脾胃，脾胃虚寒者忌用；苦燥易伤阴津，阴虚津伤者慎用。

【参考资料】

1. **本草文献** 《本草汇言》："舌烂口臭，唇齿燥裂，乃心脾邪热，均属火热内甚，阳盛阴衰之证，非黄连不能治"。

2. **化学成分** 含小檗碱（黄连素），黄连碱，甲基黄连碱，并含黄柏酮，黄柏内酯等。

黄柏（Huangbo 《神农本草经》）

【性能特点与功效】 苦，寒。归肾、膀胱、大肠经。清热燥湿，泻火除蒸，解毒疗疮。

【美容效用与药理】

清热解毒祛痤 用于疮疡肿毒，湿疹瘙痒，痤疮等损容性皮肤病。所含黄柏生物碱有抗病原微生物、抗炎作用。

【用法用量】 内服，3～12g，或入丸、散。外用适量，研末调敷，或煎水洗。黄柏研细末，用猪胆汁或鸡蛋清调涂患处。

【使用注意】 本品苦寒伤胃，脾胃虚寒者忌用。

【参考资料】

1. **本草文献** 《医学入门》:"黄檗,治眼赤、鼻齄、喉痹及痈疽发背,乳痈脐疮亦用"。

2. **化学成分** 含多种生物碱,并含黄柏内酯,黄柏酮、黄柏酮酸等。

栀子(Zhizi 《神农本草经》)

【性能特点与功效】 苦,寒。归心、肺、三焦经。泻火除烦,清热利湿,凉血解毒。

【美容效用与药理】

清热解毒祛痤 用于痤疮,痤疮黑头,酒渣鼻及白癜风等火毒炽盛之皮肤疾病。所含栀子苷及黄酮类栀子素有抗炎作用。

【用法用量】 内服,6~9g。外用适量,研末调敷,或煎水洗。

【使用注意】 本品苦寒伤胃,脾虚便溏者不宜用。

【参考资料】

1. **本草文献** 《神农本草经》:味苦,寒。主治五内邪气,胃中热气,面赤酒皶鼻,白癞,赤癞,疮疡。

2. **化学成分** 本品含异栀子苷及黄酮类栀子素、三萜类化合物藏红花素和藏红花酸、熊果酸等。

金银花(Jinyinhua 《新修本草》)

【性能特点与功效】 甘,寒。归肺、心、胃经。清热解毒,疏散风热。

【美容效用与药理】

清热解毒祛痤 用治痤疮,风疹,扁平疣等损容性皮肤病。所含挥发油,具有广谱抗菌作用,对金黄色葡萄球菌等致病菌有较强的抑制作用,有明显抗炎及解热作用。

【用法用量】 内服,6~15g。外用适量。

【使用注意】 脾胃虚寒及气虚疮疡脓清者忌用。

【参考资料】

1. **本草文献** 《本草纲目》:"金银花,善于化毒,故治痈疽、肿毒、疮癣……"。

2. **化学成分** 本品含有挥发油、木犀草素、黄酮类、肌醇、皂苷、鞣质等。分离出的绿原酸和异绿原酸是本品抗菌的主要成分。

连翘(Lianqiao 《神农本草经》)

【性能特点与功效】 甘,微寒。归肺、心、小肠经。清热解毒,消肿散结,疏散风热。有"疮家圣药"之称。

【美容效用与药理】

清热解毒祛痤 用于痤疮,风疹,疮疡肿毒等损容性皮肤病。所含挥发油,具有广谱抗菌作用,能抗炎解热。

【用法用量】 内服,6~15g。外用适量。

【使用注意】 脾胃虚寒及气虚疮疡脓清者忌用。

【参考资料】

1. **本草文献** 《神农本草经》:"主寒热,鼠瘘、瘰疬、痈肿、恶疮、瘿瘤、结热、蛊毒。"

2. **化学成分** 本品含有挥发油、苯乙醇类、木脂素及其苷类、黄酮类等。分离出的绿原酸和异绿原酸是本品抗菌的主要成分。

蒲公英(Pugongying 《新修本草》)

【性能特点与功效】 苦、甘,寒。归肝、胃经。清热解毒,消肿散结,利湿通淋。

【美容效用与药理】

清热解毒祛痤 用于痈肿疮毒,痤疮等属热毒炽盛的损容性皮肤病。本品含蒲公英固醇、蒲公英素、蒲公英苦素,有抗炎、解毒等作用。

【用法用量】 内服,10~15g。外用适量,煎汤熏洗患处,或鲜品捣敷。

【使用注意】 用量过大,可致缓泻。

【参考资料】

1. **本草文献** 《本草备要》:"专治痈肿、疔毒,亦为通淋妙品。"

2. **化学成分** 本品含蒲公英固醇、蒲公英素、蒲公英苦素、肌醇和莴苣醇、蒲公英赛醇、乙酰蒲公英萜醇、咖啡酸及树脂等。

青黛(Qingdai 《药性论》)

【性能特点与功效】 咸,寒。归肝、肺经。清热解毒,凉血祛斑,清肝泻火,定惊。

【美容效用与药理】

清热解毒祛痤 用于痈肿疮毒,痤疮等损容性皮肤病属于热毒炽盛者。本品含靛蓝,靛棕,靛黄,鞣酸等,对金黄色葡萄球菌有抗菌作用。

【用法用量】 本品难溶于水,一般作散剂冲服,1~3g。外用适量。

【使用注意】 胃寒者慎用。

【参考资料】 本品含靛蓝,靛玉红,靛棕,靛黄,鞣酸,β-谷甾醇,蛋白质和大量无机盐。

枇杷叶(Pipaye 《名医别录》)

【性能特点与功效】 苦,微寒。归肺、胃经。清肺止咳,降逆止呕。

【美容效用与药理】

清热祛痤 用于痤疮等损容性皮肤病。含挥发油、鞣质等,对金黄色葡萄球菌有抑制作用,所含熊果酸有抗炎作用。

【用法用量】 内服,6~10g。

【参考资料】 本品含挥发油以及酒石酸、熊果酸、齐墩果酸、苦杏仁苷、鞣质、维生素B、维生素C、山梨醇等。

桔梗(Jiegeng 《神农本草经》)

【性能特点与功效】 苦、辛,平。归肺经。宣肺,祛痰,利咽,排脓。

【美容效用与药理】

化痰祛痤 用于痤疮,疮疡等损容性皮肤病属于痰湿所致者。桔梗粗皂苷有镇静、镇痛、解热作用,又能降血糖、降胆固醇。

【用法用量】 内服,3~10g。

【使用注意】 本品对胃黏膜有刺激作用,量大可引起轻度恶心,甚至呕吐。胃及十二指肠溃疡慎用,内服剂量也不宜过大。

【参考资料】 本品含多种皂苷。另外还含菊糖、植物甾醇等。

二 消疣药

具有清热解毒、除湿、化痰等作用，常用于消除赘疣的药物，称消疣药。

薏苡仁(Yiyiren 《神农本草经》)

【性能特点与功效】 甘、淡、凉。归脾、胃、肺经。利水消肿，渗湿，健脾，除痹，清热排脓。

【美容效用与药理】

1. 除湿消疣 用于面部赘疣，痤疮。其能有效防治扁平疣，寻常疣，痤疮等损容性皮肤病。薏苡仁油对细胞免疫、体液免疫有促进作用，有解热、增强免疫力和抗炎作用。

2. 润肤祛斑 用于皮肤粗糙以及雀斑，老年斑，妊娠斑，蝴蝶斑等。其含有丰富的蛋白质、油脂、维生素、矿物质和糖类。有使皮肤光滑，减少皱纹，消除色素斑点而保持人体皮肤光泽细腻，色斑消除。

3. 减肥 用于预防肥胖。薏苡仁是五谷中纤维质最高，且低脂、低热量素材，是减肥的理想主食。

【用法用量】 内服，9～30g。或煮粥。

【使用注意】 孕妇慎用。

【参考资料】

1. 本草文献 《本草纲目》谓薏苡仁"健脾益胃，补肺清热，祛风胜湿，养颜驻容，轻身延年"。

2. 化学成分 本品含脂肪油、薏苡仁酯、薏苡仁内酯，薏苡仁多糖A、B、C和氨基酸、维生素B_1等。

马齿苋(Machixian 《本草经集注》)

【性能特点与功效】 酸，寒。归肝、大肠经。清热解毒，凉血止血，止痢。

【美容效用与药理】

清热解毒消疣 用于扁平疣，寻常疣，痤疮属于血热毒盛者；还可用于痤疮造成的瘢痕或皮肤粗糙等损容性皮肤病。本品含三萜醇类，黄酮类，氨基酸，有机酸及其盐，有抑菌和抗炎作用。

【用法用量】 内服，9～15g。鲜品30～60g。外用适量，捣敷患处。痤疮瘢痕形成者，可单用本品煎汤内服并外洗，再以鲜品捣烂外敷。

【使用注意】 脾胃虚寒，腹泻者忌服。

【参考资料】 本品含三萜醇类，黄酮类，氨基酸，有机酸及其盐，还有钙、磷、铁、硒等微量元素及其无机盐，以及硝酸钾、硫酸钾等。

艾叶(Aiye 《名医别录》)

【性能特点与功效】 辛、苦，温；归肝、脾、肾经。有小毒。散寒止痛，温经止血。

【美容效用与药理】

1. 祛痤消疣 用于面部赘疣，痤疮等。本品含挥发油，有解热、增强免疫力和抗炎作用，可有效防治寻常疣、痤疮等损容性皮肤病。

2. **经产保健** 本品含挥发油,气香味辛,可散寒,暖气血而温经脉,为温经止血之要药,用以熏灸体表穴位,能温煦气血,透达经络,为温灸的主要原料。可用于经产灸治穴位保健美容。

【用法用量】 内服,3~9g。外用适量,或捣绒作炷或制成艾条熏灸,捣敷、煎水熏洗或炒热温熨。如治疗寻常疣可用艾火灸或采鲜品擦拭局部,每日数次,至疣自行脱落为止。

【使用注意】 阴虚血热者慎用。

【参考资料】 本品主要为挥发油、倍半萜类、环木菠烷型三萜及黄酮类化合物等。

地骨皮(Digupi 《神农本草经》)

【性能特点与功效】 甘,寒。归肺、肝、肾经。凉血除蒸,清肺降火。

【美容效用与药理】

清热解毒消疣 用于扁平疣,酒渣鼻,皮肤过敏性等属于肺火郁结、血热毒盛所致者。本品含甜菜碱等均有较强的解热、抗炎作用。

【用法用量】 内服,9~15g。外用适量,煎水洗,研末撒或调敷。

【参考资料】 本品含桂皮酸和多种酚类物质,甜菜碱,尚分离到β-谷甾醇、亚油酸、亚麻酸和卅一酸等。

紫草(Zicao 《神农本草经》)

【性能特点与功效】 甘、咸,寒。归心、肝经。清热凉血,活血,解毒透疹。

【美容效用与药理】

祛斑消疣 用于痤疮,扁平疣,皮肤斑疹,痈肿疮疡,酒渣鼻等损容性皮肤病。本品含紫草素具有抗炎作用、解热等作用。

【用法用量】 内服,3~10g。外用适量,熬膏或用植物油浸泡涂搽。

【使用注意】 本品性寒滑利,缓泻通便,脾虚便溏者忌服。

【参考资料】

1. **本草文献** 《本草纲目》"治斑疹、痘毒,活血凉血,利大肠"。《医学入门》"治豌豆疮,恶疮,癣,紫草煎油涂之"。

2. **化学成分** 本品含紫草素(紫草醌)、紫草烷、乙酰紫草素、去氧紫草素、异丁酰紫草素、二甲基戊烯酰紫草素、β,β′-二甲基丙烯酰紫草素等。

蒺藜(Jili 《神农本草经》)

【性能特点与功效】 辛、苦,微温。归肝经。有小毒。平肝疏肝,祛风明目。

【美容效用与药理】

祛风消疣 用于皮肤瘙痒,扁平疣,白癜风等损容性皮肤病。本品含脂肪油及挥发油、有抗炎、抗病毒和抗菌作用。蒺藜总皂苷有显著的强心作用、有提高机体免疫功能等作用。

【用法用量】 内服,6~10g。外用适量。

【使用注意】 孕妇慎用。

【参考资料】

1. **本草文献** 《本草求真》:"宣散肝经风邪,凡因风盛而见目赤肿翳,并通身白癜瘙痒难当者,服此治无不效。"

2. **化学成分** 本品含脂肪油及少量挥发油、鞣质、树脂、甾醇、钾盐、皂苷、微量生物碱等。

第六节 收湿敛疮生肌药

学习导航

1. **掌握** 石膏的美容效用与药理,用法用量及使用注意。
2. **熟悉** 炉甘石的美容效用与药理,使用注意。
3. **了解** 硼砂的美容效用。

具有收湿止痒,敛疮生肌作用,常用于湿疮,皮肤瘙痒、溃疡不敛的药物,称收湿敛疮生肌药。

石膏(Shigao 《神农本草经》)

【性能特点与功效】 甘、辛,大寒。归肺、胃经。生用:清热泻火,除烦止渴;煅用:敛疮生肌,收湿,止血。

【美容效用与药理】

敛疮生肌 用于溃疡不敛,湿疹瘙痒,水火烫伤。本品火煅所含硫酸钙有收湿敛疮、生肌等作用。

【用法用量】 煅石膏,外用适量,研末撒或调敷患处。

【使用注意】 虚寒证忌用。

【参考资料】 本品的主要成分为含水硫酸钙($CaSO_4 \cdot 2H_2O$)。

炉甘石(Luganshi 《外丹本草》)

【性能特点与功效】 甘,平。归胃经。明目去翳,收湿止痒,敛疮生肌。

【美容效用与药理】

收湿敛疮 用于湿疹,痱子,荨麻疹,皮炎等;也用于静脉曲张性溃疡,癣症瘙痒。本品所含碳酸锌有收敛、止痒、抑菌和轻度防腐等作用。

【用法用量】 一般不作内服。外用适量,水飞法研成粉末,撒或调敷。

【使用注意】 宜炮制后用。

【参考资料】

1. **本草文献** 《本草纲目》止血,消肿毒,生肌,明目,去翳退赤,收湿除烂。
2. **化学成分** 主要成分为碱式碳酸锌[$ZnCO_3 \cdot 2Zn(OH)_2 \cdot H_2O$],并含铅、镉、镁、铁、铝等杂质。

硼砂(Pengsha 《日华子本草》)

【性能特点与功效】 甘,咸,凉。归肺、胃经。外用清热解毒,内服清肺化痰。

【美容效用与药理】

收湿敛疮 用于湿疹,痱子,荨麻疹,皮炎等。本品所含四硼酸钠对皮肤和黏膜有收敛和保护作用,有消炎、防腐作用。

【用法用量】 外用适量,配合其他药物研粉搽敷患处,或外洗。

【使用注意】 本品以外用为主,内服宜慎。

【参考资料】 主要含四硼酸钠($Na_2B_4O_7 \cdot 10H_2O$),另含少量铅、铝、铜、钙、铁、镁、硅等杂质。

(杨丽莎)

第七节 乌发生发药

学习导航

1. **掌握** 何首乌、骨碎补、生姜的美容效用与药理,用法用量及使用注意。
2. **熟悉** 胡桃仁、侧柏叶的美容效用与药理,使用注意。
3. **了解** 桑椹、黑芝麻、牛膝、木瓜、豨莶草、花椒的美容效用。

具有乌黑头发、促进头发生长作用,常用以防治头发早白、脱落的药物,称乌发生发药。

何首乌(Heshouwu 《日华子本草》)

【性能特点与功效】 苦、甘、涩,微温;归肝、肾经。制用:补益精血。生用:解毒,截疟,润肠通便。

【美容效用与药理】

1. **乌发生发护发** 用于须发早白,毛发枯黄无光泽、分叉,脱发、稀疏等属肝肾亏虚、精血不足所致者。发为血之余,何首乌通过补益精血、促进红细胞生成、促进造血功能、增强免疫功能,而达到生发乌发作用。

2. **延缓皮肤衰老** 用于皮肤粗糙,失去光泽,皱纹,老年斑等皮肤老化现象。何首乌含二苯乙烯苷,具有抗皮肤脂质过氧化的作用,有延缓皮肤衰老作用。

【用法用量】 生发乌发、延缓衰老宜制用。内服,3~6g。可熬膏、煮粥、或炖肉。外用适量。

【使用注意】 本品剂量过大,或服用时间过久会引起不良反应,有报道引起肝功能损害。生首乌含蒽醌类化合物较多,通便的作用较强,有大便溏泻者忌用。何首乌中含有鞣质类物质,遇铁容易产生变化,煎药时忌用铁器。

【参考资料】

1. **本草文献** 《本草纲目》:“能养血益肝,固精益肾,健筋骨,乌髭发,为滋补良药,不寒不燥,功在地黄、天冬诸药之上”。古今乌须黑发和延缓衰老方中大部分均含有何首乌。

2. **化学成分** 主要成分为二苯乙烯苷、蒽醌和磷脂。

骨碎补(Gusuibu 《药性论》)

【性能特点与功效】 苦,温;归肾、肝经。补肾强骨,续伤止痛。

【美容效用与药理】

外用生发 用于斑秃、毛发不生者。水煎醇沉液有预防血清胆固醇、三酰甘油升高,骨碎补多糖和骨碎补双氢黄酮苷有降血脂的作用。

【用法用量】 外用适量,乙醇浸泡,或制成酊剂外搽患处。内服,3~6g。

【参考资料】

1. **本草文献** 《本草求真》:“骨碎补,虽与补骨脂相似,然总不如补骨脂性专,固肾通心,而无逐瘀破血之治也。”《日华子本草》：“治恶疮，蚀烂肉，杀虫。”

2. 化学成分 含有柚皮苷、骨碎补双氢黄酮苷、骨碎补酸等。

生姜(Shengjiang 《名医别录》)

【性能特点与功效】 辛、微温；归肺、脾胃经。发汗解表，温中止呕，温肺止咳，解鱼蟹毒，解药毒。

【美容效用与药理】

1. 生发乌发 用于脱发，白发。生姜浓缩萃取液或者直接用生姜涂抹头部皮肤，其中的姜辣素、姜烯油等成分，能使头部皮肤血液循环正常化，促进头皮新陈代谢，活化毛囊组织，有效地防止脱发、白发，刺激新发生长，并可抑制头皮痒，强化发根。

2. 防衰祛斑 用于黄褐斑，老年斑。生姜中所含的辛辣成分被人体吸收后，能够抑制体内过氧化脂质的生成，抗脂褐素；其还含有一种化学结构与阿司匹林中的水杨酸相近的特殊物质，能降血脂、降血压、抑制血栓形成。

【用法用量】 外用适量，捣烂外敷或搽患处，或可炒热熨患处。内服3～10g，或捣汁每次服5毫升。

【使用注意】 本品辛温，不宜一次食入过多，痈肿疮疖、目赤内热、便秘、痔疮患者不宜食用。烂姜中含有黄樟素，可使肝细胞变性、坏死，诱发肝癌、食管癌等，也不宜食用。

【参考资料】

1. 本草文献 《神农本草经》：“久服去臭气，通神明。”《奇效良方》：“一斤生姜半斤枣，二两白盐三两草(甘草)，丁香沉香各半两，八两茴香一处捣，蒸也好，煮也好，修合此药省似宝，每天清晨饮一杯，一世容颜长不老。”

2. 化学成分 含有辛辣和芳香成分。辛辣成分为一种芳香性挥发油脂中的“姜油酮”。其中主要为姜油萜、水茴香、樟脑萜、姜酚、桉叶油精、淀粉、黏液等。

胡桃仁(Hutaoren 《开宝本草》)

【性能特点与功效】 甘，温；归肾、肺、大肠经。补肾温肺，润肠通便。

【美容效用与药理】

1. 乌发生发 用于肾虚须发早白，脱发。胡桃仁中含磷较高，能增加细胞活力，促进造血功能，助毛发生长发育。

2. 润肤护肤 用于皮肤干燥、粗糙，缺乏弹性属阴血不足所致者。胡桃仁中含有许多不饱和脂肪酸及维生素，及锌、锰和铁等物质，能延缓皮肤衰老，促进皮肤黏膜毛发细胞的生长发育，维护皮肤弹性，使皮肤滋润光滑。

【用法用量】 内服，6～9g。

【使用注意】 便溏者不宜多服。

【参考资料】

1. 本草文献 《本草拾遗》：“食之令人肥健，润肌黑发，去野鸡病。”《食疗本草》：“除风，令人能食，通经脉，润血脉，黑鬓发。常服，骨肉细腻光润，能养一切老痔疾。”《本草衍义》：“有人患酒渣风，鼻上赤，将橘子核微炒为末，每用一钱匕，研胡桃肉一个，同以温酒调服，以知为度。”

2. 化学成分 含粗脂肪63.2%，其中主要成分为亚油酸甘油酯，混有少量的亚麻酸及油酸甘油酯。并含蛋白质、碳水化合物、镁、锰、草酸钙结晶、铁、磷酸钙等,尚含维生素 A、维生素 B_2、维生素 E 等。

侧柏叶(Cebaiye《名医别录》)

【性能特点与功效】 苦,涩,寒;归心、肝、大肠经。凉血止血,化瘀止咳,生发乌发。

【美容效用与药理】

外用生发 用于斑秃,脂溢性脱发。本品对金黄色葡萄球菌等有抑制作用。

【用法用量】 适量,浸酒涂搽患处。

【参考资料】

1. 本草文献 《日华子本草》:"烧取汁,涂头,黑润鬓发。"

2. 化学成分 含挥发油,油中主要为茴香酮、樟脑、乙酸龙脑酯、萜醇;其他尚含黄酮类成分如桧酸、槲皮素、杨黄黄素、山柰素、扁柏双黄酮、蜡质等。

桑椹(Sangshen 《新修本草》)

【性能特点与功效】 甘、酸,寒;归心、肝、肾经。补血滋阴,生津润燥。

【美容效用与药理】

乌须发 用于须发早白,容颜憔悴等属肝肾不足、津血亏虚所致者。桑椹能显著提高人体免疫力,具有延缓衰老,美容养颜的作用。

【用法用量】 内服,9~15g。可鲜食。

【使用注意】 桑椹含糖量高,糖尿病患者应忌食。

【参考资料】

1. 本草文献 《滇南本草》:"益肾脏而固精,久服黑发明目。"

2. 化学成分 含有葡萄糖、果糖、鞣质、苹果酸、芸香苷、花青素苷、胡萝卜素、烟酸、亚油酸、维生素 B、维生素 C、黏液质、矢车菊素、钙质等。

黑芝麻(Heizhima 《神农本草经》)

【性能特点与功效】 甘,平;归肝、肾、大肠经。补肝肾,益精血,润肠燥。

【美容效用与药理】

1. 乌发生发 用于须发早白,脱发。本品含有丰富的卵磷脂可防止头发过早的脱落或变白,其含芝麻素具有抗氧化作用和延缓衰老功效。

2. 延缓衰老 用于早衰。黑芝麻中的抗氧化成分是芝麻纤维素被分解后形成的物质,另外,维生素 E 能保护细胞膜,防止脂褐质的形成,增强免疫功能。

【用法用量】 内服:9~15g;或入丸、散。外用适量,煎水洗浴或捣敷。

【使用注意】 脾弱便溏者慎用。

【参考资料】

1. 本草文献 《神农本草经》:"主伤中虚羸,补五内,益气力,长肌肉,填脑髓。"

2. 化学成分 含脂肪油,主要为油酸,亚油酸,棕榈酸,花生油酸。并含木脂素类成分,主要为芝麻素,芝麻林素等。

牛膝(Niuxi 《神农本草经》)

【性能特点与功效】 苦,甘,酸,平;归肝、肾经。活血通络,补肝肾,强筋骨,利水通淋,引火(血)下行。

【美容效用与药理】

乌发护发 用于头发早白，枯燥不荣。牛膝具有活血化瘀、补肝益肾作用；所含昆虫变态甾体激素具有较强的蛋白质合成促进作用，促蜕皮甾酮并能促进肝细胞核和细胞质 RNA 的合成。牛膝能增强免疫功能、延缓衰老、增强记忆力和耐力等。

【用法用量】 内服，5～12g。补肝肾，强筋骨宜酒炙用。

【使用注意】 中气下陷，脾虚泄泻，下元不固，梦遗失精，月经过多及孕妇均忌服。

【参考资料】

1. 本草文献 《神农本草经》："主寒湿痿痹，四肢拘挛，膝痛不可曲伸，逐血气，伤热火烂，堕胎。"

2. 化学成分 含三萜皂苷、蜕皮甾酮、牛膝甾酮、紫茎牛膝甾酮等甾体类成分和多糖类成分，此外，牛膝还含有精氨酸等 12 种氨基酸以及生物碱类，香豆素类等化合物和铁、铜等微量元素。

木瓜(Mugua 《名医别录》)

【性能特点与功效】 酸，温；归肝、脾经。舒筋活络，化湿和胃。

【美容效用与药理】

护发乌发润肤 用于头发枯燥、失泽发白，皮肤粗糙等。木瓜营养丰富，果实含丰富的木瓜酶、木瓜蛋白酶、凝乳蛋白酶、胡萝卜素等，对人体有促进新陈代谢和延缓衰老的作用，还有美容护肤养颜的功效。

【用法用量】 内服，6～9g；鲜品可增量绞汁饮。外用适量，煎水洗。

【使用注意】 内有郁热，小便短赤者忌服。

【参考资料】

1. 本草文献 《本草新编》："木瓜，但可臣、佐、使，而不可以为君，乃入肝益筋之品，养血卫脉之味，最宜与参、术同施，归、熟(地)并用。"

2. 化学成分 含皂苷、黄酮类、维生素 C、苹果酸、酒石酸、柠檬酸、枸橼酸、鞣质等；此外，尚含过氧化氢酶、过氧化物酶等。

豨莶草(Xixiancao 《新修本草》)

【性能特点与功效】 辛、苦，寒；归肝、肾经。祛风湿，利关节，解毒。

【美容效用与药理】

生发护发 用于脱发，须眉脱落等属于血虚风燥或血瘀所致者。豨莶草的乙醇提取物具有良好的改善微循环作用，使头皮渐生新发，且发根较粗，拔之不易，后渐生如常发。

【用法用量】 内服，9～12g。外用适量。

【使用注意】 生用或大剂应用，易致呕吐。

【参考资料】

1. 本草文献 《本草品汇精要》："治中风失音不语，口眼㖞斜，时吐涎沫。补虚，安五脏，生毛发。明眼目，乌髭发，壮筋力。"

2. 化学成分 含生物碱、酚性成分、豨莶苷、豨莶苷元、氨基酸、有机酸、糖类、苦味质等。还有微量元素等。

花椒(Huajiao 《神农本草经》)

【性能特点与功效】 辛,温;归脾、胃、肾经。温中止痛,杀虫止痒。

【美容效用与药理】

1. 乌发护发 用于须发早白。成熟的花椒子皮具有激发黑色素细胞活力的功能。

2. 抑菌杀螨 用于痤疮,酒渣鼻,睑缘炎,外耳道瘙痒症等疾病。挥发油对多种皮肤癣菌和深部真菌均有一定的抑制作用,并有杀疥螨等作用。

3. 延缓衰老 用于早衰。花椒中挥发油具有抗脂质过氧化活性和清除自由基活性。

【用法用量】 内服,3 ~6g。外用适量。

【使用注意】 阴虚火旺者,孕妇忌用。

【参考资料】

1. 本草文献 《本草纲目》:“花椒坚齿、乌发、明目,久服,好颜色,耐老、增年、健神。”

2. 化学成分 含挥发油。主要成分为牻牛儿醇、柠檬烯、橘醇及甾醇等。

第八节 香口益齿药

学习导航

1. 掌握 薄荷、佩兰的美容效用与药理,用法用量及使用注意。

2. 熟悉 木香、知母的美容效用与药理,使用注意。

3. 了解 天花粉的美容效用。

具有洁齿清新口气,健齿白牙作用,常用以防治口臭、口腔有异味、牙齿发黄、肿痛、松动易脱落的药物,称为香口益齿药。

薄荷(Bohe 《新修本草》)

【性能特点与功效】 辛,凉;归肺、肝经。疏散风热,清利头目,利咽透疹,疏肝行气。

【美容效用与药理】

1. 香口洁齿 用于口臭、口腔有异味。薄荷挥发油所特有的清凉芳香,能清除口臭、改善口腔异味。在牙膏、牙粉、漱口水等口腔清洁用品中的用途广泛。

2. 清凉止痛 用于牙龈肿痛。薄荷油外用,能刺激神经末梢的冷感受器而产生冷感,并反射性地造成深部组织血管的变化而起到消炎、止痛、止痒作用。

【用法用量】 内服,3 ~6g,不宜久煎。薄荷适量,煎汤漱口。

【使用注意】 本品芳香辛散,发汗耗气,故体虚多汗者,不宜使用。

【参考资料】

1. 本草文献 《本草纲目》:“利咽喉,口齿诸病。治瘰疬,疮疥,风瘙瘾疹。”

2. 化学成分 主要含挥发油。油中主要成分为薄荷脑、薄荷酮、异薄荷酮、薄荷醇、薄荷酯类等多种成分。另含异端叶灵、薄荷糖苷及多种游离氨基酸等。

佩兰(Peilan 《神农本草经》)

【性能特点与功效】 辛,平;归脾、胃、肺经。解暑化湿,辟秽和中。

【美容效用与药理】

芳香清新,杀菌除口臭 用于由食积或幽门螺杆菌异常繁殖引起的口臭、口腔有异味,舌苔厚腻,兼有上腹胀闷、嗳气、泛恶等症。佩兰水煎剂对白喉杆菌、金黄色葡萄球菌、八叠球菌、变形杆菌、伤寒杆菌等有抑制作用。

【用法用量】 内服,5~10g;鲜品可用15~20g。适量,煎汤含漱。

【使用注意】 阴虚、气虚者忌服。

【参考资料】

1. 本草文献 《素问·奇病论》:"有病口甘者,病名为何?何以得之?岐伯曰:此五气之溢也,名曰脾瘅……治之以兰,除陈气也。"(注:兰,指佩兰)《本草经疏》:"肺主气,肺气郁结,则上窍闭而下窍不通,胃主纳水谷,胃气郁滞,则水谷不以时化而为痰癖,兰草辛平能散结滞,芬芳能除秽恶,则上来诸证自瘳,大都开胃除恶,清肺消痰,乃散郁结之圣药也。"

2. 化学成分 全草含挥发油1.5%~2.0%,其中主成分为:聚伞花素、乙酸橙花醇酯、百里香酚甲醚,花及叶中含香豆精、邻香豆酸、麝香草氢醌。其他尚含三萜类化合物。

木香(Muxiang 《神农本草经》)

【性能特点与功效】 辛、苦,温;归脾、胃、大肠、三焦、胆经。行气止痛,健脾消食。

【美容效用与药理】

行气除口臭 用于食积口臭,伴脘腹胀痛,不思饮食,嗳气等。木香对胃肠道有兴奋和抑制双向作用,能促进消化液分泌,使胃肠蠕动增快,促进胃排空。

【用法用量】 内服,3~6g,不宜久煎。生用时,行气力强。

【使用注意】 本品辛温香燥,凡阴虚火旺者慎用。

【参考资料】

1. 本草文献 《日化子本草》:"治心腹一切气,膀胱冷痛,呕逆反胃,霍乱泄泻痢疾,健脾消食,安胎。"

2. 化学成分 木香含挥发油。油中成分为紫杉烯,α-紫罗兰酮、木香烯内酯、α及β木香烃、木香内酯、二氢脱氢木香内酯、木香醇、水芹烯等,有机酸成分为棕榈酸、天台乌药酸,其他还有甘氨酸、瓜氨酸等20种氨基酸及胆胺、木香碱等成分。

知母(Zhimu 《神农本草经》)

【性能特点与功效】苦、甘,寒;归肺、胃、肾经。清热泻火,滋阴润燥。

【美容效用与药理】

清热除口臭 用于胃热口气腥臭,咽痛口渴,口腔溃疡,大便秘结,小便短黄,舌红苔黄者。知母能清泻肺胃热邪,煎剂对葡萄球菌、伤寒杆菌有较强的抑制作用,对痢疾杆菌、副伤寒杆菌、大肠杆菌、枯草杆菌、霍乱弧菌也有抑制作用。

【用法用量】 内服,6~12g;或入丸、散。

【使用注意】 脾胃虚寒,大便溏泻者慎用。

【参考资料】

1. 本草文献 《本草求原》:治嗽血,喘,淋,口病,尿血,呃逆,盗汗,遗精,痹痿,瘛疭。

2. 化学成分 根茎主要含有多种知母皂苷(约含6%)、知母聚糖;此外,尚含有芒果苷、异芒果苷、胆碱、烟酰胺、鞣酸、烟酸及多种金属元素、黏液质、还原糖等。

天花粉(Tianhuafen 《雷公炮制论》)

【性能特点与功效】 甘、微苦,微寒;归肺、胃经。清热生津,消肿排脓。

【美容效用与药理】

洁牙固齿 用于牙周组织炎性破坏的牙周炎,口臭。天花粉有清胃热,消肿排脓作用,可消除菌斑所致牙周炎。

【用法用量】 天花粉适量,水煎取汁,含漱,每日2~3次。

【使用注意】 不宜与乌头类药材同用。

【参考资料】

1. 本草文献 《日华子本草》:"通小肠,排脓,消肿毒,生肌长肉,消扑损瘀血。治热狂时疾,乳痈,发背,痔瘘疮疖。"

2. 化学成分 主要含淀粉、皂苷、多糖、氨基酸类、酶类和天花粉蛋白等。

第九节 香体除臭爽身药

学习导航

1. 掌握 麝香的美容效用与药理,用法用量及使用注意。

2. 熟悉 藿香、石菖蒲、冰片的美容效用与药理,使用注意。

3. 了解 安息香、檀香、沉香、滑石的美容效用。

具有芳香祛除体臭、干爽清香肌肤作用,常用以防治体臭、身体有异味,及肌肤癣疹瘙痒不爽的药物,称为香体除臭爽身药。

麝香(Shexiang 《神农本草经》)

【性能特点与功效】 辛,温;归心、脾经。开窍醒神,活血通经,消肿止痛,催产。

【美容效用与药理】

1. 芳香除臭 用于体臭。人工麝香水提取物对表皮葡萄球菌有抗菌作用,并能抑制细菌分解汗腺分泌物,防治体臭。

2. 清爽止汗 用于多汗症,汗臭。能抑制汗腺的分泌,通过较强的收敛作用,暂时封闭汗腺导管,抑制汗液,减轻体臭。

【用法用量】 外用适量。不宜入煎剂。

【使用注意】 孕妇忌用。

【参考资料】

1. 本草文献 《本草经疏》:"麝香,其香芳烈,为通关利窍之上药,凡邪气着人,淹伏不起,则关窍闭塞,辛香走窜,自内达外,则毫毛骨节俱开,邪从此而出,故主辟恶气、温疟、中恶、心腹暴痛、胀急痞满、风毒诸证也……"。

2. 化学成分 麝香大环化合物如麝香酮、甾族化合物如睾酮、雌二醇、胆甾醇,多种氨基酸如天门冬氨酸、丝氨酸,以及无机盐和其他成分如尿囊素、蛋白激酶激活剂等。

藿香(Huoxiang 《名医别录》)

【性能特点与功效】 辛、微温;归肺、脾、胃经。祛暑解表;化湿和胃。

【美容效用与药理】

1. 芳香化湿疗癣 用于头癣,手足癣和甲癣等皮肤病因真菌感染所致者;还可用于金黄色葡萄球菌感染引起的疖肿。藿香油中的广藿香醇、异愈创木烯和广藿香烯等成分对皮肤癣菌有特异选择性抑制作用。如红色癣菌、犬小孢菌和絮状表皮癣的生长繁殖。

2. 化湿止痒 用于汗疹,湿疹等。可在洗澡时将藿香正气水兑入洗澡水中用以浸泡身体,以达到预防汗疹目的。另外,藿香正气水治疗蚊虫叮咬造成的痛痒、日光性皮炎及皮肤湿疹等也有一定的疗效。

【用法用量】 内服:煎汤,5~10g。外用适量,煎水洗患处;或研末搽患处。

【使用注意】 阴湿血燥者不宜使用。

【参考资料】

1. 本草文献 《药品化义》:"藿香,其气芳香,善行胃气,以此调中,治呕吐霍乱,以此快气,除秽恶痞闷。且香能和合五脏,若脾胃不和,用之助胃而进饮食,有醒脾开胃之功。"《本草再新》:"解表散邪,利湿除风,清热止渴。"

2. 化学成分 含挥发油1.5%,油中主要成分为广藿香醇,其他成分有苯甲醛、丁香油酚、桂皮醛等。另有多种其他倍半萜如竹烯等,尚含生物碱。

石菖蒲(Shichangpu 《神农本草经》)

【性能特点与功效】 辛、苦,温;归心、胃经。化湿开胃,开窍豁痰,醒神益智。

【美容效用与药理】

芳香化湿疗癣 用于头癣、手足癣等。石菖蒲高浓度浸出液对常见致病性皮肤真菌有抑制作用。

【用法用量】 内服,3~9g。鲜品加倍。

【使用注意】 阴虚阳亢,汗多者慎服。

【参考资料】

1. 本草文献 《本草从新》:"辛苦而温,芳香而散,开心孔,利九窍,明耳目,发声音,祛湿除风,逐痰消积,开胃宽中,疗噤口毒痢。"

2. 化学成分 含挥发油0.11%~0.42%,主要为β-细辛醚、α-细辛醚、石竹烯、α-葎草烯、石菖醚、细辛醚等,尚含有氨基酸、有机酸和糖类。

冰片(Bingpian 《新修本草》)

【性能特点与功效】 辛、苦,微寒;归心、脾、肺经。开窍醒神,清热止痛。

【美容效用与药理】

清凉爽肤,止痒止痛 用于痱子,湿疹,虫咬,癣病等皮肤瘙痒或痒痛。冰片有抗炎作用,对金黄色葡萄球菌、大肠杆菌、肺炎链球菌等有明显抗菌作用;局部应用有轻微刺激和防腐作用。外用经皮肤、黏膜组织均易吸收,常作为透皮剂。

【用法用量】 外用适量,涂搽患处。内服,入丸散,每次0.15~0.3g,不宜入煎剂。

【使用注意】 孕妇慎用。

【参考资料】

1. 本草文献 《新修本草》:"主心腹邪气,风湿积聚,耳聋,明目,去目赤肤翳。"《本草经疏》:"冰片,其香为百药之冠"。

2. 化学成分 天然冰片主含右旋龙脑。龙脑香的树脂和挥发油中含有多种萜类成分,尚含葎草烯、β-榄香烯、石竹烯等倍半萜,以及齐墩果酸、麦珠子酸、积雪草酸、龙脑香醇酮、龙脑香二醇酮、古柯二醇等三萜化合物。

安息香(Anxixiang 《唐本草》)

【性能特点与功效】 辛、苦,平,无毒;归心、肝、脾经。开窍醒神,豁痰辟秽,行气活血,止痛。

【美容效用与药理】

芳香疗癣 用于香体,体癣,股癣,手、足癣。主要成分安息香酸可治疗浅表真菌感染,有抗寄生菌作用,治疗体癣、手癣、足癣等。

【用法用量】 外用适量,研粉,香熏肌肤。内服,多入丸散用,0.6~1.5g。

【使用注意】 凡气虚少食,阴虚火旺者慎服。

【参考资料】

1. 本草文献 《本草便读》:安息香"芳香开窍,有温宣气血之功,辛苦辟邪,擅畅达心脾之力。或安神而息魅,或煎服而焚香。"

2. 化学成分 主含树脂约90%,其成分有3-桂皮酰苏门树脂酸酯、松柏醇桂皮酸酯、苏合香素、香草醛、桂皮酸苯丙醇酯及游离苯甲酸和桂皮酸等。

檀香(Tanxiang 《名医别录》)

【性能特点与功效】 辛,温;归脾、胃、心、肺经。行气温中,开胃止痛。

【美容效用与药理】

香体护肤 用于身体异味,肌肤老化,湿疹瘙痒等。檀香木油对干性湿疹及老化缺水的皮肤有益,能使皮肤柔软。有抗菌、抗炎、止痒作用,有助于痤疮,疖合并合感染的症状改善。

【用法用量】 外用适量,研粉,香熏肌肤。内服,2~5g,宜后下;入丸散,1~3g。

【使用注意】 阴虚火旺,实热吐衄者慎用。

【参考资料】

1. 本草文献 《汤液本草》引〈东垣〉云:檀香"能调气而清香,引芳香之物,上行至极高之分,最宜橙橘之属,佐以姜、枣,将以葛根、豆蔻、缩砂、益智,通行阳明之经。在胸膈之上,处咽嗌之中,同为理气之药"。

2. 化学成分 含挥发油。油中主要成分为α-檀香萜醇、β-檀香萜醇,并含檀萜烯,檀萜烯酮等。

沉香(Chenxiang 《名医别录》)

【性能特点与功效】 辛、苦,温;归肾、脾、胃经。降气温中,暖肾纳气。

【美容效用与药理】

香身香口 用于口臭、体臭。沉香煎剂对结核杆菌、伤寒杆菌、福氏痢疾杆菌有较强的抗菌作用;所含的挥发油有促进消化液和胆汁分泌的作用及麻醉、止痛、肌松的作用。

【用法用量】 内服,1~5g,宜后下;磨汁或入丸、散。外用适量,研粉,香熏肌肤。

【使用注意】 阴亏火旺,气虚下陷者慎服。

【参考资料】

1. **本草文献** 《海药本草》:"主心腹痛,霍乱,中恶邪鬼疰,清人神,并宜酒煮服之。诸疮肿,宜入膏用。"

2. **化学成分** 含挥发油和树脂等,成分有白木香酸、白木香醛、沉香螺旋醇、白木香醇、苄基丙酮、呋喃白木香醛,呋喃白木香醇等;还有酚性成分等。

滑石(Huashi 《神农本草经》)

【性能特点与功效】 甘、淡,寒;归膀胱、肺、胃经。利尿通淋,清热解暑,祛湿敛疮。

【美容效用与药理】

祛湿敛疮,爽身止痒 用于痱子,湿疹;并宜于油性皮肤,或夏季油脂分泌过多。滑石粉外用有吸附和收敛、爽身止痒作用,有保护创面,吸收分泌物,促进结痂的作用。10%滑石粉对伤寒杆菌,甲型副伤寒杆菌有抑制作用。

【用法用量】 内服,10~20g,宜包煎。外用适量。也可与其他中药粉混合后敷面。

【使用注意】 脾虚、热病津伤者及孕妇忌用。滑石粉干爽收敛,故冬季或干性皮肤不适宜使用。滑石可引起直肠、阴道或创面等处出现肉芽肿,故不宜久用。

【参考资料】 本品含硅酸镁、氧化铝、氧化镍等。

(华碧春)

第十节 延缓衰老药

学习导航

1. **掌握** 黄芪、枸杞子、熟地黄的美容效用与药理,用法用量及使用注意。
2. **熟悉** 白术、女贞子、大枣、冬虫夏草的美容效用与药理,使用注意。
3. **了解** 山药、墨旱莲、桑寄生、菟丝子的美容效用。

具有改善机体代谢和调节机体免疫功能,提高生命活力,增强抗氧化酶活性,常用以防治早衰,改善虚证的药物,称延缓衰老药。

黄芪(Huangqi 《神农本草经》)

【性能特点与功效】 甘,微温。归脾、肺经。补脾升阳,益肺固表,利尿消肿,托毒生肌。

【美容效用与药理】

1. **延缓衰老** 用于早衰,见面色萎黄苍白,须发早白等气血不足者。黄芪可提高机体抗氧化酶和抗氧化剂的活力,降低血清脂褐质的含量而有延缓衰老作用。

2. **润肤祛皱** 用于面部细纹,皮肤干皱、粗糙,面部色斑。黄芪可扩张血管,增加皮肤血流量,改善皮肤营养,促进细胞代谢,防止皮肤皱纹和延缓皮肤衰老。

3. **美发护发** 用于脱发、白发。黄芪通过补肾,可促进头发生长,防止脱发。

【用法用量】 内服,9~30g。外用适量,可作面膜。

【参考资料】

1. 本草文献 《神农本草经》列为上品,有"补虚"作用。《本草纲目》:"活血生血,内托痈疽"。

2. 化学成分 含有蔗糖,葡萄糖醛酸,黄芪多糖A、B、C、D,黏液质,多种氨基酸,苦味素,黄芪皂苷,胆碱,叶酸,黄烷化合物及含有硒、硅、锌、钴、铜、钼等多种微量元素。

枸杞子(Gouqizi 《神农本草经》)

【性能特点与功效】 甘,平。归肝、肾经。补肝肾,益精血,明目。

【美容效用与药理】

1. 延缓衰老 用于早衰,见须发早白,视力减退等精血亏虚者。枸杞子中提取的枸杞多糖具有增强非特异性免疫作用,抗过氧化性损伤和延缓衰老作用;其含有丰富的胡萝卜素,维生素A、B_1、B_2、C和钙、铁等,为营养眼睛所需物质,故而擅长明目。

2. 护发美发 用于白发,毛发枯黄,斑秃等。枸杞子有益精补血,乌须发之功,能促进头发黑素生长,使头发黑亮。

3. 润肤祛皱 用于皮肤老化、干燥,皮肤色素沉着等损容性疾病。枸杞子含有丰富的维生素A、维生素C,能增强皮肤的抗氧化能力,延缓皮肤老化,使皮肤光洁,减少色素沉着。

【用法用量】 内服,6~12g,水煎服或泡水喝;也可熬膏,浸酒。

【使用注意】 脾虚夹湿,便溏者慎用。

【参考资料】

1. 本草文献 《神农本草经》:"久服,坚筋骨,轻身不老。"《药性论》:"能补益精,诸不足,易颜色,变白,明目,安神,令人长寿。"

2. 化学成分 含甜菜碱、胡萝卜素、玉蜀黍黄素、烟酸、维生素B_1、维生素B_2、维生素C、钙、磷、铁、β-谷甾醇、亚油酸、氨基酸。

熟地黄(Shudihuang 《本草图经》)

【性能特点与功效】 甘,微温。归肝、心、肾经。补阴血,益肾精。

【美容效用与药理】

1. 延缓衰老 用于早衰,见须发早白,耳聋耳鸣,头晕目眩,腰膝酸软等精血亏虚者。熟地黄滋补肝肾,不仅能够养血滋阴,而且能够生精填髓;熟地黄有强心、利尿、降血糖和升高外周白细胞,增强免疫功能等作用,有一定延缓衰老作用。

2. 祛斑润肤 用于色素沉着过多症,酒渣鼻。熟地黄能提高机体细胞免疫,其醇提取物能抑制酪氨酸酶的活性,抑制酪氨酸酶催化黑色素的生成,使色素逐渐消退而淡化色斑。

【用法用量】 内服,9~15g。或入丸散,或熬膏,或浸酒。

【使用注意】 脾胃虚弱,腹满便溏者慎用。

【参考资料】

1. 本草文献 《药性论》:"补虚损,温中下气,通血脉。久服变白延年。"《珍珠囊》:大补血虚不足,通血脉,益气力。《本草求真》:"内专凉血滋阴,外润皮肤荣泽。"

2. 化学成分 含梓醇、地黄素、甘露醇、类维生素A物质,以及含量较高的单糖、多种氨基酸等。

白术(Baizhu 《神农本草经》)

【性能特点与功效】 甘、苦,温。归脾、胃经。补气健脾,燥湿,利尿,止汗,安胎。

【美容效用与药理】

1. 延缓衰老 用于早衰,见须发早白,牙齿松动等。白术及其复方有着增强免疫功能、调节物质代谢、调整肠道功能等作用,有强壮机体、延缓衰老的功效。

2. 美白祛斑 用于皮肤粗糙萎黄,黄褐斑,色素沉着等。白术可通过补气益血而达到美白、润肤之效。

【用法用量】 煎汤,6～12g;外用适量,研末调涂。

【使用注意】 其性燥,阴虚内热,高热烦渴等,不宜使用。

【参考资料】

1. 本草文献 《药性论》:"主面光悦,驻颜祛斑。"

2. 化学成分 含挥发油、苍术醇、苍术醚、白术内酯、3β-乙酰氧基苍术酮、3β-羟基苍术酮、芹烷二烯酮、倍半萜类、维生素 A,以及铜、锌、锰等微量元素。

女贞子(Nvzhenzi 《神农本草经》)

【性能特点与功效】 甘、苦,凉。归肝、肾经。滋补肝肾,明目。

【美容效用与药理】

延缓衰老 用于早衰,见须发早白,视物昏花等。女贞子有补肝肾,安五脏,明目,延缓衰老功效;并有抗氧化、抗菌、抗病毒、抗肿瘤、抗突变、抗变态反应和免疫调节等作用。

【用法用量】 内服,6～12g。或作丸剂。

【使用注意】 脾胃虚寒泄泻及阳虚者慎用。

【参考资料】

1. 本草文献 《本草纲目》:"强阴,健腰膝,变白发,明目"。

2. 化学成分 含齐墩果酸、乙酰齐墩果酸、熊果酸、甘露醇、葡萄糖、棕榈酸、硬脂酸、油酸、亚油酸、亚麻酸、挥发油、多糖以及多种人体必需的微量元素。

大枣(Dazao 《神农本草经》)

【性能特点与功效】 甘,温。归脾、胃、心经。补气健脾,养血安神。

【美容效用与药理】

1. 延缓衰老 用于早衰,老人体虚,属气血津液不足、脾胃虚弱者。大枣益气生津,补脾胃而调节机体,延缓衰老。大枣具有抗变态反应作用,能改善微循环从而起到预防动脉硬化的作用,还可促进维生素 C 在人体内蓄积;还有增加肌力、镇静、催眠和降压的作用,均有利于延缓衰老。

2. 养血美颜 用于血虚面色晦暗,面部细纹。大枣含有丰富的维生素和铁的矿物质,能促进造血,防治贫血,使肤色红润。红枣中大量的维生素 B 可促进皮下血液循环,使皮肤和毛发光润,面部皱纹平整,皮肤更加健美。

【用法用量】 内服,6～15g。

【使用注意】 湿盛中满者,不宜使用。

【参考资料】

1. 本草文献 《名医别录》:"补中益气,强力,除烦闷"。

2. 化学成分 含蛋白质、脂肪、多种氨基酸、碳水化合物、维生素 C、维生素 A、维生素 E、维生素 P、微量元素、有机酸、胡萝卜素、黏液质、香豆精类衍生物、植物甾醇、多酚性物质等。

冬虫夏草(Dongchongxiacao 《增订本草备要》)

【性能特点与功效】 甘,平。归肾、肺经。益寿助阳,补肺平喘,止血化痰。

【美容效用与药理】

1. 延缓衰老 用于早衰。冬虫夏草可以明显地提高性腺功能,亦能抑制单胺氧化酶的活性;能减轻由于衰老引起的中枢儿茶酚胺水平下降以及由此造成的对机体生化过程的损害,并清除人体有害的自由基,从而起到延缓衰老的作用。

2. 美容护肤 用于皮肤色斑,黑眼圈,眼袋。冬虫夏草能淡化因性功能障碍及内分泌失调引起的斑点;冬虫夏草能改善心律失常,调节心脏功能,能消除由于心脏供血不足或心脏功能障碍、肾炎引起的黑眼圈。冬虫夏草还能扩张血管、增加皮肤表层的血液循环,起到美容、护肤作用。

【用法用量】 内服,3~9g。入丸剂散剂,或酒剂;也可入药膳。

【参考资料】

1. 本草文献 《药性考》:“秘精益气,专补命门。”《本草从新》:“保肺益肾,止血化痰,已劳嗽。”

2. 化学成分 含蛋白质,多种氨基酸,脂肪,虫草酸,胆甾醇,维生素 A、C、B_{12},多种微量元素。

山药(Shanyao 《神农本草经》)

【性能特点与功效】 甘,平。归脾、肺、肾经。补脾肺肾气,益脾肺肾阴。

【美容效用与药理】

1. 延缓衰老 用于早衰,体虚,属气阴两虚、脾胃虚弱者。山药含有大量的黏液蛋白、维生素及微量元素,能有效阻止血脂在血管壁的沉淀,预防心血管疾病。

2. 保湿润肤 用于皮肤干燥,毛发枯燥。山药富含薯蓣皂苷,内含有各种激素基本物质,有促进内分泌激素的合成作用。作用于皮肤时,能促进细胞的新陈代谢、提升肌肤保湿功能并改善体质。

3. 减肥瘦身 用于肥胖症。山药含有大量的黏液蛋白,这种多糖蛋白质,对人体有特殊的保健作用,能预防心血管系统的脂肪沉积,保持血管的弹性,防止动脉粥样硬化过早发生,减少皮下脂肪沉积,避免出现肥胖,含有足够的纤维,食用后就会产生饱胀感,从而控制进食欲望。

【用法用量】 内服,15~30g。可入药膳。

【使用注意】 山药不可与碱性药物同服;大便燥结有实邪者忌用。

【参考资料】

1. 本草文献 《神农本草经》:“久服耳目聪明,轻身不饥,延年。”《本草纲目》:“益肾气,健脾胃,止泄痢,化痰涎,润皮毛”。

2. 化学成分 含薯蓣皂苷元、淀粉、蛋白质、无机盐、多种维生素、纤维素、胆碱、黏液质、尿囊素、多巴胺等,含铁、铜、锌等多种微量元素。

墨旱莲(Mohanlian 《新修本草》)

【性能特点与功效】 甘、酸,寒。归肝、肾经。滋补肝肾,凉血止血。

【美容效用与药理】

1. 延缓衰老 用于早衰,见须发早白、视物昏花、头晕目眩、腰膝酸软等肝肾亏虚者。其能补肾阴,而“乌须发”,并能提高机体非特异性免疫功能,能增加冠状动脉流量,提高机体的耐氧能力,而有延缓衰老作用。

2. 生发护发 用于脱发,头皮瘙痒,眉毛稀疏色淡等。墨旱莲能促进头皮血液循环、增强头皮和发根的营养吸收,达到生发功效,并能有效祛除头屑、止痒、增强发丝的弹性和光泽、防止分叉、断裂。

【用法用量】 内服,6~12g。外用适量,研末搽牙或熬膏涂发。也可入药膳。

【使用注意】 脾肾虚寒者忌服。

【参考资料】

1. 本草文献 《新修本草》:“汁涂发眉,生速而繁。”《本草正义》:“入肾补阴而生长毛发,又能入血,为凉血止血之品。”

2. 化学成分 含皂苷、鞣质、类维生素A物质、鳢肠素、三噻嗯甲醇、三噻嗯甲醛、蟛蜞菊内酯、去甲蟛蜞菊内酯、去甲蟛蜞菊内酯苷及烟碱等成分。

桑寄生(Sangjisheng 《神农本草经》)

【性能特点与功效】 苦、甘,平。归肝、肾经。补肝肾,强筋骨,祛风湿,安胎。

【美容效用与药理】

1. 延缓衰老 用于早衰,因肝肾不足所致者。本品能补肝肾而延缓衰老。

2. 美容养颜 用于黄褐斑,雀斑,色素沉着,面部皱纹等。其能补益阴血,消除阴血不足引起的黄褐斑、雀斑等色斑;可延缓皮肤松弛,延缓和减少面部皱纹。

3. 生发美发 用于脱发,白发。本品有抑制中枢的作用,可改善情绪焦虑,劳伤心脾所致的毛发脱落;还能促使毛发生长,使其黑润。

【用法用量】 内服,9~15g。外用适量,煎汁洗头。

【参考资料】

1. 本草文献 《神农本草经》:“主腰痛,小儿背强,痈肿,安胎,充肌肤,坚发齿,长须眉。”

2. 化学成分 含槲皮素、槲皮苷、萹蓄苷、右旋儿茶酚等。

菟丝子(Tusizi 《神农本草经》)

【性能特点与功效】 甘、涩,微温。归肾、肝、脾经。补肾固精,养肝明目,安胎,止泻。

【美容效用与药理】

1. 延缓衰老 用于早衰,见须发早白,耳聋耳鸣,视物昏花等肝肾不足者。菟丝子具有调节免疫功能,延缓衰老、抗氧化、能改善生殖系统功能。

2. 保湿润肤 用于痤疮、黄褐斑、白癜风、粉刺等。菟丝子能增强皮肤细胞抵抗力,防止皮肤粗糙。

3. 丰胸健乳 用于乳房发育不良。菟丝子能调节性激素,促使乳房发育。

【用法用量】 内服,6~12g。外用适量,浸泡外涂。也可入药膳。

【使用注意】 大便燥结者忌用。

【参考资料】

1. 本草文献 《神农本草经》:"菟丝子,味辛,平。主续绝伤,补不足益气力,肥健。汁,去面皯。"

2. 化学成分 含树脂、胆固醇、菜油甾醇、谷甾醇、豆甾醇及三萜酸类、糖类、皂苷类、淀粉类。

第十一节 减肥瘦身药

学习导航

1. 掌握 大黄、山楂的美容效用与药理,用法用量及使用注意。

2. 熟悉 泽泻的美容效用与药理,使用注意。

3. 了解 桑白皮的美容效用。

具有减少机体多余脂肪,加快体内物质代谢,调节激素分泌作用,常用以治疗肥胖症的药物,称减肥瘦身药。

大黄(Dahuang 《神农本草经》)

【性能特点与功效】 苦,寒。归大肠、脾、胃、肝、心经。泻下攻积,泻火解毒,凉血止血,活血祛瘀,清泄湿热。

【美容效用与药理】

1. 泻下排毒减肥 用于肥胖症,便秘。大黄能增加肠蠕动,荡涤肠胃,能抑制肠内水分吸收,促进排便,有较强的泻下作用。用适量的大黄能清除肠胃积滞,减少吸收而减肥。

2. 清热祛斑 用于痤疮,面部色斑等。大黄所含的蒽醌类衍生物有明显清热消炎作用,对多种细菌、皮肤真菌及流感病毒都有抑制作用;大黄能泻热通便,活血破瘀,调理气血,解毒化瘀,并能抑制酪氨酸酶活性,而起到淡化色斑作用。

【用法用量】 内服,3~15g;泻下入汤剂应后下,或用开水泡服。外用适量,研末敷于患处。

【使用注意】 孕妇,月经期、哺乳期妇女慎用。

【参考资料】

1. 本草文献 《本经》:"留饮宿食,荡涤肠胃,推陈致新,通利水谷,调中化食。"

2. 化学成分 含大黄酚、大黄素、芦荟大黄素、大黄鞣质及没食子酸、儿茶素、苷类、挥发油等。

山楂(Shanzha 《新修本草》)

【性能特点与功效】 酸、甘,微温。归脾、胃、肝经。消食化积,活血化瘀。

【美容效用与药理】

1. 降脂减肥 用于肥胖症。山楂具有降脂作用,能清除脂质,有利于肝糖代谢,能增强胃中蛋白酶的活性,促进消化;所含脂肪酶能促进脂肪食积的消化,所含膳食纤维能促进肠道的蠕动和消化腺的分泌,有利于食物的消化和废物的排泄,减少脂肪吸收。

2. 润肤祛皱 用于皮肤老化，面部细纹，皮肤粗糙，面部色斑。其富含多种有机酸、胡萝卜素及类黄酮成分，可深入滋养肌肤，收敛毛孔，活化细胞，白皙肤色，促进血液微循环，防止细纹生成，防止皮肤老化。

3. 延缓衰老 用于早衰。本品能有效防治动脉粥样硬化；能强心和预防心绞痛；所含维生素C、维生素E及胡萝卜素是抗氧化剂，能提高机体免疫力，增强体质；所含总黄酮有扩张血管和持久降压的作用。

【用法用量】 内服，9～12g。也可泡茶饮。

【使用注意】 胃酸分泌过多者慎用。

【参考资料】

1. 本草文献 《新修本草》："汁服主水利，沐头及洗身上疮痒。"《本草纲目》："化饮食，消肉积。"

2. 化学成分 含黄酮类、熊果酸、齐墩果酸、山楂酸等三萜皂苷类、皂苷、鞣质、游离酸、维生素C、无机盐、花色素等。

泽泻(Zexie 《神农本草经》)

【性能特点与功效】 甘、淡，寒。归肾、膀胱经。利水渗湿，泄热通淋。

【美容效用与药理】

减肥瘦身 用于水湿停滞之肥胖症。泽泻具有降低胆固醇、降血压、降血糖作用，并能促进水液代谢，而利水。

【用法用量】 内服，6～10g。

【使用注意】 无湿热及肾虚精滑者忌用。

【参考资料】

1. 本草文献 《神农本草经》："久服耳目聪明，不饥，延年轻身，面生光，能行水上。"

2. 化学成分 含泽泻醇A、B、C及其乙酸酯，表泽泻醇，环氧泽泻烯等多种四环三萜酮醇衍生物，以及生物碱、天冬素、卵磷脂、糖醛、蛋白质等。

桑白皮(Sangbaipi 《神农本草经》)

【性能特点与功效】 甘，寒。归肺、膀胱经。泻肺平喘，利水消肿。

【美容效用与药理】

1. 减肥瘦身 用于肥胖症。桑白皮利水有助于带出较多氯化物，并可导泻，而调节新陈代谢以治肥胖症。

2. 润泽毛发 用于毛发干枯，头生白屑。桑白皮能促进头皮血液循环，有固发作用，并治疗头屑、头痒、可再生头发。

【用法用量】 内服，6～12g。外用适量，水煎洗。

【参考资料】

1. 本草文献 《本草纲目》："桑白皮，长于利小水，乃实则泻其子也。"

2. 化学成分 含伞形花内酯、东莨菪素、桑根皮素、桑素、桑色烯、环桑素、环桑色烯等黄酮成分以及黏液质、鞣质等。

（王世宇）

参考文献

1. 中国药典委员会. 中国药典(2010年版). 北京:中国医药科技出版社,2010
2. 张廷模. 临床中药学. 上海:上海科学技术出版社,2008
3. 杨宝峰. 药理学. 北京:人民卫生出版社,2008
4. 杨彤. 美容药物学. 北京:人民卫生出版社,2007
5. 杨彤. 美容药物学. 第2版. 北京:中国医药科技出版社,2007
6. 张志荣. 药剂学. 北京:高等教育出版社,2007
7. 陈新谦. 新编药物学. 第16版. 北京:人民卫生出版社,2007
8. 邓树海. 现代药物制剂技术. 北京:化学工业出版社,2007
9. Robert Baran. 美容皮肤科学. 北京:人民卫生出版社,2007
10. 时红磊. 论晋唐时期中医美容的成就与特点. 沈阳:辽宁中医院大学,2007
11. 刘宁. 中医美容学. 北京:中国中医药出版社,2006
12. 李俊. 美容药物学. 北京:科学出版社,2006
13. 郑俊民. 经皮给药新剂型. 北京:人民卫生出版社,2006
14. 王海棠. 中医美容学. 北京:中国中医药出版社,2006
15. 吕燕萍. 实用美容药物学. 北京:中国中医药出版社,2006
16. 侯在恩,涂彩霞. 药物美容学. 北京:科学出版社,2005
17. 武谦虎. 常用美容中药. 北京:中国医药科技出版社,2005
18. 刘大有. 实用美容中药. 北京:人民卫生出版社,2005
19. 杨彤,田燕. 美容药物的配制和应用. 北京:人民军医出版社,2005
20. 陆彬. 药物新剂型与新技术. 第2版. 北京:人民卫生出版社,2005
21. 董银卯. 美容化妆品配方工艺手册. 北京:化学工业出版社,2005
22. 靳培英. 皮肤病药物治疗学. 北京:人民卫生出版社,2004
23. 邹勇莉. 美容药物学. 北京:人民卫生出版社,2004
24. 张天胜. 生物表面活性剂及其应用. 北京:化学工业出版社,2005
25. 马振友. 皮肤科国家基本药物与新特药手册. 西安:世界图书出版公司,2001
26. 梁勇才. 实用皮肤病诊疗全书. 北京:学苑出版社,1996
27. 贾艳梅. 乳状液美容化妆品. 中国美容化妆品,2009,(8):76-82
28. 贾艳梅. 美容化妆品基础原理与配方技术. 精细与专用化学品,2008,16(13):21-23
29. 黄璜,宋康康,陈清西. 曲酸作为化妆品添加剂的增白作用机理研究. 厦门大学学报(自然科学版),2009,42(5):652-656
30. 中华医学会皮肤性病学分会. 中国雄激素性秃发诊疗共识(2009). 中华皮肤科杂志,2009,42(10):663-664
31. 史春艳,丁宇,丁克祥. 延缓皮肤老化的基因工程方法及外用生物制剂的研究进展. 中国老年学杂志,2009,29(14):1861-1863

32. 张晓霞,李华琼,徐蓓蓓,等.重组人表皮生长因子凝胶联合红外线治疗压疮的疗效观察.中华护理杂志,2009,44(10):937-938
33. 谢爱国,陈曦,周宏礽,等.A型肉毒毒素局部注射治疗腋部臭汗症.中国美容医学,2009,18(7):911-913
34. Hu ZZ. Comparative bioinformatics analyses and profiling of lysosome-related organelle proteomes. Int J Mass Spectrom,2007,259:147-160
35. Chi A. Proteomic and bioinformatic characterization of the biogenesis and function of melanosomes. J Proteome Res,2006,5:3135-3144
36. Angus JE, Affleck AG, Leach ZH, et al. Delayed granulomatous reactions to semipermanent hyaluronic acid and acrylic hydrogel cosmetic filler:Dp-12. Br J Dermatol,2006,155(1):85
37. 缪进康.胶原水解物的皮肤渗透性及生物功能性.明胶科学与技术,2006,26(1):33-39
38. 徐良.清洁霜、面膜和剃须膏的配方技术概述.中国美容化妆品,2006,(10):84-88
39. 武阳丰.中国居民的超重和肥胖流行现状.中华预防医学杂志,2005,39(5):316-320
40. Farris PK. Topical vitamin C:a useful agent for treating photoaging and other dermatologic conditions. Dermatol Surg, 2005,31(Pt2):814-817
41. Pustisek N, Lipozencic J, Ljubojevic S. A review of sunscreens and their adverse reactions. Acta Dermatovenerol Croat, 2005,13(1):28-35
42. 李吉民.透明质酸制剂在注射美容方面的应用.中国美容医学杂志,2005,14(6):484-486
43. Stratigos AJ, Katsambas AD. The role of topical retinoids in the treatment of photoaging. Drugs, 2005,65(8):1061-1072
44. 刘仲荣,范红霞,张海龙,等.皮肤老化的一般特征及发生机制——皮肤老化与化妆品系列讲座一.中国美容医学杂志,2004,13(4):478-480
45. 唐艳红,王泉祥,唐在明.人表皮生长因子对皮肤的保护作用.中华医学美学美容杂志,2004,10(1):53-55
46. 陈浩宏,曹铮.维生素与美容.现代中西医结合杂志.2004,13(11):1402-1403
47. 兰凤荣.新视角——微量元素与皮肤病的研究及展望.中国全科医学,2004,7(15):1093-1094
48. 王怀颖,石少慧,张秋燕,等.辅酶 Q_{10} 对脑衰老影响的实验研究.中国公共卫生,2004,20(11):1346-1347
49. Sidwell RU, Dhillon AP, Butler PEM, et al. localized granulomatous reaction to a semi-permanent hyaluronic acid and acrylic hydrogel cosmetic filler. Clin Exp Dermatol,2004,29(6):630-632
50. 洪钢,方红.天然抗氧化剂维生素E、维生素C、辅酶 Q_{10} 的光保护作用.国外医学·皮肤病学分册,2003,29(4):241-243
51. 冯素英,林麟,靳培英,等.维A酸类药的临床应用,不良反应及对策.中华皮肤科杂志,2003,36(7):418;36(8):480;36(9):513
52. 吴秋菊,马鹏程,陈志强,等.维A酸类药物系统用药的常见不良反应.国外医学皮肤性病学分册,2003,29(6):336
53. 李伯友.腋臭治疗新方法的探讨.中国新医药,2003,2(3):54
54. Moison RM, Benjersbergenvan Henegouwen GM. Topical antioxidat vitamins C and E prevent UVB radiation induced peroxidation of eicosapentaenoic acid in pig skin. Radiat Res,2002,157(4):402-409
55. Xiaobing Fu, Xiaoging Sun, Xiaokun Li, et al. Dedifferentiation of epidermal cells to stem cells in vivo. The lancet,2001,358:1067-1068
56. 符移才,金锡鹏,张英,等.长波紫外线对大鼠皮肤角朊细胞的损伤及茶多酚的保护作用.中华劳动卫生职业病杂志,2000,18(6):333-335
57. 符移才.皮肤衰老和细胞衰老.临床皮肤科杂志,2000,(4):245-247
58. 杨志刚.国际抗衰老生物美容探讨.中国美容医学杂志,2000,(1):65-66
59. 杨希惠.打开皮肤美容的一把钥匙——透明质酸系列化妆品.临床医学美容杂志,2000,(2):100-101
60. 孙联文,郑家润.他扎罗汀的临床前药理及临床药理研究.国外医学皮肤性病学分册,1999,25(6):

342-345
61. 马涌.用于个人护理用品及药品的聚合物之应用.北京化工,1999,(2):22-23
62. 魏骏,吴绍熙.维A酸外用治疗研究进展.中国皮肤病学杂志,1995,9(4):233-235
63. 陈法,郑家润.外用维A酸类药物的皮肤穿透及经皮吸收.国外医学皮肤性病学分册,1995,21(2):86-144
64. Kanerva L. Electron microscopic observations of dyskeratosis, apoptosis, colloid bodies and fibrillar degeneration after skin irritation with dithranol. J Cutan Pathol, 1990, 17(1):37-44

上、中篇中文索引

L-苯丙氨酸 103
L-胱氨酸 163
N-乙酰-4-S-半胱氨酸酚 95
α-促黑素 103
α-羟酸类 89,99,126,132
α-熊果苷 95
β-胡萝卜素 90
β-熊果苷 95
ω-3 脂肪酸 89

一 画

乙氧苯柳胺 173

二 画

二十二碳六烯酸 89
二十碳五烯酸 89
二甲基亚砜 20
二苯咪唑 170
二氮嗪 159
十四烷基硫酸钠 22
丁苯羟酸 174
几丁质 122
几丁聚糖 122

三 画

三氯醋酸 126
干扰素 71,149
山梨酸钾 101
山梨醇 122
千金藤素 163
己烷雌酚 157

四 画

木瓜蛋白酶 114
五癸烯酸 98
内皮素 100
毛果芸香碱 162
壬二酸 96
分子交联抑制剂 153
月见草油 117
月桂氮䓬酮 20
月桂酸 23
丹参酮 131
乌洛托品 179
水杨酸 100
水貂油 118
水解蛋白 113

五 画

玉米胚芽油 118
甘油 122
甘草锌 133
甘醇酸 60
丙二醇 122
左旋咪唑 105
戊二醛 181
东莨菪碱 181
卡普氯铵 162
甲醛 180
叶酸 165

白细胞介素-1　73
白细胞介素-6　73
白桑树精华　125
他扎罗汀　57
他克莫司　161
皮考布洛芬　174
对氨基苯甲酸　84
对氨基苯甲酸乙酯　84

六　画

地氯雷他定　168
地蒽酚　161
亚油酸　98
西咪替丁　131,158,170
西替利嗪　168
过氧化氢　100
过氧苯甲酰　136
光甘草定　99
曲尼司特　151,172
曲酸　97
肉毒毒素A　180
全反式维A酸　86
多元不饱和必需脂肪酸　116
多塞平　169
色甘酸钠　172
米诺地尔　103,158
米诺环素　134
安非拉酮　141
安息香胶　163
冰片　22
异丙肌苷　104
异丙嗪　151
异维A酸　54
红花　124
红霉素　135

七　画

赤霉素　164
芳香维A酸乙酯　56
芦荟宁　163
芦荟提取液　121
克林霉素　135
杏仁油　118
杏仁酸　62
抗坏血酸2-O-α-糖苷　88
抗炎松　174
吡咯烷酮羧酸钠　122
吲哚美辛　174
肝素　173
卵磷脂　163
间苯二酚　127
补骨脂素　101
阿卡波糖　142
阿司咪唑　169
阿达帕林　56
阿奇霉素　135
阿维A酯　55
纳洛酮　141

八　画

环丙孕酮　157
环孢素　104,161
玫瑰油　183
表皮生长因子　71,111
茉莉油　183
苯扎溴铵　182
苯海拉明　151,169
苯酚　127
苯噻啶　172
苹果酸　61
转化生长因子-β　72,151
转移因子　74
非那雄胺　156
肾上腺皮质激素　160
肾上腺皮质激素类　104
咖啡因　142

凯林 103
乳酸 61
乳酸钠 122
肿瘤坏死因子-α 153
油类 117
油酸 22
注射用胶原 152

九 画

茶多酚类 87
柠檬酸 61
骨胶原 75
钙泊三醇 105
氟灭酸丁酯 175
氢醌 94
氢醌单戊酸酯 95
氢醌单苯醚 106
秋水仙碱 151
胎盘提取物 99
胎盘提取液 75
神经酰胺 118
癸基甲基亚砜 21

十 画

铁 63
氧化镁 180
氨甲环酸 98
氨甲苯酸 98
特非那定 168
积雪苷 148
透明质酸 75,119
透明质酸酶 150
脂肪酸 116
脂肪酸类 116
脂类 115
胶原蛋白 114
胶原酶 150
高锰酸钾 182
烟酰胺 69
酒石酸 181

十 一 画

黄体酮 132
硅酮 152
硒 64
蚯蚓提取物 125
铜 63
银杏叶提取物 124
假过氧化氢酶和氯化钙 106
麻黄碱 142
维A酸 52,151,159
维A酸类 100
维生素A 65
维生素B_1 67
维生素B_2 68
维生素B5 165
维生素B_6 68
维生素C 69
维生素D 65
维生素E 66,153
维生素H 165
维生素K 67

十 二 画

超氧化物歧化酶 74
葡萄糖胺 98
葡萄糖酸锌 133
硫化硒 134
硫酸钾铝 179
硫酸锌 133
黑素前体物 106
锌 62
氯化铝 179
氯苯那敏 169
氯雷他定 167
奥利司他 142

巯氧吡啶锌 134

十三画以上

酮替芬 171
碘 64
雷尼替丁 170
锰 64
新霉素 182
聚乙二醇 122
碱性成纤维细胞生长因子 72,112
雌二醇 131
锶 64
瘦素 74,141
辣椒 163
赛庚啶 171
鲨烯 122
鲨烷 23
薄荷醇 21
糖皮质激素 148,175
薰衣草油 183
螺内酯 130
黏多糖 120
鞣仿 180

上、中篇英文索引

α- hydroxy acid, AHAs 132
α- hydroxy acids, AHAs 89, 99, 126
α- melanocyte stimulating hormone, α- MSH 103
β- carotene 90
ω-3 fatty acids 89

A

acarbose 142
adapalene 56
adrenocortical hormones 104, 160
all- trans- retinoic acid 86
almond oil 118
aloenin 163
aluminium potassium sulfate 179
aluminum chloride 179
amfepramone 141
aminomethylbenzoic acid 98
antiflamison 174
arbutin 95
arotinoid ethylester 56
ascorbic acid-2- O- α- glucoside 88
asiaticoside 148
astemizole 169
azelaic acid, AZA 96
azithromycin 135

B

basic fibroblast growth factor, bFGF 72, 112
benzalkonium bromide 182
benzoin gum 163
benzoyl peroxide, BPO 136
borneol 22
botulinum toxin A 180
bufexamac 174
butylflufenamate 175

C

caffeine 142
calcipotriol 105
carpronium chloride 162
cepharanthin 163
ceramide 118
cetirizine 168
chitin 122
chitosan 122
chlorpheniramine 169
cimetidine 131, 158, 170
citric acid 61
clindamycin 135
colchicine 151
collagen 114
collagenase 150
copper, Cu 63
corn plumule oil 118
cosbiol 23
cyclosporin 104, 161
cyproheptadine 171
cyproterone 157

D

DCMS 21
desloratadine 168
diazoxide 159
dimethyl sulfoxide, DMSO 20
diphenhydramine 151, 169
diphenylimizole 170
dithranol 161
doxepin 169
ducosahexenoic acid, DHA 89

E

eicosapentaenoic acid, EPA 89
endothelin, ET 100
ephedrine 142
epidermal growth factor, EGF 71, 111
erythromycin 135
estradiol 131
ethyl p-aminobenzoate 84
etofesalamide 173
etretinate 55
evening primrose oil 117
extracts of placenta 99

F

fatty acids 116
finasteride 156
folic acid 165
formaldehyde 180

G

gibberellin 164
ginkgo biloba leaf extract, GBE 124
glabridin 99
glucocorticoid 148
glucosamine 98
glutaral 181
glycerin 122
glycolic acid 60

H

heparin 173
hexestrol 157
hyaluronic acid, HA 75, 119
hyaluronidase 150
hydrogen peroxide 100
hydroquinone monopentanoic acid ester 95
hydroquinone 94
hydroquinone-α-D-glucopyranoside 95

I

ibuprofen piconol 174
indomethacin 174
injectable collagen 152
interferon, IFN 71, 149
interleukin-1, IL-1 73
interleukin-6, IL-6 73
iodine, I 64
iron, Fe 63
isoprinosine 104
isotretinoin 54

J

jasmine oil 183

K

ketotifen 171
khellin 103
kojic acid 97

L

lactic acid 61
lauric acid 23
laurocapram 20
lavender oil 183

lecithin 163
leptin, LP 74, 141
levamisole, LMS 105
licorzinc 133
linoleic acid 98
lipid 115
loratadine 167
L-cystine 163
L-phenylalanine 103

M

magnesium oxide 180
malic acid 61
mandelic acid 62
manganese, Mn 64
menthol 21
milk oil 118
minocycline 134
minoxidil 103, 158
monobenzone 106
mucopolysaccharide 120

N

naloxone 141
neomycin 182
nicotinamide 69
N-acetyl-4-S-cysteaminylphenol, NACP 95

O

oleic acid 22
orlistat 142

P

pantothenic acid 165
papain 114
para-aminobenzoic acid, PABA 84
penta-decenoic acid 98
phenol 127
pilocarpine 162
pizotifen 172
polyethylene glycol 122
polyunsaturated essential fatty acid 116
potassium permanganate 182
potassium sorbate 101
progesterone 132
promethazine 151
propylene glycol 122
protein hydrolysate 113
pseudocatalase and calcium chloride 106
psoralen 101
pyrrolidone carboxylic acid-Na 122

R

ranitidine 170
red pepper 163
resorcinol 127
retinoic acid, RA 52, 151, 159
retinoic acids 100
rose oil 183

S

safflower 124
salicylic acid 100
scopolamine 181
selenium sulfide 134
selenium, Se 64
silicone 152
sodium cromoglicate 172
sodium lactate 122
sodium tetradecyl sulphate 22
sorbitol 122
spironolactone 130
squalene 122
strontium, Sr 64
superoxide dismutase, SOD 74

T

tacrolimus 161
tannoform 180
tanshinone 131
tartaric acid 181
tazarotene 57
tea polyphenols, TPs 87
terfenadine 168
tranexamic acid 98
tranilast 151, 172
transfer factor, TF 74
transforming growth factor-β, TGF-β 72, 151
trichloroacetic acid, TCA 126
tumor necrosis factor-α, TNF-α 153

U

urotropine 179

V

vitamin A 65
vitamin B_1 67
vitamin B_2 68
vitamin B_6 68
vitamin C 69
vitamin D 65
vitamin E 66, 153
vitamin H 165
vitamin K 67

Z

zinc gluconate 133
zinc omadine 134
zinc sulfate 133
zinc, Zn 62

下篇中文索引

二　　画

人参　203

三　　画

三七　202
大枣　229
大黄　232
山药　230
山楂　232
川芎　201
女贞子　229
马齿苋　215

四　　画

天冬　207
天花粉　224
木瓜　221
木香　223
牛膝　220
丹参　200

五　　画

玉竹　206
甘草　200
艾叶　215
石菖蒲　225
石膏　217
生姜　219
白及　196
白术　229
白芷　199
白附子　197
白蔹　198
冬瓜仁　207
冬虫夏草　230
冬葵果　205

六　　画

地龙　211
地骨皮　216
百合　206
当归　199
安息香　226
冰片　225
防风　208
红花　202

七　　画

麦冬　206
赤芍　201
花椒　222
芦荟　204
连翘　213
牡丹皮　201
何首乌　218
辛夷　210
沙棘　197
沉香　226
灵芝　205

阿胶 206

八 画

青黛 214
玫瑰花 202
苦杏仁 204
枇杷叶 214
知母 223
侧柏叶 220
佩兰 222
金银花 213
炉甘石 217
泽兰 202
泽泻 233
细辛 208

九 画

珍珠 198
茯苓 196
胡桃仁 219
栀子 213
枸杞子 228
骨碎补 218
香薷 210

十 画

桔梗 214
桃仁 204
桃花 198
柴胡 210
益母草 207
桑叶 209
桑白皮 233
桑寄生 231
桑椹 220

十一画

黄芩 212
黄芪 227
黄连 212
黄柏 212
黄精 208
菟丝子 231
菊花 209
银杏叶 200
绿豆 205

十二画

葛根 211
紫草 216
黑芝麻 220
滑石 227

十三画以上

蒺藜 216
蒲公英 214
硼砂 217
蜂蜜 205
蔓荆子 210
豨莶草 221
墨旱莲 231
僵蚕 197
熟地黄 228
薏苡仁 215
薄荷 222
檀香 226
藿香 225
麝香 224

下篇英文索引

A

Aiye 215
Anxixiang 226

B

Baifuzi 197
Baihe 206
Baiji 196
Bailian 198
Baizhi 199
Baizhu 229
Bingpian 225
Bohe 222

C

Cebaiye 220
Chaihu 210
Chenxiang 226
Chishao 201
Chuanxiong 201

D

Dahuang 232
Danggui 199
Danshen 200
Dazao 229
Digupi 216
Dilong 211
Dongchongxiacao 230
Dongguaren 207
Dongkuiguo 205

E

Ejiao 206

F

Fangfeng 208
Fengmi 205
Fuling 196

G

Gancao 200
Gegen 211
Gouqizi 228
Gusuibu 218

H

Heizhima 220
Heshouwu 218
Honghua 202
Huajiao 222
Huangbo 212
Huangjing 208
Huanglian 212
Huangqi 227
Huangqin 212
Huashi 227
Huoxiang 225
Hutaoren 219

J

Jiangcan 197
Jiegeng 214
Jili 216
Jinyinhua 213
Juhua 209

K

Kuxingren 204

L

Lianqiao 213
Lingzhi 205
Luganshi 217
Luhui 204
Lvdou 205

M

Machixian 215
Maidong 206
Manjingzi 210
Meiguihua 202
Mohanlian 231
Mudanpi 201
Mugua 221
Muxiang 223

N

Niuxi 220
Nvzhenzi 229

P

Peilan 222
Pengsha 217
Pipaye 214
Pugongying 214

Q

Qingdai 214

R

Renshen 203

S

Sangbaipi 233
Sangjisheng 231
Sangshen 220
Sangye 209
Sanqi 202
Shaji 197
Shanyao 230
Shanzha 232
Shengjiang 219
Shexiang 224
Shichangpu 225
Shigao 217
Shudihuang 228

T

Tanxiang 226
Taohua 198
Taoren 204
Tiandong 207
Tianhuafen 224
Tusizi 231

X

Xiangru 210
Xinyi 210
Xixiancao 221
Xixin 208

Y

Yimucao 207

Yinxingye 200
Yiyiren 215
Yuzhu 206

Z

Zelan 202
Zexie 233
Zhenzhu 198
Zhimu 223
Zhizi 213
Zicao 216